Kursbuch Rheuma

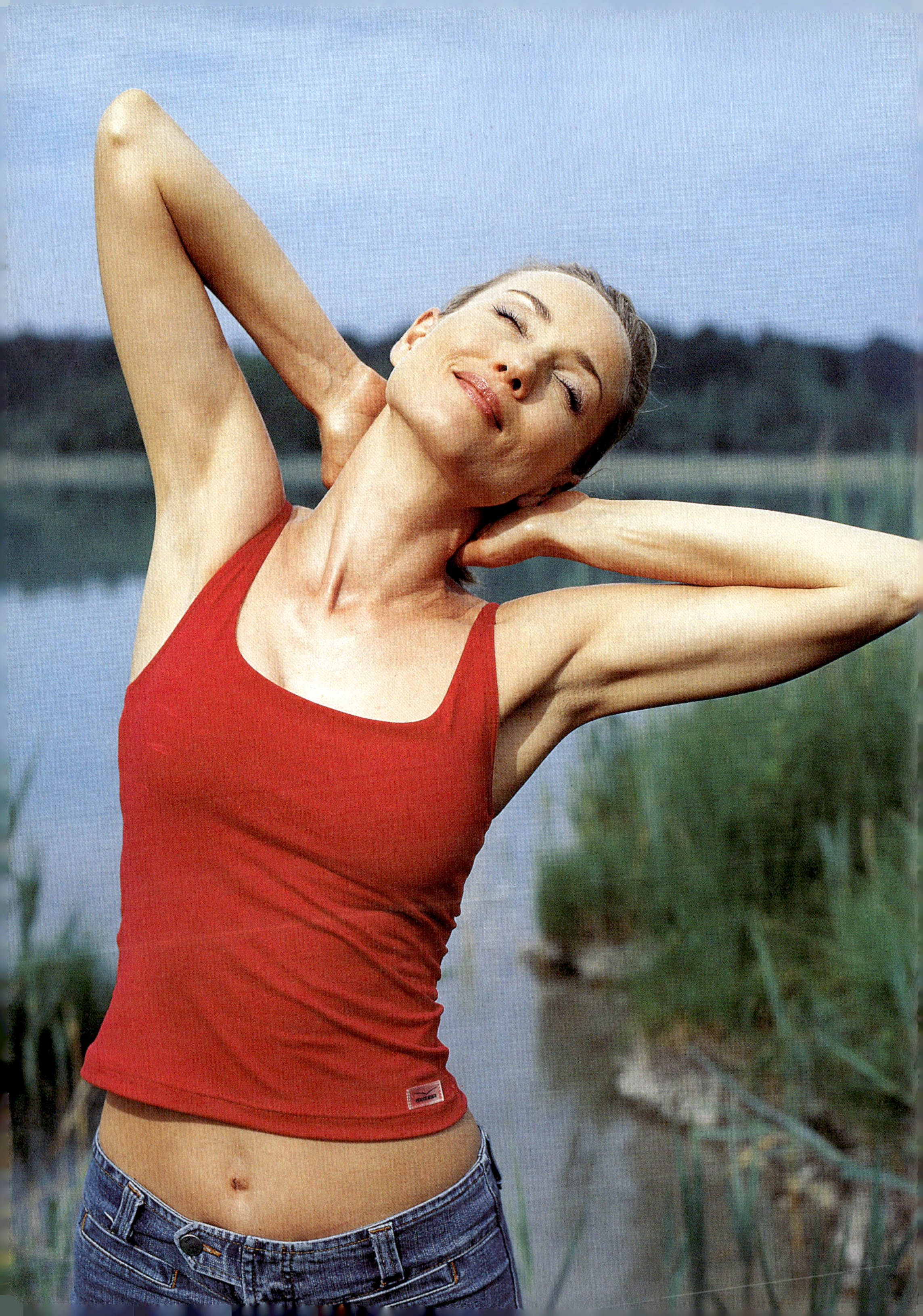

Dr. med. Susanne Holst/Ulrike Meiser

Kursbuch Rheuma

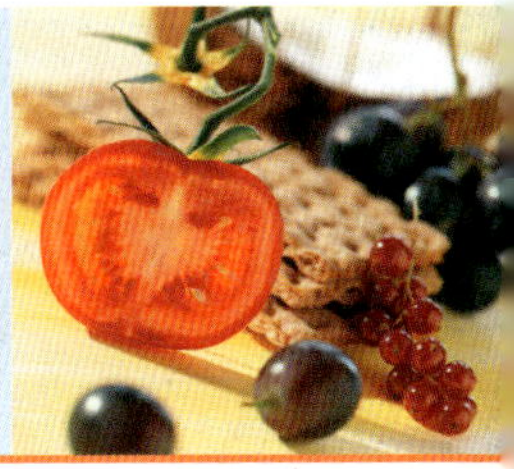

Neue Wege der Schmerzlinderung und Heilung

südwest

INHALT

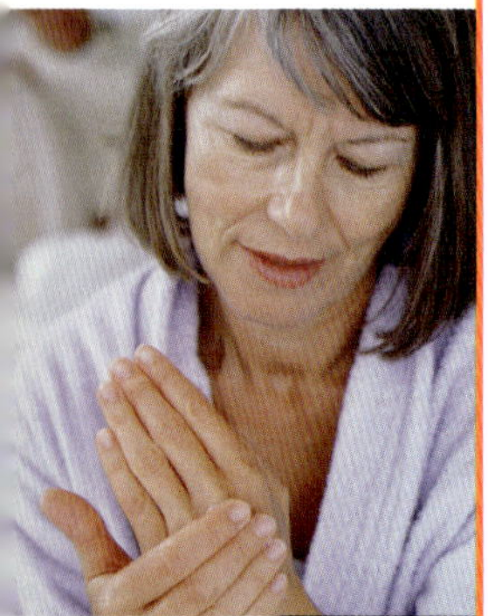

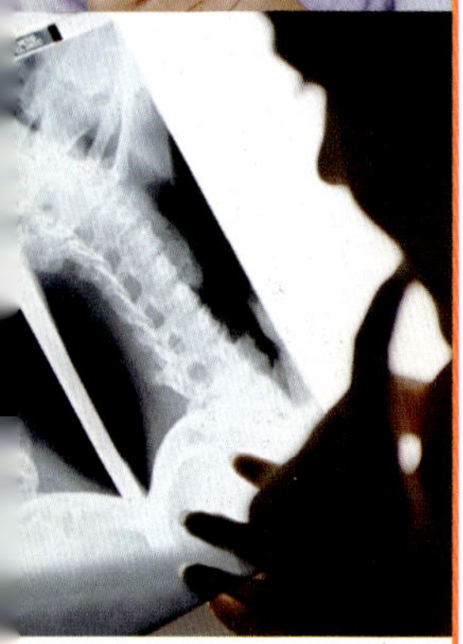

Immer mehr Menschen sind von Rheuma betroffen. Sich umfassend zu informieren, macht den Umgang mit der Krankheit leichter.

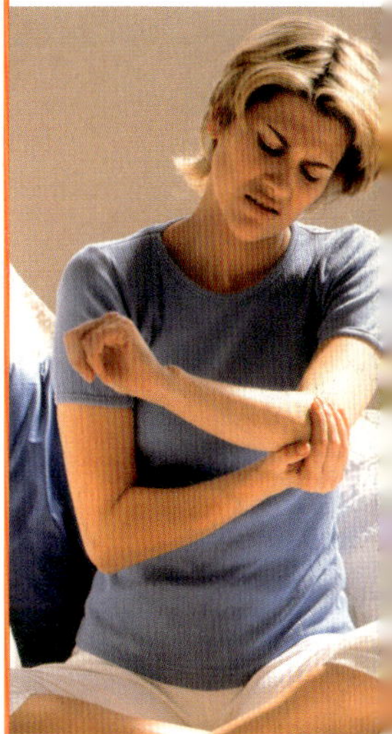

Es gibt zahlreiche Möglichkeiten, Rheuma dauerhaft in den Griff zu bekommen.

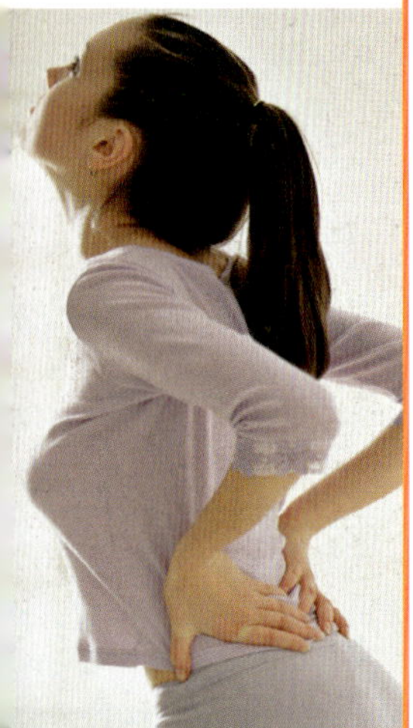
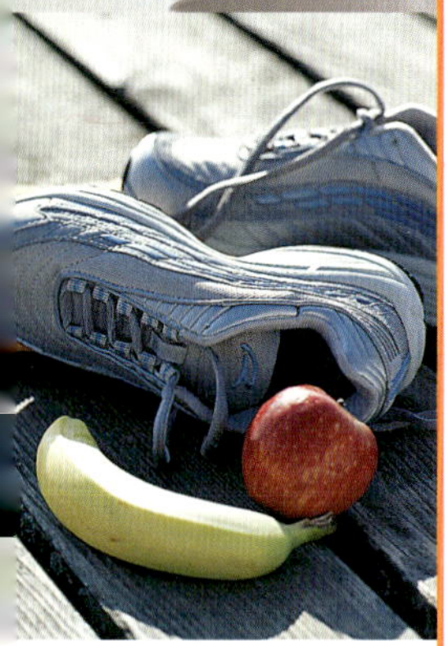

Ausreichend Bewegung ist sehr wichtig im Kampf gegen rheumatische Beschwerden.

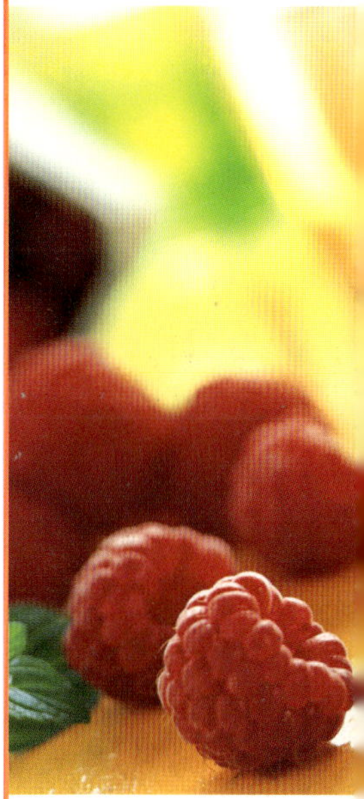

Auch auf ausgewogene Ernährung sollten Rheumatiker besonderen Wert legen.

Ein persönliches Wort am Anfang

»Warum ausgerechnet ich?« Diese Frage stellt sich wohl jeder, den die Diagnose »Rheuma« trifft. Das ging mir als Autorin und Medizinerin nicht anders. Die Konfrontation mit der Krankheit tut weh. Den Schock muss man erst einmal verdauen: Ein chronisches Leiden wird einem da attestiert, ein lebenslanger Begleiter, der nicht nur zeitweise, sondern auch künftig schmerzhaft im Körper hausen wird. Mehr oder weniger heißt das: Die Gelenke werden peinvoll steif, und in Knochen, Sehnen und Muskeln melden sich pochende, ziehende oder reißende Schmerzen. Schon geringe Bewegungen können zur Qual werden und eine düstere Zukunft prophezeien.

Diese Sorgen bestimmen alles: Geben meine Gelenke ihren Dienst irgendwann völlig auf? Verschlimmern sich die Schmerzen? Sehr häufig lautet die Antwort: Ja – aber nur, wenn Sie nichts gegen Ihr Rheuma unternehmen.

Das ist die gute Nachricht im Anschluss an die Diagnose: Als Betroffene/r sind Sie Ihrem Schicksal nicht völlig hilflos ausgeliefert. Erstens gibt es mit den Rheumatologen längst hoch spezialisierte Mediziner, deren Wissen über die Zusammenhänge rheumatischer Erkrankungen stetig wächst. Auch können Sie auf eine immer breiter werdende Palette wirksamer Medikamente zurückgreifen, sodass sich Rheumasymptome heutzutage besser beherrschen lassen.

Und zweitens haben Sie als Rheumakranker es zu einem gewissen Grad selbst in der Hand, wie sehr Ihr Leiden Lebensfreude und Alltag stört. Rheuma, egal, welche Ursache ihm zugrunde liegt, lässt sich nämlich immer auch von vielen anderen Seiten her als der medikamentösen positiv beeinflussen. Je mehr Eigeninitiative Sie dabei entwickeln können, desto besser. Dieses Buch will Ihnen zeigen, wie und mit welchen Mitteln das funktionieren kann.

Das klingt einfacher, als es ist. Ich weiß aus eigener Erfahrung, wie lange es dauern kann, bis man bei einem ausgewiesenen Experten landet, eine exakte Diagnose bekommt und die entsprechende Therapie erhält. Das liegt an der Natur der Krankheit. Ihren vielfältigen

Ursachen ist oft nur mit detektivischer Akribie auf die Spur zu kommen. Ihre Symptome ähneln vielen anderen Erkrankungen, und diese müssen erst einmal ausgeschlossen werden. Auch Resignation und Ohnmacht der Krankheit gegenüber sind mir nicht fremd, etwa wenn sich nach einem symptomfreien Intervall erneut ein schmerzhafter Schub einstellt.

Inzwischen habe ich mich mit meiner Rheumaform recht gut arrangiert: Ich habe den Begleiter akzeptiert. Läuft er wieder einmal aus dem Ruder, weiß ich inzwischen, wie ich ihm bestmöglich die Stirn bieten kann. Manchmal ist mein Rheuma sogar ein recht passabler Berater, etwa wenn es darum geht, wichtige Entscheidungen zu treffen, beruflich oder privat. Ich mute mir heute weniger Stress zu. Und vieles im Leben kann ich intensiver genießen als zuvor. Das versöhnt mich ein Stück weit mit dem Rheuma.

Ich möchte Sie hiermit ermutigen, sich ebenfalls auf die Suche nach dem für Sie individuell richtigen Weg zu machen, besser mit Rheuma zu leben. Werden Sie frühzeitig aktiv. Schritt für Schritt: Suchen Sie sich einen wirklichen Fachmann, nutzen Sie mit seiner Hilfe die Errungenschaften von Pharmakologie, Physio- und Ergotherapie. Vielleicht mögen Sie sich auch mit Methoden beschäftigen, die auf anderen Denkmodellen als denen der Schulmedizin aufgebaut sind? Fernöstliche Methoden wie Akupunktur, Yoga, Tai Chi etwa. Lernen Sie, auf Ihren Körper zu hören, dann werden Sie besser spüren, was die ersehnte Erleichterung bringt. Lassen Sie nicht zu, dass der Rheumaschmerz Ihr ganzes Leben bestimmt. Holen Sie sich Beweglichkeit und ein Stück Lebensfreude zurück. Dieses Buch wird Sie auf diesem Weg mit vielen Tipps und Anregungen unterstützen. Dass Sie trotz Rheuma gut leben – das wünsche ich Ihnen von ganzem Herzen.

Hamburg, im Mai 2004 — *Dr. med. Susanne Holst*

Finden Sie heraus, was genau in Ihrem Körper bei Rheuma passiert. Dann verstehen Sie auch besser, warum es so wichtig ist, in Bewegung zu bleiben, trotz der Schmerzen.

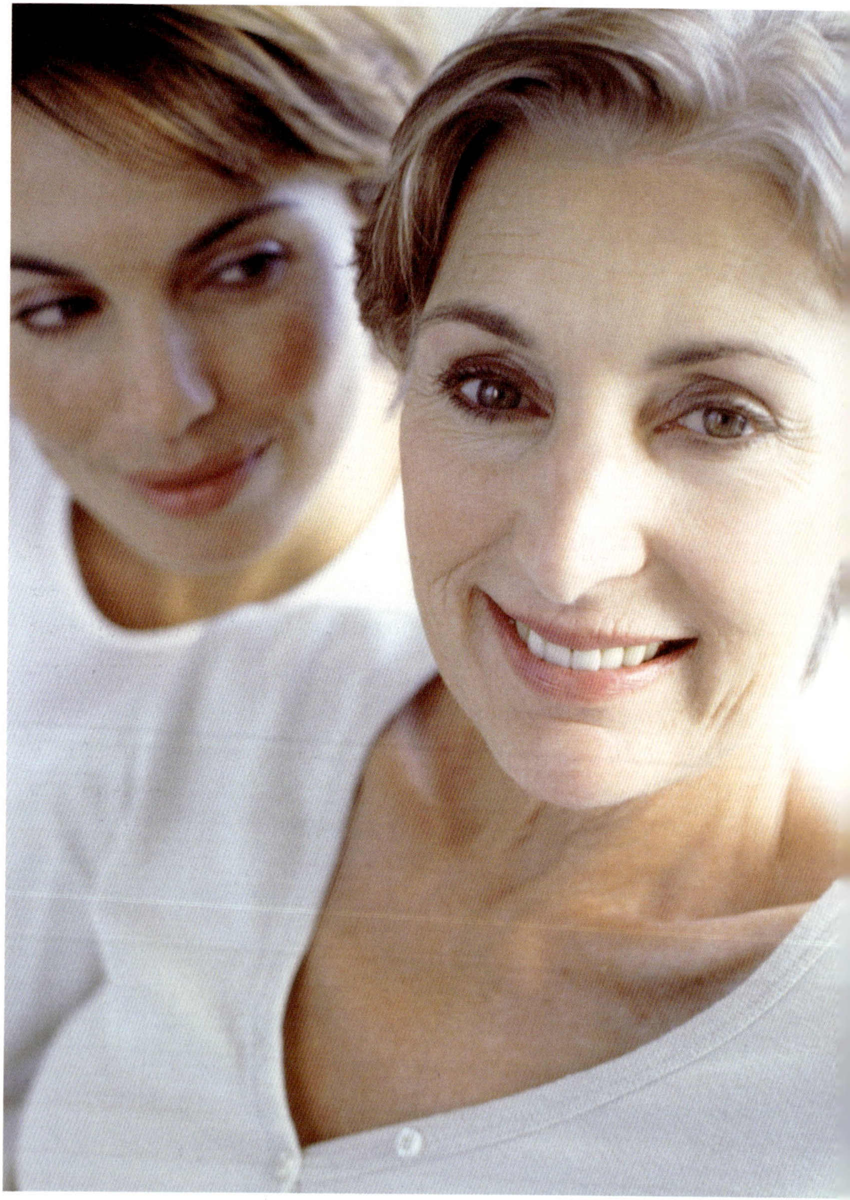

Vorwort

Rheuma gilt in Deutschland neben Diabetes mellitus als Volkskrankheit Nummer eins. Man geht von mindestens zehn Millionen Kranken aus. Jeder Achte will oder muss sich also mit dem Thema »Rheuma« auseinander setzen. Rheumaratgeber gibt es daher viele. Aber bei über 400 verschiedenen Krankheitsbildern, die unter diesem Begriff zusammengefasst sind, brauchen Betroffene und ihre Angehörigen einen kompetenten Leitfaden, der sie durch den unübersichtlichen Informationsdschungel führt.

Schmerzen können ein Gefühl der Ohnmacht auslösen. Wer in dieser Situation nicht resigniert, hat gute Chancen, wirkungsvolle Gegenstrategien zu entwickeln.

Sich der Krankheit nicht ausliefern

Das will dieses Buch leisten. Es setzt bewusst einen besonderen Schwerpunkt auf diese Vielfältigkeit, indem es die häufigsten Krankheitsbilder mit ihren Ursachen und Symptomen vorstellt und ausführlich die jeweils erfolgreichsten Therapien erläutert. Dabei werden schulmedizinische Therapieformen ebenso berücksichtigt wie naturheilkundliche Methoden.

Ziel des Buchs ist es daher, Rheumabetroffene und jene, die verdächtige Symptome bei sich entdecken, so weit mit Informationen zu versorgen, dass sie ihr Leiden besser verstehen und in der Therapie erfolgreich mit dem Arzt zusammenarbeiten können.

Besser leben mit dem Schmerz

Dass die vollständige Heilung in der Regel ausgeschlossen ist, bleibt für viele eine bittere Erkenntnis. Darum möchte dieses Buch ebenfalls auf möglichst viele Möglichkeiten eingehen, den Schmerz zu lindern. Es will den Patienten dazu anleiten, seine persönliche Definition von Gesundheit zu finden, um so seine Lebensqualität auf einem für ihn akzeptablen Niveau zu erreichen.

Eine chronische Krankheit verursacht Frustration, die genauso berücksichtigt und bekämpft werden muss wie die Krankheit selbst. Hierzu wird im Besonderen auf die psychische Komponente der Krankheit eingegangen. Denn die Betroffenen leiden nicht nur unter den Schmerzen, sondern auch unter Begleiterscheinungen wie Schlafstörungen, körperlicher Unbeweglichkeit oder gar gesellschaftlicher Isolation, weswegen zu einer erfolgreichen Behandlung auch oft psychotherapeutische Maßnahmen gehören.

Die Rheumabehandlung ist eine langfristige Therapie, die ein vertrauensvolles und engagiertes Miteinander von Arzt und Patient erfordert.

Egal, welchen Therapieweg man geht – wichtig ist, dass der Betroffene voll und ganz hinter der Therapie stehen kann und dass der menschliche Organismus als Einheit wahrgenommen wird. Aus dieser Erkenntnis folgt eine individuelle und ganzheitliche Therapie. Denn nur eine solche kann wirklich greifen und ihren Sinn erfüllen: die Schmerzen zu lindern und dem Betroffenen Erleichterung im Alltag zu verschaffen.

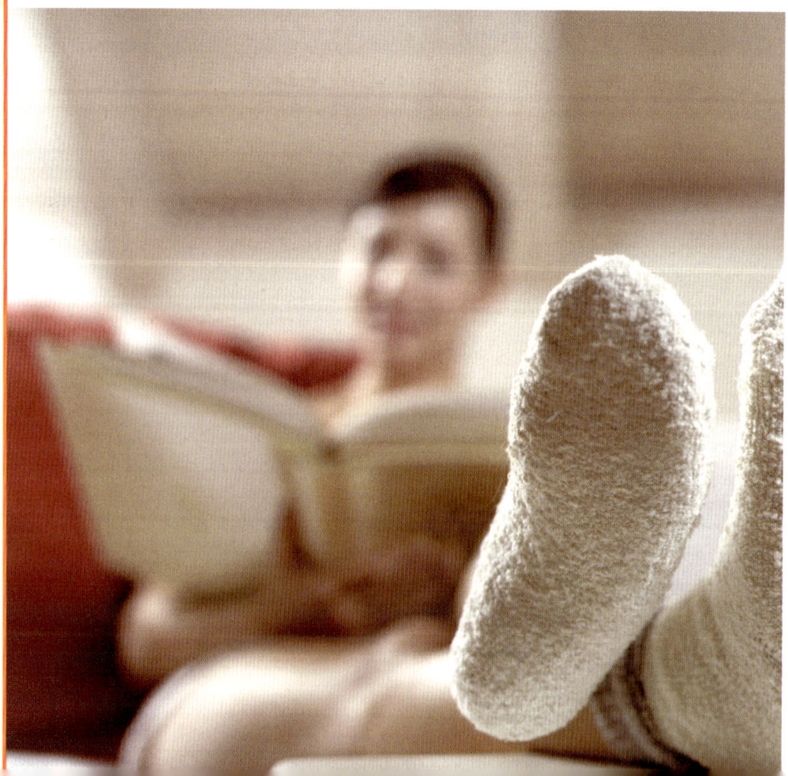

Indem Sie dieses Buch lesen, machen Sie einen wichtigen Schritt, Ihre Krankheit selbst in die Hand zu nehmen: Sie informieren sich.

Wem nützt das Buch?

Jeder Rheumatiker kann in diesem Buch mehr über sein Krankheitsbild und über bewährte, herkömmliche sowie aktuelle Methoden der Behandlung erfahren. Denn Wissen hilft, die persönliche Situation richtig einzuschätzen und das Problem aktiv anzupacken. Angesprochen werden sollen ganz speziell auch jüngere Menschen, denn diese sind in gewisser Weise in stärkerem Maß von der Krankheit betroffen. Sie stellen viel höhere Ansprüche an das Funktionieren ihres Körpers als ältere, weil sie z. B. voll im Berufsleben stehen, kleine Kinder zu versorgen oder Eltern zu pflegen haben. Deshalb gibt es für sie und natürlich auch für Nichtberufstätige ein Kapitel zum Thema Rheuma im Alltag, in dem Ratschläge gegeben werden, wie man als Rheumatiker aktiv sein und seinen Alltag weitgehend normal gestalten kann.

Eigeninitiative entwickeln

Darüber hinaus werden Tipps gegeben, wie sich der Betroffene selbst Linderung verschaffen und einem Fortschreiten des Leidens vorbeugen kann. Hier geht es sowohl um Gelenk- und Entspannungstraining als auch um die optimale Ernährung.
Grundlage einer bestmöglichen Therapie ist die vertrauensvolle Zusammenarbeit zwischen Arzt und Patient. Je mehr der Patient um die Besonderheiten seiner Krankheit weiß, desto eher kann er die notwendigen Maßnahmen vornehmen und sich im Sinne der Therapie engagieren. Tipps zur aktiven Alltagsbewältigung sollen daher die ganzheitliche Therapie abrunden.
Dieses Buch will Betroffenen Mut machen. Auch wenn sich Rheuma nicht ganz besiegen lässt, stehen die Chancen gut, dass es irgendwann Ihr Denken nicht mehr völlig bestimmt, dass Sie wieder mehr Freude im Leben haben. Denn es ist mehr möglich, als Sie denken!

Die Forschung bleibt nicht stehen: Wir dürfen zuversichtlich sein, dass uns immer bessere Therapiemöglichkeiten auf dem Gebiet Rheuma zur Verfügung stehen werden.

Rheuma verläuft chronisch, d. h. die Krankheit begleitet einen ein Leben lang, und man sollte daran arbeiten, sie als Teil des Lebens anzunehmen.

Volksleiden Rheuma

Die Übermacht des fließenden Schmerzes

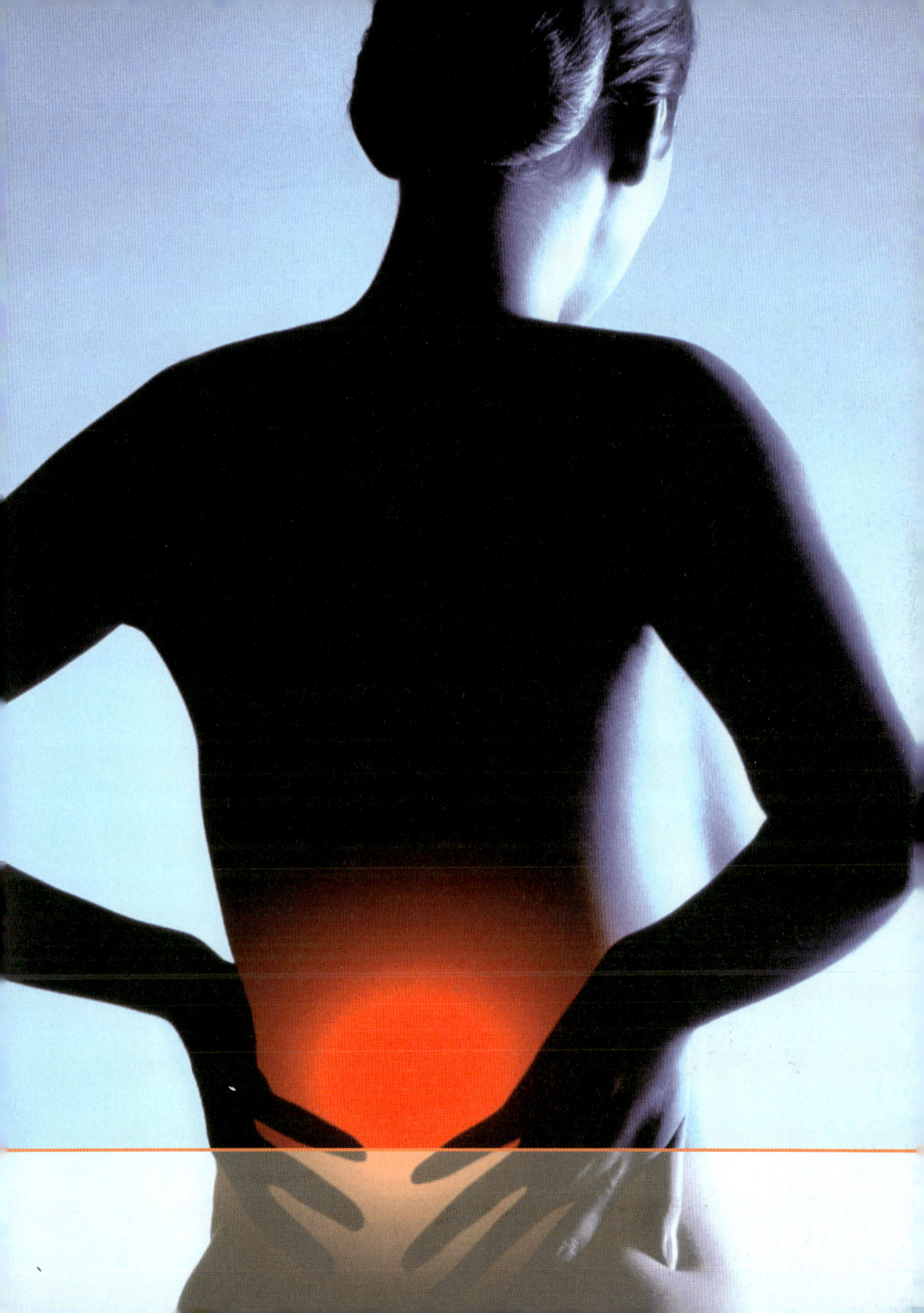

Eine Krankheit mit vielen Gesichtern

Auf der Homepage des Bundesverbands www.rheuma-liga.de finden Sie unter »Aktivitäten« die aktuellen Stellungnahmen und den Stand der Diskussion zur Gesundheitsreform und zu ihren Auswirkungen für Rheumatiker.

Man kann nicht genau sagen, wie viele Menschen in Deutschland an Rheuma leiden, denn es gibt über 400 verschiedene Krankheitsbilder, die oft nicht eindeutig auf eine rheumatische Erkrankung hindeuten und als solche erkannt werden. Manchmal wird erst nach Jahren die richtige Diagnose gestellt. So gehen Angaben über die Anzahl der Betroffenen weit auseinander: Die Deutsche Rheuma-Liga, eine der größten Selbsthilfeorganisationen im Gesundheitsbereich, hat wahrscheinlich die verlässlichsten Werte und geht von neun bis zehn Millionen Rheumakranken in Deutschland aus. Nach Definition der Weltgesundheitsorganisation (WHO) sind es sogar mehr als 20 Millionen, weil der Begriff hier viel weiter gefasst wird. Jedoch: Ganz egal, wie hoch die Zahl tatsächlich ist, in jedem Fall ist Rheuma eine Volkskrankheit. So stellt die Rheuma-Liga fest, dass ungefähr 15 % der Deutschen mindestens einmal im Jahr ihren Arzt wegen rheumatischer Beschwerden bzw. Erkrankungen aufsuchen; davon ist ca. 1 % wegen entzündlich-rheumatischer Erkrankungen in Behandlung, jeweils 3 % wegen Arthrosen (chronischem Verschleiß), Weichteilrheuma und unklaren Beschwerden; und der größte Teil von 5 % geht wegen Rückenschmerzen zum Arzt. Die Ursache dafür kann sowohl eine Entzündung als auch Verschleiß sein.

Rheuma ist weiblich

Frauen erkranken dreimal häufiger an rheumatischen Erkrankungen als Männer. Man nimmt an, dass das Absinken des Hormonspiegels während der Menopause dafür verantwortlich ist.

So wird Rheuma definiert

Streng schulmedizinisch gesehen handelt es sich bei einer rheumatischen Erkrankung um eine Autoimmunerkrankung (z. B. Lupus erythematodes). Nach allgemeiner Übereinkunft werden auch die Verschleißerkrankungen der Gelenke als Rheuma bezeichnet und dem so genannten rheumatischen Formenkreis zugeordnet. Da es sich hierbei auch um eine schmerzhafte Gelenkerkrankung handelt, sind viele Behandlungsmethoden des eigentlichen Rheumas hierauf ebenfalls anzuwenden.

Das Nachlassen der Östrogenproduktion kann sich ungünstig auf das Immunsystem auswirken, das ohnehin schon beeinträchtigt ist, weil entzündlich-rheumatische Erkrankungen eine Autoimmunreaktion (d. h. eine Fehlleistung des Immunsystems, das sich gegen körpereigenes Gewebe richtet) darstellen. Bei Kollagenosen (entzündlichen Erkrankungen des Bindegewebes) sind Frauen sogar vier- bis achtmal häufiger betroffen als Männer.
Eine Ausnahme gibt es: Bechterew-Patienten, die an einer entzündlichen Erkrankung der Wirbelsäule leiden, die zur Versteifung des oberen Rückens führen kann, sind zu 90 % männlich. Fünf Millionen Menschen sind wegen Arthrose (Verschleiß eines oder mehrerer Gelenke) in ärztlicher Behandlung. 15 Millionen Bundesbürger haben zumindest zeitweise rheumatische Beschwerden.

Rheuma betrifft Menschen, die unter großen Schmerzen leiden, in ihren Bewegungen oft erheblich eingeschränkt und meist auf die Hilfe anderer angewiesen sind.

Frühe Diagnose fraglich

Da rheumatische Symptome anfangs meist sehr unbestimmt sind, dauert es oft lange, bis die richtige Diagnose gestellt wird. Häufig werden Betroffene von Arzt zu Arzt geschickt und müssen viele Unter-

suchungen und Therapien über sich ergehen lassen, denn für jede rheumatische Erkrankung ist die Therapie anders.
Die Wahrheit ist bitter: Eine vollständige Heilung ist bei allen Rheumaarten fraglich bis ausgeschlossen; die Krankheit kann im besten Fall durch eine erfolgreiche Therapie gebremst oder angehalten, die Symptome können gelindert werden.

Die gesundheitspolitische Situation

In Deutschland gibt es über 3000 Rheumaspezialisten. Den für Sie passenden Ansprechpartner finden Sie unter www.versorgungslandkarte.de. Dies ist eine Datenbank, in der Sie unter den einzelnen Bundesländern nach Internisten, Rheumatologen und Therapieeinrichtungen suchen können. Die Versorgungslandkarte steht Ihnen auch unter www.rheuma-liga.de zur Verfügung.

Rheuma und seine Folgen sind teuer. Die Krankheit verursacht aber nicht nur direkte Kosten durch Medikamente, Arztbesuche, Krankenhausaufenthalte und dergleichen, sondern auch indirekt durch Arbeitsausfall: Etwa 15 % aller verlorenen Erwerbsjahre (krankheitsbedingter Ausfall, Arbeitsunfähigkeits- bzw. Frührente) entfallen in Deutschland auf Erkrankungen des Bewegungsapparats. Indirekte und direkte Kosten belaufen sich beispielsweise für die rheumatoide Arthritis auf 15 000 Euro pro Jahr pro Patient und für die Arthrosen jährlich auf fast sechs Milliarden Euro insgesamt.

Was zahlt die Kasse noch, was nicht?

Praxisgebühr und Medikamentenzuzahlung gelten für alle gesetzlich Versicherten. Ausnahmen für sozial Schwache sind nicht vorgesehen. Geklärt ist dagegen, wer zu den schwer wiegend chronisch Kranken zählt, die nur 1 statt 2 % des Bruttoeinkommens zuzahlen müssen (vgl. dazu die Presseerklärungen der Rheuma-Liga auf der Homepage des Bundesverbands). Welche Behandlungen die Krankenkassen noch übernehmen, kann ebenfalls nicht pauschal beantwortet werden. Grundsätzlich sollten die Krankenkassen zurzeit alle anerkannten Behandlungsformen, die auch vor der Gesundheitsreform erstattet wurden, weiterhin tragen.

Alternative Heilmethoden sind in der derzeitigen Diskussion um das Modernisierungsgesetz der gesetzlichen Krankenversicherungen kein Thema. Eine Studie der Technikerkrankenkasse zur Akupunktur wurde Anfang 2004 ausgewertet und zeigte positive Ergebnisse für die Schmerzbekämpfung. Andere Studien kommen zum gegenteiligen Schluss. Zur Standardleistung der gesetzlichen Krankenkasse zählen diese allerdings nicht; mit vielen Kassen kann man aber über eine Kostenübernahme verhandeln.

Die Arztwahl

Rheumapatienten sollten am besten bei einem Spezialisten, einem Rheumatologen, in Behandlung sein. In Deutschland tragen knapp 600 Internisten diese Zusatzbezeichnung. Sie haben ihren Schwerpunkt auf rheumatische Krankheiten gelegt, die durch Entzündungen entstehen (internistische Rheumatologie).

Rund 500 der in Deutschland praktizierenden Orthopäden kennen sich besonders gut mit Verschleißrheuma der Knochen und Gelenke aus (orthopädische Rheumatologie). Außerdem gibt es hierzulande rund 220 Krankenhäuser mit rheumatologischer Abteilung (internistische und/oder orthopädische), 37 Kliniken, die sich auf rheumatische Erkrankungen bei Kindern und Jugendlichen konzentrieren, und 25 Rheumazentren. Zusätzlich haben 108 Rehakliniken eine eigene rheumatologische Abteilung.

Leider sind nur 10 bis 20 % der Rheumatiker von Anfang an bei einem Spezialisten in Behandlung. Dabei können oft nur diese eine rheumatische Erkrankung frühzeitig erkennen und korrekt behandeln. Bei früher fachmännischer Behandlung könnten so z. B. im Bereich der entzündlich-rheumatischen Erkrankungen 80 % der schwer wiegenden Folgeschäden vermieden werden.

Rheumazentren, -kliniken und Rheumatologen in Ihrer Nähe finden Sie im Internet unter www.rheumanet.org. Bei der Suche nach dem richtigen Spezialisten kann Ihnen auch die Rheuma-Liga behilflich sein. Deren Landesstellen finden Sie unter www.rheuma-liga.de, oder fragen Sie Ihren Hausarzt nach Adressen und Telefonnummern.

Beim ersten Schritt im Kampf gegen Rheuma sollten Sie lernen, den Schmerz besser zu verstehen, dann können Sie ihn auch leichter als Teil des Lebens akzeptieren.

Schritt eins – Rheuma verstehen

Ursachen und Symptome

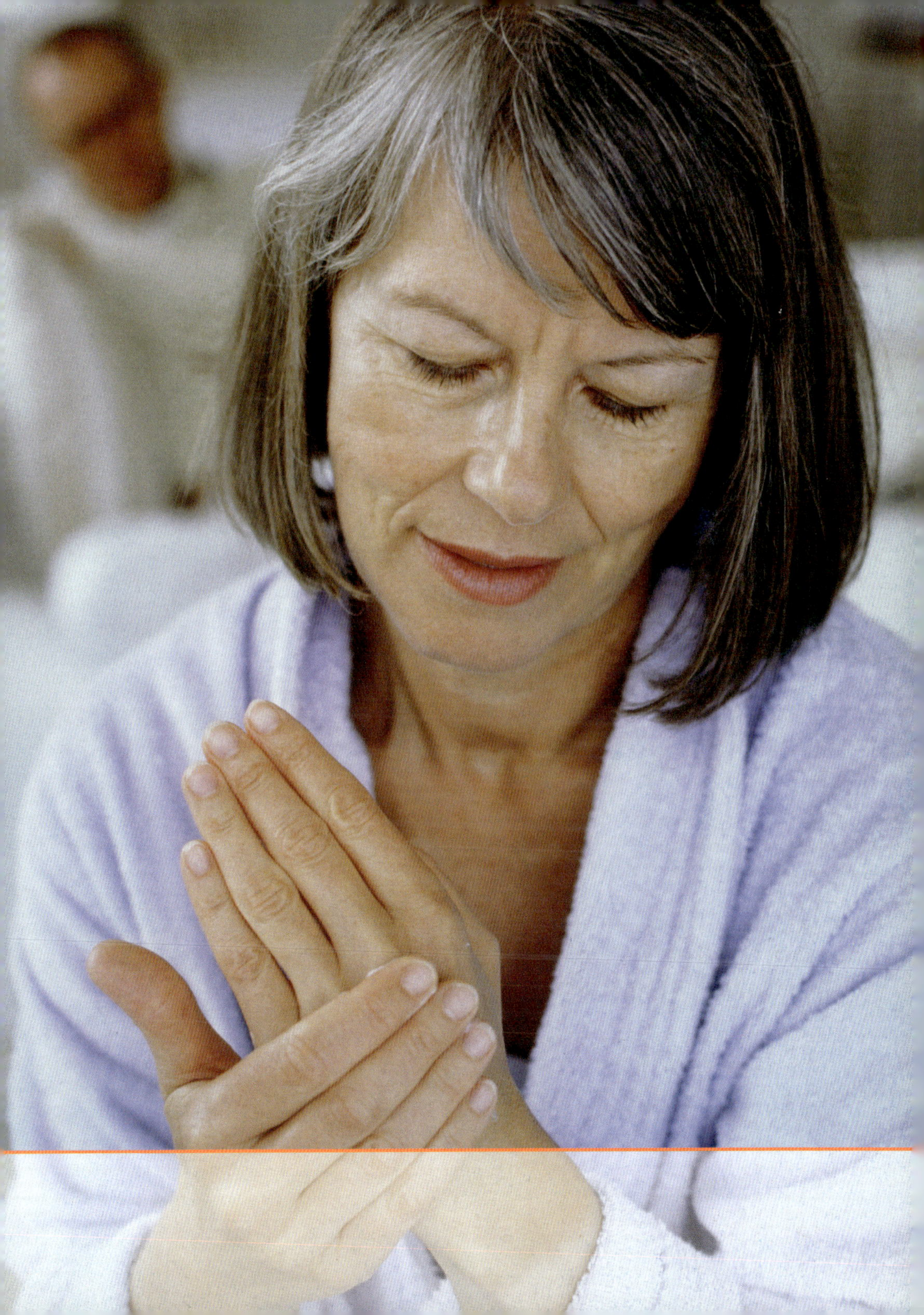

Charakteristikum Schmerz

Wichtig ist auch zu untersuchen, was der Schmerz beim Einzelnen zusätzlich bewirkt. Welche Rolle spielt Rheuma in Ihrem Leben? Sorgen Krankheit und Schmerzen z. B. dafür, dass Sie sich von Ihrer Umwelt isolieren?

Das Wort »Rheuma« kommt aus dem Griechischen: »rheo« steht für »ich fließe« und »kata« für »herab«. Der Rheumaschmerz fließt also durch den Körper, er reißt an Gelenken, Muskeln und Sehnen. Er ist das, worunter Rheumakranke am meisten leiden, und er wird häufig zum Mittelpunkt ihres Lebens. Weil der Schmerz oft nicht völlig abgestellt werden kann und er den Rheumatiker ein Leben lang begleitet, muss man ihn ein Stück weit annehmen können.

Natürlich gibt es vielfältige Möglichkeiten, Schmerzen medizinisch zu bekämpfen, doch ebenso muss der Betroffene Wege finden, bis zu einem gewissen Grad mit dem Schmerz und der Angst davor umzugehen. Obwohl wir alle wissen, was Schmerz ist und wie er sich anfühlt, ist er doch schwer zu beschreiben und kaum zu messen. Jeder Mensch erlebt ihn anders und geht anders mit ihm um. Eine große Rolle dabei spielen die Aufmerksamkeit, die er dem Schmerz schenkt, und die Angst, die er vor ihm hat. Das ist eine Frage der jeweiligen Persönlichkeit. Ist ein Mensch eher kämpferisch veranlagt, wird er auch dem Schmerz den Kampf ansagen. Ein labiler, unsicherer Mensch neigt wahrscheinlich eher dazu, vor dem Schmerz davonzulaufen oder vor ihm zu kapitulieren.

Genaue Selbstbeobachtung

Versuchen Sie, Ihren persönlichen Schmerz kennen zu lernen, damit Sie ihn benennen und gezielt bekämpfen können. Hierbei wird Ihnen ein Schmerztagebuch helfen und wichtige Fragen zur Diagnose stellen: Wie ist der Schmerz (z. B. spitz oder dumpf)? Wie verhält sich der Schmerz (z. B. anhaltend oder zu- bzw. abnehmend)? Wann tritt der Schmerz auf (z. B. bei Ruhe oder bei Bewegung)?

Schmerztagebuch

Datum

Medikamenteneinnahme

Präparat	**Dosierung**	**Uhrzeit** Morgens	Mittags	Abends	Nachts
Schmerzstärke					

Sonstiges Befinden an diesem Tag — Stuhlgang — Schlaf — Wohlbefinden

Bemerkungen

Die Schmerzskala

- *Stufen 1 und 2:* kein oder kaum Schmerz
- *Stufen 3 und 4:* mäßiger Schmerz – wird bei Ablenkung nicht wahrgenommen
- *Stufen 5 und 6:* mittelstarker Schmerz – behindert das Gehen und Einschlafen
- *Stufen 7 und 8:* starker Schmerz – weckt den Wunsch zu liegen, Hilflosigkeit kommt auf, Denken und Sprechen kreisen hauptsächlich um den Schmerz
- *Stufen 9 und 10:* Der Patient möchte schreien, ist möglicherweise depressiv, sieht keinen Sinn mehr im Leben

Das schriftliche Schmerztagebuch ist eine wichtige Hilfe für Patient und Arzt und intensiviert die eigene Wahrnehmungsfähigkeit.

Den Schmerz ergründen

Folgende Fragen können Ihnen bei der genauen Selbstbeobachtung weiterhelfen:

- Gibt es eine eindeutig erkennbare Ursache für meine Schmerzen?
- Wie würde ich meine Schmerzen beschreiben?
- An welcher Stelle treten die Schmerzen auf? Waren sie schon immer dort? Wohin wandern sie, und wohin strahlen sie aus?
- Wann, zu welcher Tages- und Nachtzeit sind meine Schmerzen am schlimmsten?
- Was tut mir nicht gut, was vermeide ich, um meine Schmerzen nicht zu verschlimmern?
- Gibt es außer meinen Schmerzen andere Veränderungen meines gesundheitlichen Empfindens?
- Wie reagiere ich auf bestimmte Speisen und Getränke?
- Wie fühle ich mich, seit ich krank bin? Bin ich aufgeregter, ängstlicher, ruhiger oder trauriger?

Fragen Sie sich auch: Habe ich mich während der Krankheit verändert? Ist mein Verhalten anderen gegenüber dasselbe? Sind meine Wünsche und Bedürfnisse dieselben wie vor der Krankheit?

Auch den Fragen, die auf Ihre seelische Befindlichkeit abzielen, sollten Sie gebührend Beachtung schenken. Sprechen Sie mit Ihrem Arzt über alle Probleme, und versuchen Sie, gemeinsam mit ihm zu der bestmöglichen Lösung zu kommen. Die Chance, aktiv am Gesundungsprozess teilhaben zu können, wird Ihnen sicherlich helfen, eine positive Lebenseinstellung wiederzuerlangen. Vielleicht lernen Sie dabei auch alle möglichen Tricks und Kniffe kennen, wie Sie sich von den Schmerzen immer wieder ablenken können.

So präzise wie möglich

Wenn Sie Ihren Schmerz und dessen Ursachen besser kennen und ihn einschätzen können, wird die Angst davor weniger werden. Je exakter Sie zu Ihrem persönlichen Rheuma, dem Verlauf der Krankheit und der genauen Bandbreite der Behandlungsmöglichkeiten Bescheid wissen, desto besser können Sie die Erkrankung akzeptieren und bewältigen. Gleichzeitig lernen Sie sich selbst intensiver kennen. Sie verstehen, wann Ihr Körper Erholungsphasen braucht und zur Ruhe kommen muss. Bewusste Entspannung (autogenes Training oder progressive Muskelentspannung; siehe auch Seite 226f.) z. B. kann und sollte dabei regelmäßig trainiert werden.

Beobachten Sie Ihren Schmerz, und hören Sie auf Ihren Körper. Wie lange können Sie beispielsweise eine bestimmte Tätigkeit ausüben, bis die Schmerzen beginnen? Wann nehmen die Symptome zu und Ihre Kraft ab? Wie kündigt sich der nächste Rheumaschub an? Gibt es schmerzauslösende Faktoren bzw. Situationen, und wenn ja, welche? Was tut Ihnen bei einem Rheumaschub gut? Was verschlimmert die Schmerzen? Wenn Sie auf alle diese Fragen eine präzise Antwort haben, dann kennen Sie Ihren Schmerz und wissen, wie Sie ihn minimieren bzw. in Ihr Leben integrieren können, sodass er am wenigsten stört. Haben Sie diesen ersten Schritt gemacht, werden Ihnen alle folgenden sehr viel leichter fallen.

Der Schmerz als störende und lebenserschwerende Komponente steht für den Rheumakranken im Vordergrund. Wie bei vielen chronisch Kranken kann er sich verselbstständigen und strahlt dann auf den gesamten Körper aus.

Der Schmerzherd – Ursachen und Symptome

Die Schmerztherapie ist mittlerweile eine eigene medizinische Disziplin geworden, was Vor- und Nachteile hat. Denn die Ursachenbekämpfung darf über der Schmerzbekämpfung nicht vergessen werden. Wie bei jeder Krankheit kratzt eine Symptombekämpfung nur an der Oberfläche; allein die Beseitigung der Schmerzursache kann dem Patienten langfristig und grundsätzlich helfen. Die zu finden ist sehr schwer. Manchmal nutzt es aber schon, sich ganz allgemein vor Augen zu halten, wo der Schmerz beginnt und seinen Ursprung hat. Fließt er von einem bestimmten Gelenk aus weiter in andere Körperregionen? Besonders beim Verschleißrheuma schmerzt vor allem das betroffene Gelenk stark: So bereitet etwa verschlissener Knorpel im Kniegelenk typische Schmerzen. Nun muss weiter gefragt werden: Woran liegt der Verschleiß? Ist der Patient übergewichtig? Werden seine Knie durch Fehlstellung oder Fehlbelastung über Gebühr strapaziert? Das sind Fragen, die Sie mit Ihrem Arzt klären können. Wer erkannt hat, warum das Knie schmerzt, kann auch entsprechende Maßnahmen ergreifen, um die Beschwerden zu lindern.

Beim entzündlichen Rheuma und auch beim Weichteilrheuma ist die Ursachenforschung dagegen weitaus schwieriger. In vielen Fällen ist hier nämlich der ganze Körper betroffen, oder der Schmerz strahlt so weit aus, dass der eigentliche Schmerzherd nur noch schwer zu benennen ist. Wer unter diffusen Schmerzen in Muskeln und Gelenken leidet und eine bestimmte Körperregion, von der der Schmerz ausgeht, nicht mehr identifizieren kann, sollte vermehrt darauf achten, wann der Schmerz verstärkt auftritt bzw. beginnt. Schmerzt der Körper besonders in Ruhe, kann das auf entzündliches Rheuma (wie rheumatoide Arthritis oder Weichteilrheumatismus) hinweisen. Treten Schmerzen dagegen in Bewegung auf, liegt eher eine Verschleißerkrankung vor.

Neben dem Anlaufschmerz sind Steifigkeit und knirschende Gelenkgeräusche weitere Warnsignale für Arthrose.

Den Schmerz benennen

Die ersten Fragen lauten also: Wo und wann treten die Schmerzen verstärkt auf? Das Wann ist dabei oft einfacher zu benennen:

- Der Anlaufschmerz ist ein häufiges Symptom bei Arthrose (Verschleißrheuma). Besonders zu Beginn einer Bewegung schmerzt das betroffene Gelenk; der Schmerz klingt jedoch bei weiterer Bewegung allmählich ab. Bei längerer Belastung bzw. Überlastung kommt er zurück. Dieser Schmerz entsteht meist in den großen, beim Gehen und Laufen belasteten Gelenken wie Knie und Hüfte.

- Anders der Ruheschmerz: Schmerzen, z. B. beim Aufwachen im Bett und zusätzliche Morgensteifigkeit, die sich im Tagesverlauf bessert, deuten auf Entzündungsrheuma (rheumatoide Arthritis) hin.
- Charakteristisch für solche entzündlichen Gelenkleiden ist sehr viel später der Bewegungsschmerz, wenn die Gelenke angegriffen und zum Teil zerstört wurden. Typisch ist er für arthrotische Veränderungen von Anfang an. Hier ist jede Bewegung schmerzhaft eingeschränkt, weswegen viele Betroffene den Fehler machen, sich wenig bis gar nicht mehr zu bewegen. Dadurch fördern sie allerdings die allmähliche Versteifung der befallenen Gelenke und überlasten die noch gesunden. Treten zusätzlich zum Bewegungsschmerz Entzündungssymptome wie Schwellungen und Rötungen auf, kann man mit einiger Wahrscheinlichkeit von Entzündungsrheuma ausgehen.
- Beim Weichteilrheuma und einigen entzündlichen Rheumaerkrankungen wie Morbus Bechterew dagegen treten die Schmerzen bei längerem Sitzen oder Verharren in einer Position auf. Das verursacht oft Ein- und Durchschlafstörungen. Sind außer dem extremen Schmerz und einer gewissen Wetter- und Temperaturfühligkeit kaum Symptome festzustellen und auch durch Blut- und weitere Untersuchungen eine andere Ursache auszuschließen, kann es sich um Rheuma der Weichteile (Muskeln, Sehnen, Bänder, Schleimbeutel) handeln.

Ruhe und Entspannung verschaffen Rheumatikern im Allgemeinen Linderung, sodass sie schmerzende Körperteile oft zu sehr schonen. Vorsicht, nicht zu viel des Guten tun: Das schränkt deren Funktionsfähigkeit noch weiter ein.

Den Schmerz lokalisieren

Die Suche nach dem Ursprung des Schmerzes geht weiter. Wo sitzt der Schmerz genau? Wenn ein Patient den Körperteil benennen kann, der ihm Schmerzen bereitet, liegt dort sehr wahrscheinlich auch die Ursache. Schmerz an einem bestimmten Gelenk kann mit anderen Symptomen (Knirschen bei Bewegung, Muskel- und Sehnenverspannung) auf Verschleißrheuma hinweisen. Bei entzündlichem Rheuma können viele, besonders kleinere Gelenke, betroffen sein. Wenn also beispielsweise die Gelenke der Finger und Zehen schmerzen, sollte man im Hinblick auf entzündlich-rheumatische Erkrankungen untersuchen. Ebenso müssen weitere Symptome wie Schwellungen, Verformungen, Wärme und Rötung beachtet werden.

Rückenschmerzen sind das weltweit häufigste Leiden, hat die WHO festgestellt. Die Schmerzen, die von dort ausgehen, können verschiedene Gründe haben: Im rheumatischen Fall sind es am häufigsten Wirbelsäulenarthrose und Morbus Bechterew. Aber auch Muskelverspannungen durch Weichteilrheuma kommen als Auslöser infrage. Bei Rückenschmerzen ist es besonders häufig, dass die Schmerzen bis in die Gliedmaßen ausstrahlen. In diesem Fall muss untersucht werden, ob womöglich eine Entzündung im Körper vorliegt, die dafür verantwortlich ist. Kann kein spezieller Schmerzherd benannt werden, handelt es sich womöglich um Weichteilrheuma, das besonders schwer zu diagnostizieren ist, weil die Symptome auch anderen Krankheiten ähneln.

Kann ein Rheumapatient den Schmerzherd nur schwer benennen, hilft es ihm manchmal, die Schmerzen auf einem Schaubild in die betreffende Körperregion einzuzeichnen.

Der Bewegungsapparat – ein Überblick

Unser Skelett besteht aus etwa 206 Knochen, die für die nötige Stabilität des Körpers sorgen. Knochen bestehen u. a. aus verschiedenen Knochenzellen. So genannte Osteoblasten sind die Knochenbildungszellen des Körpers, sie bauen also Knochenmasse auf. Zellen mit dem Namen Osteozyten transportieren die Nährstoffe durch den Knochen und bilden durch feine Ausläufer ein verzweigtes Transportnetz. Die Gruppe der Osteoklasten dagegen baut Knochengewebe ab. Dabei sind Knochen keine starre Masse, sondern befinden sich ständig im Auf- und Abbau.

Knochen – Grundgerüst des Körpers

Etwa bis zur Lebensmitte überwiegen die Aufbauprozesse. Mit zunehmendem Alter nimmt der Abbau zu. Die Knochen bilden das Gerüst für das Weichteilgewebe des Körpers und schützen die inneren Organe. Zudem sind sie Ansatzpunkte für Muskeln und Sehnen.

Erst das Gelenksystem des Körpers eröffnet die Möglichkeit, uns zu bewegen.

Gelenke sorgen für Beweglichkeit

Die stützenden Knochen sind untereinander durch Gelenke verbunden. Gelenke unterteilen sich nach der Art ihrer Funktion und ihrer Struktur. So gibt es Gelenke mit nur geringer oder gar keiner Beweglichkeit wie die Schädelnähte, Gelenke mit größerer Beweglichkeit wie die Wirbelgelenke und sehr bewegliche Gelenke wie die der Arme und Beine. In nicht sehr beweglichen Gelenken sind Knochen durch straffes oder elastisches Bindegewebe, in anderen Gelenken durch Knorpelgewebe miteinander verbunden.

Eine dritte Gelenkart sind die synovialen Gelenke. Hier sind die Knochen durch die Gelenkhöhle – einen Spalt, der mit Flüssigkeit gefüllt ist – getrennt. Alle Gelenke an den Gliedmaßen fallen in diese Kategorie, sind sehr beweglich und oft von rheumatischen Erkrankungen betroffen. Die Knochenenden sind an diesen Gelenken mit einem sehr glatten Knorpel überzogen, damit bei der Bewegung möglichst wenig Reibung entsteht. Die Gelenkhöhle ist mit Gelenkschmiere (Synovia) gefüllt, die das Gelenk ernährt und schmiert. Diese Strukturen werden von der Gelenkkapsel umschlossen. Bänder stabilisieren das Gelenk zusätzlich. Abnutzung oder Entzündung des Knorpels sind die häufigsten Ursachen für rheumatische Beschwerden.

Muskeln, Sehnen und Bindegewebe üben Kontrolle aus. Gelenke werden durch Bänder aus elastischem Gewebe unterstützt.

Manche Sehnen, z. B. am Hand- oder Knöchelgelenk, sind in Sehnenscheiden eingeschlossen, deren Innenfläche mit einer gallertartigen Innenhaut überzogen ist – so können sie sich geschmeidiger bewegen.

Erst durch diese Struktur lässt sich Bewegung kontrollieren. Ohne Bänder (z. B. Kreuzbänder im Knie) wären Gelenke sehr instabil und würden sich bei jeder Bewegung verschieben. Für unsere Bewegung ist auch die Skelettmuskulatur unerlässlich. Ein Muskel überträgt seine Kraft über die Sehnen auf Knochen und andere Strukturen. Meist überdeckt ein Muskel mindestens ein Gelenk und ist an den beteiligten Knochen befestigt. Die Muskeln am Gelenk arbeiten in Gruppen zusammen; während die einen angespannt werden, entspannen sich die anderen. Spannt sich der Muskel an, verkürzt er sich und zieht so die beiden Knochen zueinander.
Faseriges Bindegewebe umgibt jeden Muskel und umhüllt jedes Muskelfaserbündel. Dieses Bindegewebe ist eine Art Regulator; in ihm findet sowohl der Stoffaustausch zwischen Zellen und Blut als auch die Kommunikation der Zellen mit dem Nervensystem statt. Sehnen sind extrem dichte Bindegewebe. Über sie sind die Muskeln an den Knochen befestigt.

Wirbelsäule und aufrechter Gang

Die Wirbelsäule ist in Hals-, Brust-, Lendenwirbelsäule, Kreuzbein und Steißbein unterteilt und besteht aus 33 bis 34 Wirbeln und den zwischen den Wirbeln liegenden knorpeligen Zwischenwirbelscheiben. Diese Zwischenscheiben stellen kleine Puffer dar. Sie bestehen aus einem Gallertkern und einem Faserring, die alle Druckkräfte, die auf die Wirbelsäule einwirken, gleichmäßig auf die Knochenfläche des Wirbelkörpers verteilen.
Unter der täglichen Belastung wird aus den Bandscheiben heraus ein Teil ihrer Flüssigkeit in das umgebende Gewebe gepresst. Über Nacht tritt diese wichtige Ernährungsflüssigkeit im Liegen wieder in die Bandscheiben ein, weshalb man morgens etwa drei Zentimeter größer ist als am Abend.

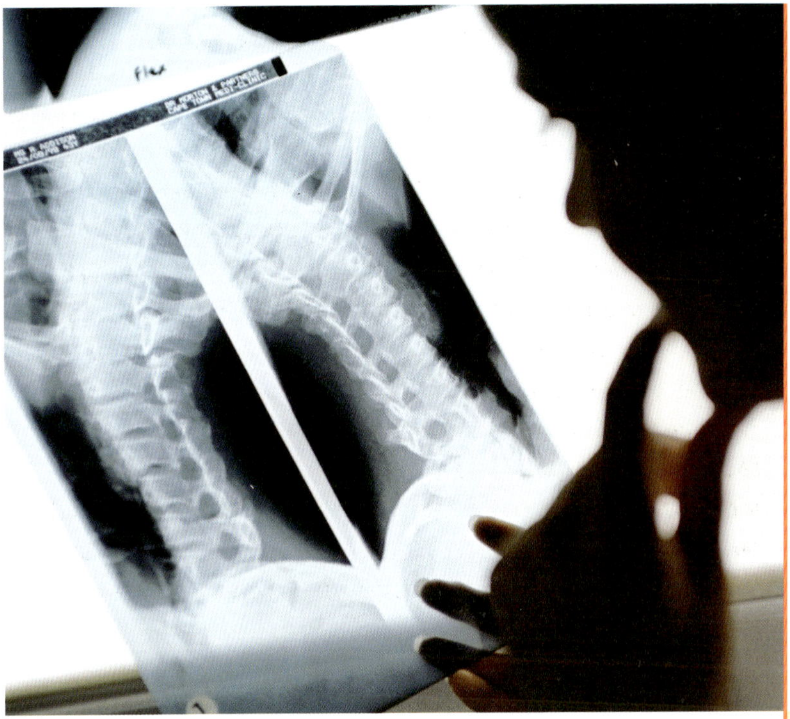

Die Wirbelsäule ist ein biegsamer, elastischer Stab, der vor allem vertikale Belastungen (z. B. beim Laufen oder Springen) ideal abfangen kann.

Nerven – Schaltstellen der Bewegung

Unser Gehirn steuert über die Nerven unwillkürliche und willkürliche Funktionen des Körpers – also auch jede Muskel- und Gelenkbewegung. Nerven und Bänder wiederum senden Botschaften über die Position der Gelenke an das Gehirn zurück – sie geben quasi ein Feedback. So sorgen sie u. a. dafür, dass der für Bewegung und Haltung wichtige Muskeltonus (Muskelspannung) in jeder Situation – ob wir auf einem Bein stehen oder auf unebenem Grund über Schotter laufen – stets aufrecht erhalten wird.

Das »Drei-Pfund-Universum« ist die Zentrale für sämtliche Funktionen des Körpers. Die Zusammenarbeit zwischen Gehirn und dem übrigen Körper muss reibungslos funktionieren.

Schmerz schränkt ein

Rheuma ist ein dynamischer Prozess mit wechselnden Phasen des Stillstands und des Fortschreitens – also auch schmerzhaften und schmerzfreien Phasen.

Eine Krankheit wird oft erst dann richtig wahrgenommen und bekämpft, wenn sie uns in unserem täglichen Leben einschränkt oder behindert. Frühe Symptome, wie allgemeine Abgeschlagenheit, leichtere Schmerzen oder eine erhöhte Druckempfindlichkeit, werden leicht ignoriert.
Erst wenn man sich beispielsweise nur noch unter sehr starken Schmerzen bücken kann, einem Gegenstände aus den Händen fallen oder man Schwierigkeiten hat zu schreiben oder sich selbstständig anzukleiden, nimmt man die Krankheit als Einschränkung oder Behinderung wahr.

Wie stark sind Sie bereits durch Rheuma eingeschränkt?

- **Testen Sie kurz, welche Bewegung Sie ohne Schwierigkeiten ausführen können und wobei Sie Schmerzen empfinden: die Faust ballen; Daumen und Zeigefinger zusammenführen (Spitzengriff); Schürzengriff (Hände hinter dem Rücken kreuzen); Arme seitlich bis bzw. über 90 Grad heben; Vor- und Zurückneigen des Oberkörpers; Drehen und Neigen des Oberkörpers; Hände im Nacken kreuzen; den Kopf neigen und drehen.**
- **Wenn Ihnen eine oder mehrere dieser Bewegungen nicht möglich sind bzw. große Schmerzen bereiten, sollten Sie das von einem Spezialisten untersuchen lassen.**
- **Und vergessen Sie trotz Ihrer Schmerzen nie, dass Rheuma Bewegung braucht. Wenn Sie darin bereits eingeschränkt sind, müssen Sie das Gelenk, so weit es geht, in Bewegung halten, damit die Einschränkung nicht noch weiter fortschreitet.**

Menschen mit einer rheumatischen Erkrankung sind oft in ganz alltäglichen Bewegungsabläufen behindert. Wenn die Hände betroffen sind, fällt es ihnen beispielsweise schwer, einen normalen Korkenzieher zu betätigen oder beim Kartenspiel die Karten zu halten. Sind Rücken oder Beine betroffen, bereiten typische Haus- und Gartenarbeiten vielfach Schmerzen.

Doch für alle diese Tätigkeiten gibt es eine Reihe von Hilfsmitteln, die das Leben erleichtern. Zudem sollte der Betroffene lernen, alltägliche Arbeitsabläufe gelenkschonend auszuführen, d. h. alle Tätigkeiten auf möglichst viele Gelenke zu verteilen. Das erreichen Sie z. B., indem Sie beidhändig arbeiten, schwere Gegenstände möglichst körpernah tragen oder elektrische Haushaltsgeräte zur Erleichterung der Hausarbeit einsetzen. Zudem ist es sinnvoll, den Arbeitsplatz und auch den Arbeitsalltag gemäß Ihren Ansprüchen optimal zu planen. Das reicht von der Einstellung des Bürostuhls bis zum Einschieben von regelmäßigen Ruhephasen.

Nutzen Sie alle sinnvollen Hilfsmittel, die zur Verfügung stehen. Machen Sie sich das Leben in dieser Beziehung so leicht wie möglich. Ihre Energie brauchen Sie woanders!

Den Alltag meistern

Wichtig ist natürlich auch, wie offensiv Sie mit den sichtbaren Einschränkungen und Behinderungen umgehen. Viele Betroffene versuchen, vor Freunden und Arbeitskollegen zu verheimlichen, dass sie gewisse Bewegungen und Handgriffe gar nicht oder nur unter Schmerzen leisten können. Das belastet zusätzlich. Sie machen sich das Leben um einiges leichter, wenn Sie offen mit Ihrer Krankheit und den damit verbundenen Einschränkungen umgehen. Sprechen Sie über Rheuma, und versuchen Sie, sich mit Unterstützung der Menschen in Ihrer Umgebung den Alltag so angenehm wie möglich zu gestalten. Dazu gehört auch, Hilfe von anderen anzunehmen oder Unwissenden zu erklären, was es bedeutet, Rheuma zu haben.

Fast jede Krankheit verliert viel von ihrem Schrecken, wenn man sie rechtzeitig bekämpfen kann. Auch beim Rheuma spielt die frühzeitige Diagnose für den Krankheitsverlauf eine entscheidende Rolle.

Schritt zwei – Rheuma akzeptieren

So stellt der Arzt die Krankheit fest

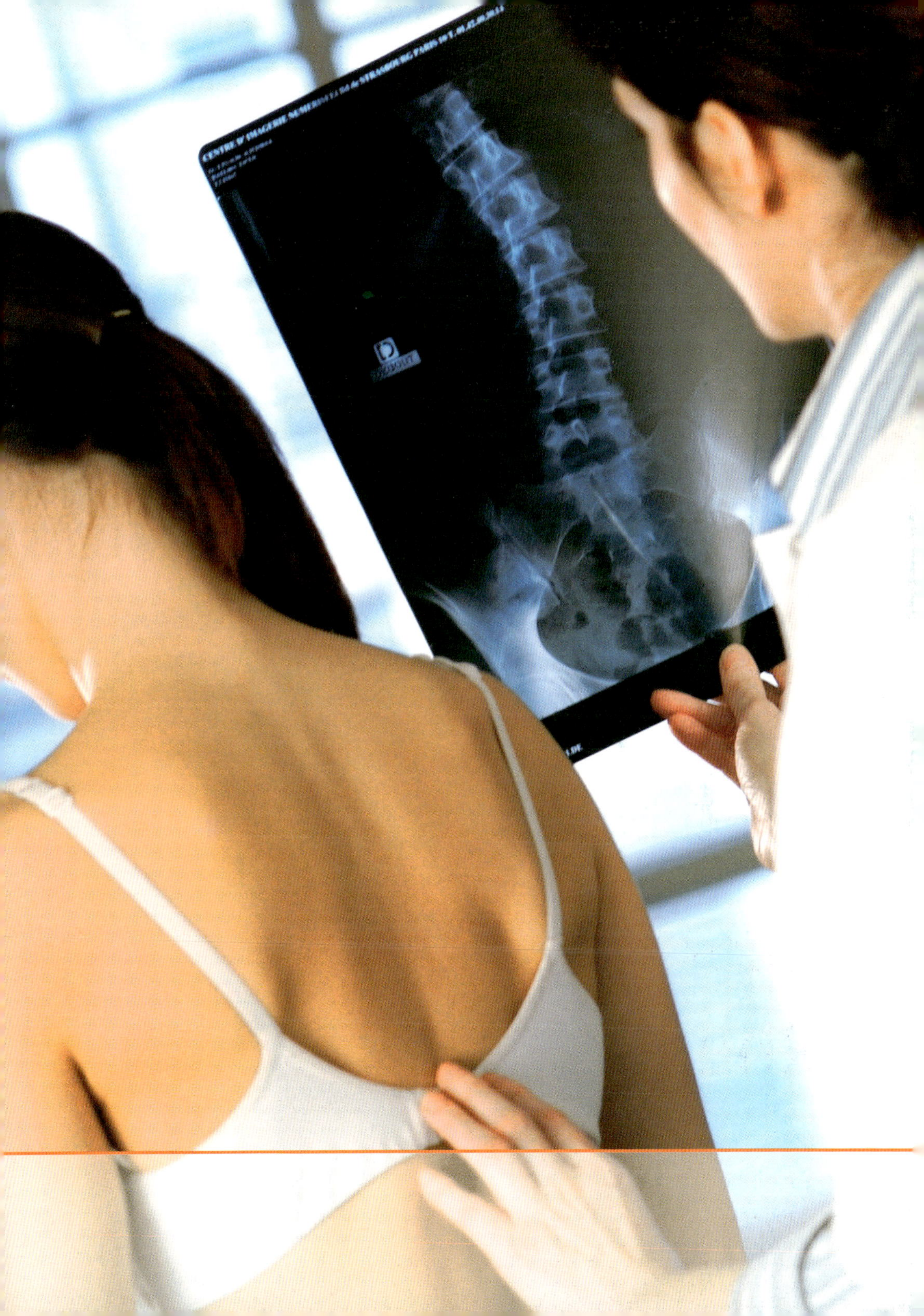

Wer erkrankt an Rheuma?

Besonders beim Entzündungsrheuma gilt: Die Erkrankung kann alle Altersklassen, alle sozialen Schichten und alle Berufsgruppen treffen. Eine gewisse Vererbbarkeit kann bei einigen Rheumaformen wie z. B. Morbus Bechterew festgestellt werden. Die Wahrscheinlichkeit, an entzündlichem Rheuma zu erkranken, ist generell geringfügig höher, wenn die Eltern bereits betroffen waren. Dabei wird vermutlich die spezielle Veranlagung vererbt, bei der das Immunsystem eigene Zellen angreift und zerstört (Autoimmunkrankheit).

Das Risiko, an Rheuma zu erkranken, ist zunächst einmal für jeden gleich hoch. Achten Sie jedoch auf Risikofaktoren!

Die Risikofaktoren

Ist Rheuma vererbbar? Diese Frage lässt sich nicht eindeutig beantworten, aber es gibt bestimmte Indikatoren, die aufhorchen lassen sollten: Dazu gehört nicht zuletzt das Übergewicht. Wer dazu neigt, muss davon ausgehen, dass die Hüft- und Kniegelenke schneller verschlissen sind. Kinder von Frauen mit systemischem Lupus erythematodes können unter Umständen eine lupusartige, aber vorübergehende Erkrankung entwickeln. Auch vererbt sich bei ca. 20 % der von arthritiskranken Frauen zur Welt gebrachten Kinder die Anlage für eine spätere rheumatoide Arthritis.

Dennoch sind die meisten Rheumaformen spontan auftretende Erkrankungen, d. h. ohne vererbten genetischen Hintergrund. Aber auch eine genetische Veranlagung bedeutet noch nicht, dass man zwangsläufig an Rheuma erkrankt. Man geht davon aus, dass in der Regel noch äußere Faktoren hinzutreten müssen, damit die rheumatische Erkrankung ausbricht.

Man nimmt an, dass bei einigen Rheumaformen auch der Hormonstatus eine wichtige Rolle spielt, weil beispielsweise die rheumatoide Arthritis bei Frauen gehäuft nach der Menopause auftritt. Durch die Umstellung des Hormonhaushalts (die Östrogenproduktion lässt nach) wird das Immunsystem möglicherweise negativ beeinflusst. Nach heutiger wissenschaftlicher Erkenntnis ist sie zwar nicht die Ursache, aber begünstigt das Auftreten der Erkrankung. Andere Untersuchungen haben ergeben, dass rheumatoide Arthritis in der Schwangerschaft (hier ist der Östrogenspiegel deutlich höher) oft vollständig abklingt, danach aber wieder dramatisch auftreten kann. Daher lässt sich zumindest vermuten, dass beide Systeme (Hormon- und Immunsystem) im engen Zusammenhang stehen.

Für zwei Drittel der Krankheitsfälle werden Umweltfaktoren (Infektionen, Überbelastung, auch Stress und Krisen) als Ursache diskutiert. Beide Faktoren (erbliche Disposition und Umweltfaktor) müssen demnach also zusammentreffen.

Man hat festgestellt, dass chronischer, schlecht verarbeiteter Stress im Beruf und im Privatleben ebenso wie Lebenskrisen Muskelrheumatismus (Fibromyalgie) fördern können.

Vielfältige Ursachen

Morbus Bechterew dagegen ist eine ausgesprochene »Männerkrankheit«. Auch für das Verschleißrheuma kann man eindeutiger Risikogruppen benennen: Menschen, die stark übergewichtig sind und/oder gewisse Gelenke fehl- oder überbelasten (beispielsweise durch jahrelange Akkordarbeit oder Leistungssport), tragen ein erhöhtes Risiko für Gelenkarthrose.

Menschen, die das 65. Lebensjahr überschritten haben, müssen ebenfalls damit rechnen, denn Arthrose ist auch eine weitgehend normale Abnutzungserscheinung.

Die Ursachen für rheumatische Beschwerden an Muskeln und Sehnen (Weichteile) sind wiederum Fehlhaltungen und -belastungen. Sie können Schmerzen in den Muskeln mit verursachen. Hier spielen Arbeitsplatz und persönliche Bewegungsgewohnheiten eine gewisse Rolle.

Verlaufsprognosen

Wenn nun der Verdacht nahe liegt, dass Sie an einer rheumatischen Erkrankung leiden, stellen sich Ihnen und Ihrem Arzt die nächsten Fragen: In welchem Krankheitsstadium befinde ich mich? Was kann eine Therapie für mich bewirken? Und wie wird die Krankheit weiterhin verlaufen?

Ehrlicherweise muss man deutlich sagen, dass alle Rheumaarten nahezu unkalkulierbar sind und man nicht mit Sicherheit vorhersagen kann, wie sie sich entwickeln werden. Allerdings gibt es häufig Hinweise, die eine etwaige Richtung erkennen lassen. Darüber müssen Sie intensiv mit Ihrem Arzt sprechen, um möglichst frühzeitig die entsprechend richtigen Maßnamen ergreifen zu können.

Rheuma und seine frühen Symptome sollten in keinem Fall verharmlost werden. Es ist kein Zipperlein und keine Alte-Leute-Krankheit. Wer befürchtet, an Rheuma erkrankt zu sein, sollte immer zum Arzt gehen und die Beschwerden abklären lassen!

Es wird ernst – die Diagnose

Leider sind die ersten Anzeichen für Rheuma alles andere als typisch. Besonders beim entzündlichen Rheuma und Weichteilrheuma beginnt das Leiden schleichend und äußert sich in allgemeinen Schmerzen und Krankheitsgefühlen. Die Symptome setzen nicht plötzlich ein, sondern entwickeln sich zunehmend stärker. Auf das Entzündungsrheuma weisen insbesondere Symptome wie Müdigkeit, Gewichtsverlust, starkes Schwitzen und erhöhte Temperatur hin. Hinzu kommen häufig die Morgensteifigkeit der Fingergelenke, Schwellungen einzelner oder mehrerer Gelenke, Schmerzen beim Abrollen der Füße, häufige Sehnenscheidenentzündungen, Schleimbeutelentzündungen (besonders am Ellbogen) und eine gewisse Muskelschwäche. Diese Symptome treten allerdings auch auf, wenn die Krankheit bereits weiter fortgeschritten ist.

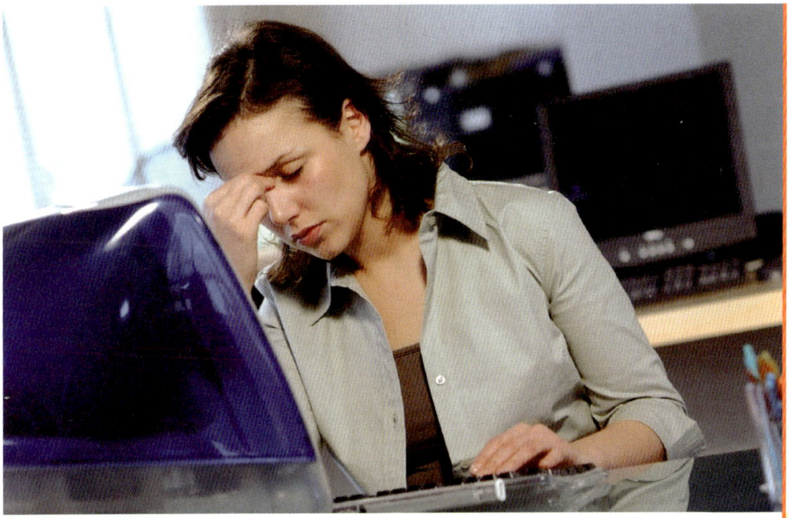

Verdacht auf Rheuma? Machen Sie den Gang zum Arzt lieber einmal mehr als einmal zu wenig – und vor allem rechtzeitig.

Beim Weichteilrheuma stehen die Schmerzen noch mehr im Vordergrund als bei den anderen Rheumaarten, weil sie in allen Körperregionen spürbar sein können. Auch diese Schmerzen treten zunächst abgeschwächt und sporadisch auf. Hinzu kommen Gefühlsstörungen an den Händen und Füßen, Magen- und Darmbeschwerden; oft auch Herzjagen, Atemnot und seelische Verstimmungen. Die Schmerzen beim Weichteilrheuma treten verstärkt bei längerem Sitzen oder Liegen auf und verursachen so auch Ein- und Durchschlafstörungen. Das Verschleißrheuma beschränkt sich im Gegensatz zu den anderen rheumatischen Erkrankungen meist auf bestimmte Gelenke. Außer den Schmerzen und möglicherweise einer leichten Bewegungseinschränkung an diesen Gelenken gibt es beim Verschleißrheuma also praktisch keine weiteren Krankheitszeichen. Trotzdem heißt es auch hier: Früh erkannt – Gefahr gebannt.

Schon eine beginnende Arthrose äußert sich in einem deutlichen Anlaufschmerz, später mit Schmerzen bei Bewegung generell. Zudem

Rheuma hat viele Gesichter. Die Symptome weisen eine große Bandbreite auf, und auch die Therapien sind entsprechend unterschiedlich.

kommt es auch am Anfang zu wahrnehmbaren Knirschgeräuschen, verspannten Muskeln rund um das betroffene Gelenk und einer extremen Empfindlichkeit gegen Kälte.

So finden Sie einen Spezialisten

Sie haben Schmerzen – beim Gehen, beim Arbeiten –, möglicherweise bei jeder Bewegung. Also wenden Sie sich an Ihren Hausarzt. Aber: Oft kann er keine eindeutige Diagnose stellen. Wenn Ihr Arzt oder Sie allein den Verdacht auf Rheuma haben, lassen Sie sich sofort an einen Rheumatologen überweisen, denn nur er hat das Wissen und die Möglichkeiten, eine korrekte und sichere Diagnose zu stellen.

Den für Sie richtigen Arzt sollten Sie sorgfältig auswählen, denn nur Sie können entscheiden, welche menschlichen Qualitäten er haben muss, um Ihr Verbündeter im Kampf gegen Rheuma zu sein.

Wenn Ihre Symptome eher auf entzündliches Rheuma hinweisen, ist ein Internist mit der Zusatzbezeichnung Rheumatologe der Richtige für Sie. Auch bei Weichteilrheumatismus kennen sich eher Internisten aus. Bei Beschwerden an nur einem bestimmten Gelenk kann Ihnen der auf Rheuma spezialisierte Orthopäde helfen.

Grundsätzlich gilt: Ein Arzt sollte sich schon im ersten Gespräch viel Zeit für seinen Patienten nehmen, denn nur durch aufmerksames Zuhören kann er alles über die Art der Beschwerden und über Ihre Krankengeschichte (Anamnese) erfahren. Auch die weiteren Untersuchungen sollten so verlaufen, dass Sie sich als Patient ernst genommen fühlen. Jede Frage, die Sie haben, sollte Ihr Arzt verständlich und geduldig beantworten. Wenn Sie den Eindruck haben, Ihr Arzt ist nicht bemüht oder kompetent genug, dann scheuen Sie sich nicht, einen neuen zu suchen. Für einen guten Arzt gibt es zwei Kriterien: bestes Fachwissen und menschliche Kompetenzen, sich in Ihre Situation einzufühlen.

Wenn ein Aufenthalt in einer Rheumaklinik oder einem Rehazentrum notwendig werden sollte, dann suchen Sie auch diesen Ort gezielt nach Ihren Bedürfnissen aus: Soll die Klinik nah am Wohnort – also bei Freunden und Angehörigen – liegen? Oder ist Ihnen die Landschaft (zum Abschalten und Entspannen) wichtiger? Auch hier sollte es natürlich Ärzte und Klinikpersonal geben, die Ihren Vorstellungen entsprechen, damit Sie sich während Ihres Aufenthalts rundum wohl und gut aufgehoben fühlen.

Je besser Sie Ihre Probleme erkennen und beschreiben können, desto schneller kann Ihr Arzt die präzise Diagnose stellen und Ihnen konkret weiterhelfen.

Diagnoseverfahren – Aussage, Nutzen, Wirkung

Das Gespräch mit dem Rheumatologen steht stets vor jeder weiteren Untersuchung. Darin sollten sowohl die Schmerzen genau benannt (hier kann das Schmerztagebuch auf Seite 23 bzw. der ausgefüllte Selbsttest in den Klappen mit allen relevanten Angaben hilfreich sein) als auch die Krankengeschichte dargestellt werden. Hierzu gehören alle Krankheiten, die Sie je durchgemacht haben, und alle Medikamente, die Sie zurzeit einnehmen. Erzählen Sie Ihrem Arzt genau, wann Ihre Beschwerden zum ersten Mal auftraten, wie stark sie waren und sind und wie lange sie andauern. Erörtern Sie, ob Sie kontinuierliche oder nur temporäre Beschwerden haben, welche Einschränkungen oder Behinderungen Ihnen die Beschwerden verursachen, und benennen Sie die Qualität des Schmerzes.

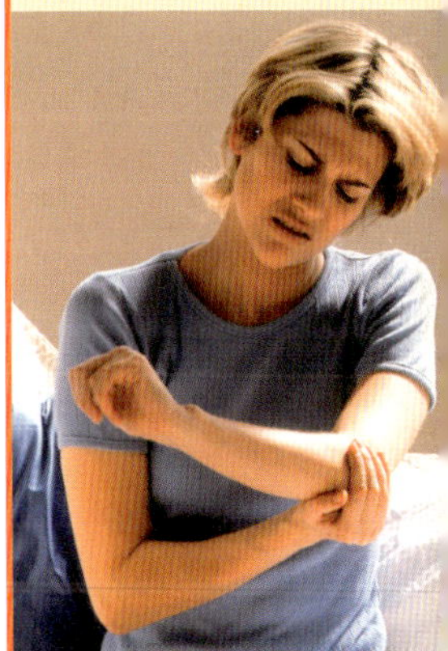

Lernen Sie, Ihren Körper so genau wie möglich zu beobachten!

Die körperliche Untersuchung

Der nächste Schritt ist die körperliche Untersuchung, bei der Ihr Arzt die schmerzenden Regionen Ihres Körpers anschaut, abtastet und bewegt. Hierdurch erkennt er Anomalien im Aussehen (Schwellungen, Verformungen, Rötungen), Bewegungseinschränkungen (Steifigkeit oder Schmerzen) oder andere Besonderheiten (Wärme, Druckempfindlichkeit, Knirschgeräusche und Kraft).

Diese Untersuchungen werden grundsätzlich im Liegen, Stehen und in der Bewegung ausgeführt, damit der Arzt erkennt, ob der Patient beispielsweise hinkt, ein Gelenk schont, instabil steht oder sich eventuell schief hält. Ebenso erkennt der Arzt, welche Bewegungen der Betroffene überhaupt nicht mehr oder nur unter Schmerzen ausführen kann.

Die Blutwerte

Bei Verdacht auf Rheuma wird zusätzlich immer Blut abgenommen und ein Blutbild erstellt. Verschiedene Werte können Auskunft über ein Krankheitsgeschehen geben: Die Blutsenkungsgeschwindigkeit beispielsweise kann etwas darüber aussagen, ob im Körper eine Entzündung vorliegt oder nicht. Dieses Untersuchungsergebnis sagt jedoch nichts darüber aus, welche Erkrankung vorliegt, sondern lediglich, dass etwas nicht in Ordnung ist.

Sinken die roten Blutkörperchen in einer abgestellten Blutprobe schneller nach unten als gewöhnlich (für Frauen etwa 12 Millimeter für die erste und bis zu 20 Millimeter in der zweiten Stunde; für Männer liegt der Wert bei 9 Millimeter für die erste und 15 Millimeter für die zweite Ablesung), liegt wahrscheinlich eine Entzündung vor.

Auch die Anzahl der weißen Blutzellen (Leukozyten) ist bei einer Entzündung leicht erhöht (der Normalwert liegt bei etwa 7000 Stück pro Kubikmeter Blut). Ein weiterer Hinweis auf eine Entzündung kann das so genannte C-reaktive Protein (CRP) sein, das in der Leber gebildet wird.

Alle diese Indikatoren weisen allerdings nur darauf hin, dass eine Entzündung vorliegt und wie heftig sie im Moment der Blutentnahme im Gange ist. Die Blutuntersuchung allein kann aber keine Auskunft darüber geben, ob und wenn ja, welche rheumatische Erkrankung vorliegt.

Im Blut von Rheumapatienten können Ärzte auch die so genannten Rheumafaktoren messen. Dabei handelt es sich um bestimmte Antikörper, Abwehrzellen des Immunsystems, die an der Gelenkentzündung beteiligt sind.

Solche Faktoren sind bei etwa 70 % der Rheumapatienten mit entzündlichem Rheuma messbar, konnten allerdings auch schon bei

Patienten mit anderen Erkrankungen festgestellt werden. Auch diese Blutuntersuchung allein kann also keinen Beweis für eine rheumatische Erkrankung liefern.
Um andere Erkrankungen, die ebenfalls zu rheumaähnlichen Symptomen führen können, auszuschließen, werden meist noch weitere Blutwerte gemessen. Oft sind das die Harnsäurekonzentration, der Eisengehalt und der Kalzium- und Phosphorspiegel.
Bei zu viel Harnsäure im Blut – meist auch in Verbindung mit schmerzenden Gelenken – ist die Stoffwechselkrankheit Gicht sehr wahrscheinlich. Wenn der Eisengehalt im Blut zu gering ist, kann sich möglicherweise eine so genannte Anämie (Blutarmut) entwickeln. Und zu hohe Kalzium- und Phosphorspiegel können auf eine Knochenerkrankung hinweisen.

Es gibt viele Wege, um der Krankheit Rheuma auf die Spur zu kommen. Von der Beobachtung bestimmter Körperanomalien bis zur Kernspintomografie reicht die Bandbreite.

Gelenkpunktion und Röntgen

Entnimmt der Arzt Gelenkflüssigkeit aus dem schmerzenden Gelenk (Gelenkpunktion), kann er direkt »vor Ort« erkennen, ob das Gelenk entzündet ist. Zudem liefert die Untersuchung der Gelenkflüssigkeit Erkenntnisse darüber, ob und welche Bakterien an den entzündlichen Veränderungen beteiligt sind.
Durch Röntgen kann man besonders Knochen sehr gut erkennen, weil sie den größten Teil der Strahlung reflektieren und daher weiß auf dem Röntgenbild erscheinen. So lassen sich Anomalien wie Brüche, Risse, Neubildungen von Knochenmasse oder Osteoporose (Knochenentkalkung) gut darstellen.
Ebenso werden Fehlstellungen, Verknöcherungen oder Verkalkungen sichtbar, und ein verschmälerter Gelenkspalt ist indirekt erkennbar. Für die Aufnahme von Weichteilen ist dieses Verfahren dagegen ungeeignet, da diese Körperstrukturen zu viel Röntgenstrahlung hindurchlassen und auf dem Bild schwarz erscheinen.

Weitere Untersuchungen

Ultraschall

Für die Gelenkdiagnose und zur Untersuchung der Weichteile ist die Ultraschalluntersuchung besonders gut geeignet. Hierbei werden Schallwellen auf die zu untersuchende Region gegeben, die von den verschieden dichten Strukturen unterschiedlich stark »geschluckt« oder reflektiert werden. Mit Hilfe eines Computers wird aus diesen Informationen ein Bild der Region erstellt, das dem untersuchenden Arzt wertvolle Hinweise liefert. So lässt sich z. B. erkennen, ob Gelenkhäute entzündet sind, der Gelenkspalt bereits verkleinert ist oder Anomalien in Knorpel, Knochen und Gelenken vorliegen.

Ultraschall, Szintigrafie, Kernspintomografie und Arthroskopie sind Spezialuntersuchungen, die durchgeführt werden müssen, wenn bisher keine eindeutige Diagnose gestellt werden konnte.

Szintigrafie

Mit der so genannten Szintigrafie kann man Entzündungen im Körper aufspüren. Für diese Untersuchung wird dem Patienten ein schwach radioaktiver Stoff (Technetium) injiziert. Danach wird der Körper mit einer Kamera abgefahren. Der radioaktive Stoff verteilt sich im Körper; die von ihm abgegebenen energiereichen Strahlen werden von der Kamera registriert und ergeben ein Bild der verschiedenen Körperbereiche.

Da Technetium von gesunden und kranken Geweben unterschiedlich gut aufgenommen wird, zeigt das Szintigrafiebild genau, in welchem Gelenk eine entzündliche Veränderung vorliegt.

Kernspintomografie

Eine Kernspintomografie dagegen bedeutet für den Patienten keine Strahlenbelastung, weil hier mit einem starken Magnetfeld und mit Radiowellen gearbeitet wird: ein hoch kompliziertes Verfahren, bei dem die Zellkerne der Wasserstoffatome im Körper in Bewegung geraten. Diese verschieden starken Schwingungen werden gemessen und mit Hilfe eines Computers in ein dreidimensionales Bild umgewandelt. Da die verschiedenen Körpergewebe durch ihren unterschiedlichen Wassergehalt (bestehend aus Wasserstoff- und Sauerstoffatomen) verschieden starke Impulse abgeben, sind die Bilder eindeutig.

Arthroskopie

Neben diesen bildgebenden Verfahren kann der Arzt auch direkt in den Körper blicken: Bei der Arthroskopie oder Gelenkspiegelung wird das Gelenk von innen betrachtet. Dafür führt der Arzt ein dünnes optisches Gerät in den Gelenkspalt ein und erkennt Veränderungen im Gelenk. Gleichzeitig kann er – wie bei der Punktion – Gelenkflüssigkeit entnehmen und sie im Labor untersuchen lassen.
Das Besondere an der Gelenkspiegelung: Bei Bedarf kann verändertes Gewebe gleichzeitig auch behandelt werden.

Bedeutung der Befunde

Bei Verdacht auf Rheuma wird der Arzt auf jeden Fall eine eingehende Untersuchung im Stehen (plus genauer Betrachtung des Körpers) und im Gehen, eine Tastuntersuchung, eine Funktionsüberprüfung und eine Blutuntersuchung durchführen.
Wenn danach die Rheumaart noch nicht genau benannt werden kann oder immer noch nicht sicher ist, ob überhaupt eine rheumatische Erkrankung vorliegt, muss weiter geforscht werden.
Wichtig ist zu beachten, dass kein Befund allein für die Aussage »Rheuma – ja oder nein!« ausreichen kann. Erst wenn mehrere Kriterien zusammentreffen, kann man mit hoher Treffsicherheit die Diagnose Rheuma stellen.

Wichtig ist zu beachten, dass kein Befund allein für die Aussage »Rheuma – ja oder nein!« ausreichen kann. Erst wenn mehrere Kriterien zusammentreffen, kann man mit hoher Treffsicherheit die Diagnose Rheuma stellen.

Hier bekommen Sie einen Überblick über die enorme Bandbreite des rheumatischen Formenkreises, um herauszufinden, welche Art von Rheuma bei Ihnen vorliegt, nach welchen Kriterien Ihr Arzt die Diagnose stellt und eine bestimmte Therapie vorschlägt.

Schritt drei – Wissen

Schmerz mit tausend Gesichtern

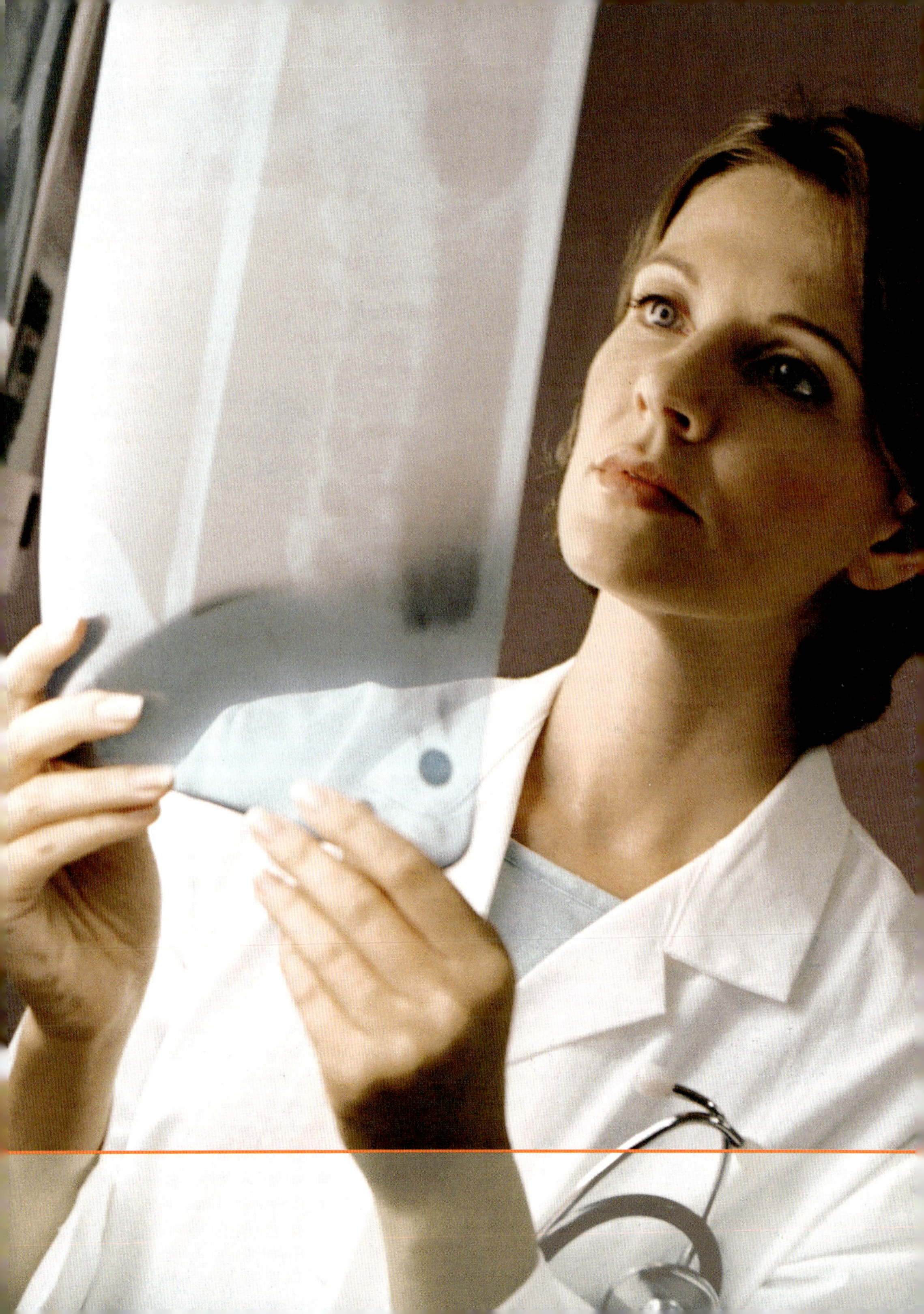

Jeder Rheumapatient ist anders

Wissen macht stark und versetzt in die Lage, die Möglichkeiten mit allen Vor- und Nachteilen gegeneinander abzuwägen.

Moderne Konzepte der Rheumabehandlung zeichnen sich dadurch aus, dass sie verschiedene Methoden miteinander kombinieren. Denn der Erfolg der jeweiligen Behandlung hängt wesentlich davon ab, für die unterschiedlichen Krankheitsbilder und -situationen den richtigen

Die wichtigsten Elemente der Rheumabehandlung

- **Alle Medikamente, die zur modernen Rheumatherapie gehören**
- **Krankengymnastik mit den verschiedensten Maßnahmen – von Bewegungsübungen bis zum -bad**
- **Physikalische Therapie mit Wärme- und Kältebehandlungen, Massagen und Elektrotherapie**
- **Ergotherapie – vom Gelenkschutztrainung bis zur Versorgung mit Hilfsmitteln für den Alltag**
- **Psychologische Maßnahmen, um mit der chronischen Krankheit und ihren Folgen fertig zu werden, z. B. Verhaltenstherapien, aber auch eine Begleitung durch das Gespräch**
- **Operative Therapie mit Korrekturoperationen bei Gelenkfehlstellungen, Funktionseinschränkungen sowie Gelenkersatz**
- **Rehabilitationsmaßnahmen (z. B. Kuren) mit dem Ziel, die Lebensqualität so weit wie möglich zu erhalten**
- **Naturheilverfahren können ergänzend in das Therapieschema mit einbezogen werden**

Behandlungsmix zusammenzustellen. Für jeden einzelnen Patienten muss eine optimale und sehr individuelle Therapie maßgeschneidert werden.

Operation – wann sie sinnvoll ist

Eine Chance in der Behandlung von rheumatoider Arthritis liegt in der Operation von Gelenken. Manchmal sind die Schädigungen so stark, dass das Gelenk ersetzt werden muss und man keine andere Wahl hat, als sich einer Operation zu unterziehen. Ein chirurgischer Eingriff muss aber nicht immer das Einsetzen eines komplett neuen Gelenks bedeuten. Es kommt auf die individuelle Situation an. Ihr Arzt wird mit Ihnen besprechen, was notwendig ist.

Es gibt verschiedenste Verfahren. Je nachdem, wie stark Ihre Gelenke geschädigt sind, wählt man die Art der Operation. Man unterscheidet vier verschiedene: gelenkschützende bzw. -erhaltende, gelenkersetzende und -versteifende sowie Sehnenoperationen.

In der Regel gilt: Die Schmerzen werden durch die richtige Operation zum richtigen Zeitpunkt gelindert, alles funktioniert nach einer gewissen Regenerations- und Übungszeit wieder besser. Unter Umständen sollten Sie eine OP also ruhig in Erwägung ziehen, wenn Ihr Arzt Ihnen eine solche Maßnahme empfiehlt, denn die Techniken sind mittlerweile schon sehr ausgefeilt.

Achtung: Wenn eine Prothese eingesetzt oder ein Gelenk versteift wurde, gibt es keinen Weg mehr zurück. Diese Maßnahmen sollten also immer am Ende aller Überlegungen stehen.

Die verschiedenen Operationsarten

▸ **Gelenkschützende oder -erhaltende Operationen** Dabei wird die vom Entzündungsprozess betroffene Gelenkinnenhaut teilweise oder insgesamt entfernt, um die weitere Zerstörung des Gelenks aufzuhalten. Durch Verödung oder radioaktive Bestrahlung der Gelenkinnenhaut (chemische Synoviorthese bzw. Radiosynoviorthese) oder operative Entfernung der Gelenkinnenhaut (Synovektomie) wird das erreicht. Man kann diesen Eingriff an Hand-, Knie-, Finger- und Sprunggelenken durchführen. Es ist besonders wichtig, dass dieser Eingriff rechtzeitig vorgenommen wird und dass im Anschluss die Muskeln durch eine intensive Bewegungstherapie aufgebaut werden. Auch Gelenkübungen sind sehr bedeutsam.

▸ **Gelenkersetzende Operationen** Ist das Gelenk schon weitgehend zerstört, sind Fehlstellungen und Versteifungen zu beobachten, werden die Schmerzen immer schlimmer, können Gelenke ganz oder teilweise ersetzt werden. Bei Hüft-, Knie- oder Schultergelenken ist das der Fall. Bei der Entfernung (Resektion) zerstörter Gelenkteile und der Neuformung der Gelenkflächen oder dem vollkommenen Ersatz zerstörter Gelenke durch Prothesen (Endoprothetik) erzielt man inzwischen gute Erfolge. Aber auch bei dieser Maßnahme ist ein sofortiges systematisches Training unter Anleitung von Spezialisten unerlässlich.

Man unterscheidet vier Gruppen von verschiedenen Operationsformen. Alle sind mittlerweile sehr erprobt.

▸ **Gelenkversteifende Operationen** Besteht keine Möglichkeit, ein neues Gelenk einzusetzen, hat man noch die Wahl, das Gelenk zu versteifen (Arthrodese). Die entzündeten Teile des Knochens werden dabei entfernt und die restliche Teile künstlich miteinander verbunden, damit keine Schmerzen mehr spürbar sind. Bei manchen Gelenken, die durch Schonung unbrauchbar geworden sind, kann so deren Funktion teilweise wiederhergestellt werden. Diese Methode kann etwa bei Handfehlstellungen wieder das Greifen und Tragen von Gegenständen ermöglichen.

▸ **Sehnenoperationen** Auch Kapseln und Sehnen können durch rheumatische Erkrankungen geschädigt sein. Es ist mittlerweile sogar möglich, nach Abrissen und Gleitstörungen im Bereich der Hände die Sehnen wieder herzustellen oder die funktionseingeschränkten Sehnen zu lösen. Auch gekrümmte Finger können so in ihrer krankhaften Stellung verbessert werden.

Mehr wissen, gezielt handeln

Mehr zu wissen ist immer gut – gerade bei chronischen Leiden, die einen über Jahre, oft ein Leben lang begleiten. Das Gespenst der Erkrankung verliert dann manchmal ein wenig von seinem Schrecken. Im besten Fall fühlt man sich weniger ausgeliefert.
Nicht wenigen hilft es daher, sich regelrecht zum Experten ihrer Erkrankung zu machen, indem sie ihr Leiden von Grund auf kennen lernen, neueste Erkenntnisse und Therapieansätze studieren.
Das trifft wohlgemerkt nicht für jeden zu. Manche ziehen es ganz bewusst vor, sich nicht näher mit dem Geschehen im Körper auseinander zu setzen. Sie vertrauen ihrem Arzt und fahren ebenfalls gut damit. Tatsache ist: Menschen bewältigen ihre Krankheit unterschiedlich. Das müssen Freunde und Angehörige akzeptieren – missionarischer Eifer ist hier fehl am Platz; er könnte Erkrankte mehr verwirren als unterstützen.

Gut informiert können Sie sich kompetent mit Ihrem Arzt unterhalten, über verschiedene Therapieansätze oder Alternativen, über begleitende Maßnahmen. Mehr Wissen motiviert zudem, sich aktiver an der Krankheitsbewältigung zu beteiligen.

Rheuma und seine Kategorien

Mediziner verstehen unter Rheuma schmerzhafte Krankheiten im Bereich der Strukturen des Bewegungsapparats (Muskeln, Sehnen, Gelenke, Knochen oder Bindegewebe), die nicht durch Verletzungen oder tumorartige Veränderungen hervorgerufen werden. Obwohl die Ursachen der unterschiedlichen Rheumaformen in einigen Fällen noch nicht zufriedenstellend erforscht sind, lassen sie sich doch entsprechend ihrer Entstehung grob in vier Untergruppen unterteilen.

▸ **Entzündliche rheumatische Erkrankungen** Allen Krankheitsbildern dieser Gruppe ist gemeinsam, dass Entzündungsprozesse die Gelenke schädigen. Sie verlaufen akut oder, wie in den meisten Fällen, chro-

Die Krankheiten des rheumatischen Formenkreises sind in vier Gruppen aufzuteilen, in die sich sämtliche Ausprägungen einordnen lassen. Davon können wichtige Aussagen für die grundlegende Therapie abgeleitet werden.

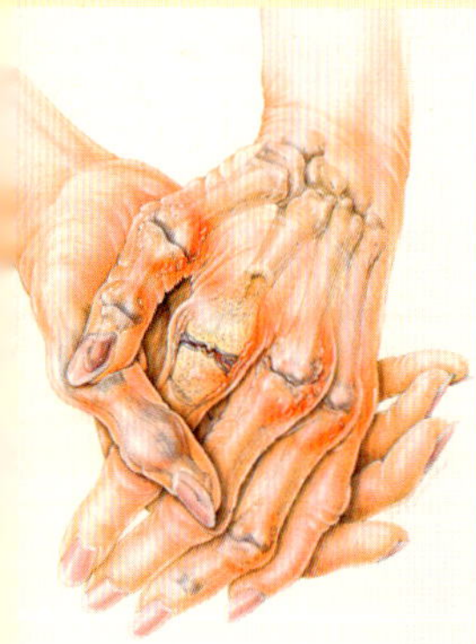

Früher dachte man, Rheuma sei eine Alterserscheinung. Keineswegs! Ältere Menschen sind zwar häufiger betroffen, aber auch Kinder und jüngere Menschen können Rheuma bekommen.

nisch. Häufigster Vertreter ist die rheumatoide Arthritis, auch chronische Polyarthritis genannt. Allem Anschein nach ist eine Fehlfunktion des Immunsystems schuld daran. Dieses richtet sich fälschlicherweise gegen körpereigenes Gewebe und erzeugt so Schmerzen und Gelenkzerstörung. Der Psoriasis-Arthritis (Schuppenflechte mit Gelenkbeteiligung) und der Bechterew-Krankheit (Gelenkentzündungen vornehmlich der Wirbelsäule) liegen ähnliche Prozesse zugrunde. Das gilt auch für den systemischen Lupus erythematodes.
Gelenke können sich aber auch durch Krankheitserreger entzünden, durch Bakterien und Viren etwa. Das kann auf zwei Arten passieren: durch Bakterien, die von außen in das Gelenk eindringen (eitrige, bakterielle Arthritis), oder durch Keime, die über das Blut in die Gelenke gelangen (Lyme-Arthritis/Borreliose).
Eine besondere Form ist die so genannte infektreaktive Arthritis. Dabei kommt es zu einer Infektion irgendwo im Körper, meist durch Bakterien. Im Abstand von zwei bis drei Wochen – der Infekt kann schon abgeklungen sein – entzünden sich die Gelenke, ohne dass sich der Erreger in ihnen nachweisen lässt. Das rheumatische Fieber ist so ein Fall. Und bei nicht wenigen Infektionen, vornehmlich durch Viren, treten parallel dazu Gelenkbeschwerden auf.

▸ **Degenerative rheumatische Erkrankungen** In dieser Gruppe sind Krankheitsbilder zusammengefasst, bei denen die Gelenkbeschwerden durch Verschleiß und Abnutzung entstehen. Das Knorpelgewebe wird aufgefasert und abgerieben. Es verliert seine wichtige Pufferfunktion. Irgendwann werden auch die Gelenkknochen in Mitleidenschaft gezogen und reagieren. Als Folge verändert und verformt sich das Gelenk. Es schmerzt und verliert zunehmend seine Funktion. Immer wieder auftretende Entzündungen im Verlauf der Arthrose beschädigen es zusätzlich. Es sei denn, man greift frühzeitig ein und bremst den Prozess bestmöglich.

▸ **Weichteilrheumatismus** »Weichteilrheuma« ist der Oberbegriff für eine Reihe rheumatischer Erkrankungen, die sich nicht an den knöchernen Gelenken, sondern an den »weichen« Strukturen abspielen – also an Muskulatur, Sehnen oder Unterhautfettgewebe. Insgesamt werden hier sehr viele zusammengefasst. So kann »Weichteilrheumatismus« sowohl entzündliche als auch nichtentzündliche Ursachen haben.
Die häufigste weichteilrheumatische Erkrankung ist Fibromyalgie, ein nichtentzündliches chronisches Leiden, für das Schmerzen in Muskeln und Sehnenansätzen typisch sind. Davon abzugrenzen ist die Polymyalgia rheumatica, eine Muskelerkrankung, ebenfalls mit starken Schmerzen verbunden, die aber auf einer chronischen Entzündung basiert.

▸ **Gelenkentzündungen durch Stoffwechselerkrankungen** Auch ein gestörter Stoffwechsel kann die Gelenke in Mitleidenschaft ziehen. Hier sei die Gicht erwähnt, die oft heftigste Schmerzattacken auslöst. Die Ursache liegt im Stoffwechsel der so genannten Purine. Mit deren Abbauprodukt, der Harnsäure, können die Nieren als Ausscheidungsorgan überlastet sein. Es staut sich folglich mehr und mehr Harnsäure im Körper an, die er nur in Gelenken und anderen Geweben ablagern kann – mit weit reichenden Folgen.

Dies ist ein grober Überblick über die unterschiedlichen Gruppen der rheumatischen Erkrankungen. Im Folgenden wollen wir Ihnen nicht die 400 möglichen, sondern die wichtigsten Krankheiten, deren Charakteristika und Therapien genauer vorstellen.

Entzündliche rheumatische Erkrankungen

Rheumatoide Arthritis

Die rheumatoide Arthritis ist eine chronische entzündliche Erkrankung, die vor allem die Gelenke, seltener auch innere Organe befällt (z. B. Augen, Herz, Lunge, Haut). Weil im Krankheitsverlauf meist viele große und kleine Gelenke betroffen sind, wird sie auch chronische Polyarthritis genannt (»poly« bedeutet »viel«). In Deutschland haben etwa 800 000 Menschen damit zu tun. Die rheumatoide Arthritis ist die häufigste aller entzündlich-rheumatischen Gelenkerkrankungen – und zugleich die folgenschwerste.

Warum Frauen dreimal häufiger als Männer an rheumatoider Arthritis erkranken, ist noch unklar. Auftreten kann sie zwar in jedem Lebensalter, auch schon bei Kindern und Jugendlichen; gehäuft passiert dies aber zwischen dem 35. und 45. Lebensjahr.

Wie äußert sich rheumatoide Arthritis?

Anfangs sind meist nur die Finger- und Zehengelenke betroffen, vor allem die Grund- und Mittelgelenke. Die Beschwerden treten symmetrisch, also rechts und links gleichzeitig auf. Typische Frühsymptome: Die Gelenke schmerzen in Ruhe, z. B. in der Nacht. Sie sind gerötet, sehr warm und geschwollen. Besonders morgens sind die Gelenke oft steif. Es dauert einige Zeit, bis sie sich wieder bewegen lassen. Die Betroffenen fühlen sich matt und müde. Außer Schmerzen ist auch Kraftlosigkeit ein erstes Alarmsignal: Man kann eine Tasse nicht mehr richtig halten, ein Schraubglas nicht öffnen.

Im Lauf der Zeit werden immer mehr und auch größere Gelenke befallen. Dabei können sich auch Sehnenscheiden und Schleimbeutel (z. B. am Ellbogen) entzünden, ebenso die Gelenke der Halswirbelsäule. Bei jedem fünften Betroffenen entstehen, meist im Bereich der Finger, so genannte Rheumaknoten, gummiartige Knötchen an der Streckseite der Gelenke. Bei fortschreitender Erkrankung bilden sich dann die typischen Gelenkveränderungen an den Händen und anderen betroffenen Gelenken, die Patienten das Leben so schwer machen: etwa das Abrutschen der Finger nach außen oder das Abknicken des letzten Fingerglieds nach unten.

Der Verlauf der Krankheit ist individuell verschieden: Sie kann schlagartig oder schleichend beginnen, sich in Schüben oder langsam steigernd entwickeln. Meist nehmen die Beschwerden zu und treten schubweise in immer kürzeren Abständen auf.

Bei schweren Verläufen befällt rheumatoide Arthritis auch verschiedene Organe. Das kommt mit 5 % aber nur selten vor. So können sich die rheumatischen Entzündungen z. B. in Form von Lungenfibrose (Vernarbung des Lungengewebes), Herzbeutelentzündung, Entzündung der Augen und kleiner Gefäße äußern.
Sind Speichel- und Tränendrüsen befallen, haben Betroffene mit chronischer Mund- und Augentrockenheit zu kämpfen. Nicht selten ist dieses so genannte Sicca-Syndrom ein erster Hinweis auf eine rheumatische Erkrankung.

Wie entsteht rheumatoide Arthritis?

Die Ursache für die Entzündungsprozesse ist unbekannt. Sicher ist, dass das Immunsystem eine maßgebliche Rolle dabei spielt: Es kann bestimmte Körpergewebe nicht mehr als eigene erkennen und greift den Fremdling folglich an, in diesem Fall die Gelenkstrukturen (genauer gesagt Gelenkinnenhaut oder Knorpel) und möglicherweise auch Organgewebe. Autoimmunerkrankung wird sie deshalb genannt (»auto« = »selbst«).
Forscher sind den im Körper ablaufenden Prozessen intensiv auf der Spur. Sie haben herausgefunden, dass bestimmte Botenstoffe, die Zytokine, einen wesentlichen Anteil an den Entzündungen haben. Die Zellen des Immunsystems kommunizieren über diese Substanzen miteinander. Die beiden wichtigsten Zytokine sind Tumor-Nekrose-Faktor-alpha (TNF-alpha) und Interleukin-1 (IL-1). Sie vermitteln und fördern das, was die Immunzellen bei ihrer Abwehrarbeit im Kampf anstreben: eine Abwehrreaktion auszulösen, die sich in einer Entzündung äußert. Das neue Wissen um die Zytokine hat bereits Einzug in die Therapie gehalten: Deren entzündungsfördernde Wirkung kann inzwischen mit Hilfe neuer Medikamente gezielt blockiert werden – eine Revolution in der Therapie.

Warum das Immunsystem auf einmal verrückt spielt? Viren oder Bakterien könnten möglicherweise ein Auslöser sein, eventuell in Verbindung mit einer erblichen Veranlagung. Es gibt noch viele offene Fragen.

In Bewegung zu bleiben, ist für Betroffene unerlässlich, denn ein Schonen oder komplettes Ruhigstellen der kranken Gelenke würde den Krankheitsprozess nur beschleunigen.

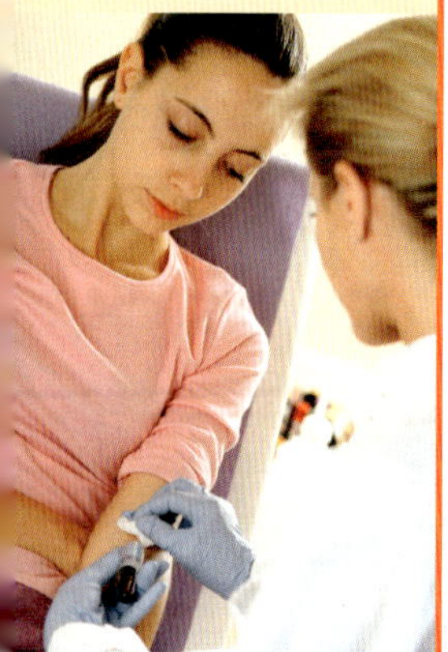

Erarbeiten Sie mit Ihrem Therapeuten maßgeschneiderte Behandlungen, die perfekt zu Ihrer Situation passen. Darauf kommt es an.

Wie wird rheumatoide Arthritis diagnostiziert?

Die Diagnose fußt immer auf verschiedenen Säulen: einer genauen Befragung zur Krankengeschichte und Symptomen, der körperlichen Untersuchung sowie auf Blutuntersuchung und Röntgenaufnahme. Die Blutanalyse zeigt einen Anstieg der Entzündungswerte wie Blutsenkungsgeschwindigkeit (BSG) und C-reaktives-Protein (CRP) etwa, ebenso den so genannten Rheumafaktor (verschiedene typische Autoantikörper). Der Rheumafaktor findet sich allerdings nur bei rund 80 % aller Betroffenen und kann auch bei Gesunden und anderen Krankheiten auftreten. Deshalb ist sein Nachweis nicht eindeutig. Auch ohne den Rheumafaktor kann es sich um eine rheumatoide Arthritis handeln.

Eine Röntgenaufnahme macht das Ausmaß der Gelenkzerstörung deutlich. Typische Veränderungen nach einigen Jahren: gelenknahe Knochenentkalkungen, kleine Knochendefekte am äußersten Rand der Gelenkfläche, Verschiebung der Wirbelkörper und der Halswirbelsäule. Aufwändigere bildgebende Verfahren, wie die Magnetresonanztomografie, kommen nur in speziellen Fällen zum Einsatz.

Wie behandelt man rheumatoide Arthritis?

Weil die genaue Ursache der rheumatoiden Arthritis noch immer unbekannt ist, kann die Krankheit noch nicht ursächlich geheilt werden. Ziel aller therapeutischen Anstrengungen ist es daher, Schmerzen und Entzündungsprozesse zu bremsen oder ganz zum Stillstand zu bringen sowie befallene Gelenke beweglich zu erhalten und deren Deformierung zu verhindern. Entzündungen und Schmerzen werden vorwiegend medikamentös behandelt, der Erhalt der Gelenkfunktion hingegen mit Physiotherapie, Krankengymnastik und orthopädischen Maßnahmen unterstützt.

Heute weiß man: Je früher die medikamentöse Therapie beginnt, desto besser stehen die Chancen, den Krankheitsprozess positiv zu beeinflussen. Dazu stehen traditionell vier, neuerdings fünf Arzneimittelhauptgruppen zur Verfügung. Sie werden mit unterschiedlicher Zielsetzung, häufig auch gleichzeitig eingesetzt, um die Krankheit in den Griff zu bekommen:

- Reine Schmerzmittel (Analgetika) nehmen nur auf den Schmerz Einfluss, nicht aber auf den Entzündungsprozess. Auch Gelenkschwellungen und Morgensteifigkeit bleiben hierbei unbeeinflusst. Typische Vertreter sind die Wirkstoffe Paracetamol, Metamizol, Tramadol oder Tilidin.
- Kortisonfreie Entzündungshemmer (nichtsteroidale Antirheumatika, NSAR) haben mehrere Effekte: Sie wirken auf die Entzündung vor Ort und damit auch auf die Entzündungssymptome Schwellung, Überwärmung und Steifigkeit. Gleichzeitig gehen sie den Schmerz an. Die systemischen, also im gesamten Körper auftretenden Entzündungssymptome wie Abgeschlagenheit und Gewichtsabnahme beeinflussen sie jedoch nicht. Häufig verordnete Wirkstoffe sind Diclofenac, Ibuprofen, Indometacin, Acemetacin, Acetylsalicylsäure, Ketoprofen und Meloxicam.
- Eine neue Klasse der kortisonfreien Entzündungshemmer sind die selektiven Cyclooxygenase-2-Hemmer, kurz COX-2-Hemmer genannt. Sie haben insgesamt weniger Nebenwirkungen als die älteren kortisonfreien Entzündungshemmer, insbesondere auf den Magen-Darm-Trakt, und sind daher besser verträglich. Dennoch sollte die Einnahme vom Arzt immer wieder im Hinblick auf unerwünschte Nebenwirkungen kontrolliert werden. Wirkstoffe: Rofecoxib (Vioxx) und Celecoxib (Celebrex).
- Kortisonhaltige Medikamente (Steroide, Kortikoide): Kortison ist der stärkste bekannte Entzündungshemmer. Kortisonabkömmlinge (Glukokortikoide) bringen rasch Linderung, insbesondere bei einem

Die Therapie der rheumatoiden Arthritis benötigt große Erfahrung. Am besten wird sie durch eine interdisziplinäre Zusammenarbeit der verschiedenen Fachrichtungen (Rheumatologe, Orthopäde, Krankengymnast und Ergotherapeut) und in enger Kooperation mit dem Hausarzt durchgeführt.

Häufig eingesetzte Wirkstoffe und Medikamente

- Methotrexat – Lanatrel™, Metex™ u. a.
- Sulfasalazin – Azulfidine RA™, Pleon R™
- Hydroxy-Chloroquin/Chloroquin – Quensyl™, Resochin™
- Aurothioglukose – Gold in Spritzenform, Tauredon™
- Auranofin – Gold in Tablettenform, Ridaura™
- Azathioprin – Imurek™ u. a.
- Ciclosporin – Sandimmun optoral™
- Leflunomid – Arava™ (beeinflusst vermutlich die Zytokinbildung)

Leider treten bei allen Substanzen häufig Nebenwirkungen auf, teilweise schwerwiegender Art. Risiko und Nutzen müssen daher immer gut vom Arzt gegeneinander abgewogen werden. Auch wird er die Therapie seines Patienten regelmäßig kontrollieren.

Schub oder Organbeteiligung. Sie beeinflussen schnell sowohl die lokale Gelenkentzündung und deren Symptome als auch die Entzündungen im Körper. Nach Absetzen kommen die Beschwerden allerdings zurück.

Der Einsatz der Glukokortikoide sollte begrenzt sein: Bei längerer und höher dosierter Anwendung verursachen sie erhebliche Nebenwirkungen wie etwa Osteoporose. Ihre Einnahme muss daher vom Arzt intensiv kontrolliert werden. Glukokortikoide sind nach einem festen Schema einzunehmen und dürfen auf keinen Fall abrupt abgesetzt werden. Häufig eingesetzte Wirkstoffe: Prednison, Prednisolon, Methylprednisolon und Fluocortolon.

- Langwirksame Antirheumatika (DMARDs = Disease Modifying Antirheumatic Drugs; sie werden auch Basismedikamente oder krankheitsmodifizierende Arzneien genannt). Diese Medikamente können den Krankheitsverlauf günstig beeinflussen. Mit Arzneien dieser Gruppe will man einen deutlichen Krankheitsrückgang erreichen. Sie sollen die Schäden der chronischen Entzündungen an Knorpel und Knochen aufhalten, verringern oder im günstigsten Fall sogar reparieren.

Da die Wirkung der langwirksamen Medikamente jedoch erst nach vier Wochen bis sechs Monaten voll einsetzt, muss die dazwischen liegende Zeit mit anderen Medikamenten, etwa mit kortisonfreien Entzündungshemmern oder auch Kortisonabkömmlingen, überbrückt werden.
Unterschiedliche langwirksame Antirheumatika werden manchmal miteinander kombiniert. Ihre Wirkungsweise ist noch nicht bis ins Letzte geklärt.

- Krankheitskontrollierende Medikamente (DCARDs oder »Disease Controlling Antirheumatic Drugs«): Die Vertreter dieser völlig neuen Medikamentenklasse wurden erst vor kurzem zugelassen. Sie werden auch biologische Medikamente genannt (»Biologicals«). Mit ihnen steht ein absolut neuer Therapieansatz zur Verfügung. Erstmals kann an einer zentralen Stelle in den Entzündungsprozess eingegriffen werden, und zwar an den entzündungsfördernden Zytokinen. Ein krankheitskontrollierendes Medikament soll die Aktivität der Krankheit komplett in den Griff bekommen können, d. h., dass dieses das Fortschreiten der Erkrankung vollständig hemmen kann. Die Medikamente richten sich gegen die entzündungsfördernden Zyto-

Da krankheitskontrollierende Medikamente mit schweren Nebenwirkungen einhergehen, gelten sie als Mittel der zweiten Wahl und kommen nur zum Einsatz, wenn langwirksame Antirheumatika nicht oder nicht mehr wirken.

Die neuen Wirkstoffe und Medikamente

Wirkstoff	Medikament	Prinzip
TNF-alpha-Blocker:		
▸ Etanercept	Enbrel™	Löslicher TNF-Rezeptor
▸ Infliximab	Remicade™	Monoklonale Antikörper gegen TNF-alpha
Interleukin-1-Blocker:		
▸ Anakinra	Kineret™	Interleukin-1-Rezeptorantagonist

kine Tumor-Nekrose-Faktor-alpha und Interleukin-1 (TNF-alpha-Blocker, Interleukin-1-Blocker). Diese Arzneien reduzieren die Konzentration dieser Botenstoffe und somit die Entzündungsprozesse.

Neben der medikamentösen Therapie kommen noch eine Reihe weiterer Behandlungsansätze zum Einsatz:

- Krankengymnastik zum Erhalt der Gelenkfunktionen, Muskelkraft und Beweglichkeit
- Physikalische Anwendungen (Kälte, Wasser, Elektrotherapie) zur Schmerzlinderung
- Ergotherapien, die Betroffenen zeigen, wie sie ihre Gelenke am besten entlasten, und ihnen spezielle Hilfsmittel vorstellen
- Orthopädische Maßnahmen: speziell angefertigte Einlagen, Gehstützen, operative Eingriffe bis hin zum künstlichen Gelenkersatz
- Nicht zuletzt eine psychologische Unterstützung, da der lange und belastende Krankheitsverlauf auch in der Seele Spuren hinterlässt

Darüber hinaus können auch lokale Therapien zur Anwendung kommen, Kortisoninjektionen in das Gelenk etwa. Die entzündete Gelenkinnenhaut könnte bei Bedarf auch chemisch oder nuklearmedizinisch verödet werden.

Psoriasis-Arthritis

Schuppenflechte (Psoriasis vulgaris) ist eine der häufigsten Hauterkrankungen und betrifft ca. 5 % der Bevölkerung. Neben typischen Hauterscheinungen (schuppende Ekzeme unterschiedlicher Größe und Lokalisation, Juckreiz, Veränderungen der Nägel, etwa durch dellenförmige Vertiefungen) kann die Erkrankung Knochen, Gelenke und Wirbelsäule, Sehnen, Schleimbeutel und Bänder befallen.

Etwa 80 000 Menschen in Deutschland haben zusätzlich zur Schuppenflechte Psoriasis-Arthritis, die zweithäufigste chronische Gelenkentzündung nach rheumatoider Arthritis.

Grundsätzlich können dabei alle Gelenke betroffen sein, am häufigsten sind es jedoch – im Gegensatz zur rheumatoiden Arthritis – die Endgelenke der Finger und Zehen, die erkrankt sind. Haut- und Gelenksymptome müssen dabei nicht unbedingt parallel auftreten. Es kann also auch zu Gelenkbeschwerden kommen, ohne dass sich die Schuppenflechte auf der Haut zeigt.

Wie äußert sich Psoriasis-Arthritis?

Hauptsymptome sind typische rheumatische Entzündungsschmerzen, vor allem in Ruhe, also auch in der Nacht. Morgens sind die Schmerzen besonders ausgeprägt, die Gelenke steif und kaum beweglich. Morgensteifigkeit kann jedoch auch völlig fehlen. Wenn sie besteht, bessern sich die Beschwerden meist nach etwas Bewegung. Die betroffenen Gelenke sind geschwollen und druckempfindlich. Ganz typisch für Psoriasis-Arthritis ist der Befall mehrerer Gelenke in einer Reihe, also die Schwellung eines ganzen Fingers oder einer Zehe, ein so genannter Strahlbefall. Davon ist die »Daktylitis« zu unterscheiden, die auch als »Wurstfinger« bekannt ist: Neben den Gelenken sind dabei auch andere Strukturen entzündet.

Zu Krankheitsbeginn sind oft wenige Gelenke betroffen, maximal vier. Am häufigsten werden dabei die kleinen Gelenke an Händen

Bei etwa 20 bis 30 % der Patienten mit Psoriasis-Arthritis kommt es zu einer Beteiligung der Wirbelsäule (Psoriasis-Spondarthritis) in Form von Entzündungen der Wirbel- und Kreuz-Darm-bein-Gelenke.

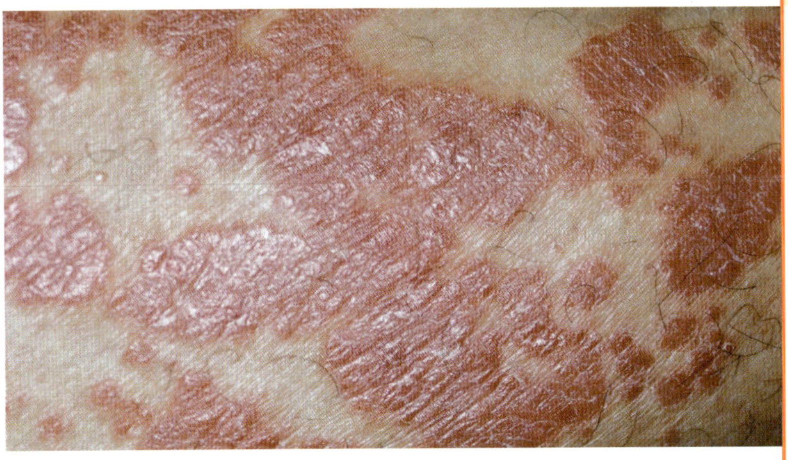

Schuppenflechte ist ein Hautleiden, das durch rötliche, scheibenförmige Krankheitsherde mit silbrigen, schuppigen Auflagerungen gekennzeichnet ist.

und Füßen, Knie-, Sprung- und Ellbogengelenke befallen. Meist zeigt sich die Schuppenflechte zunächst auf der Haut, erst später kommt es zu einer Gelenkbeteiligung; das ist so in 75 % der Fälle. Bei 15 % treten Schuppenflechte der Haut und Gelenkbefall gleichzeitig auf, bei etwa 10 % beginnt die Arthritis vor der Hautmanifestation.

Wie entsteht Psoriasis-Arthritis?

Der Zusammenhang zwischen Hauterkrankung und Gelenkbefall ist noch unklar. Fest steht: Eine Besserung der Hauterscheinungen infolge einer Behandlung heilt nicht zwangsweise auch die Psoriasis-Arthritis.

Gerade in jüngster Zeit hat die Forschung enorme Fortschritte in der Ursachenforschung von Entzündungsprozessen gemacht und erkannt, dass Zytokine hier eine zentrale Rolle spielen. Die körpereigenen Botenstoffe sind maßgeblich am Informationsaustausch zwischen den Zellen unseres Immunsystems beteiligt; ohne sie könnte die eine Zelle nicht ausführen, was die andere ihr signalisiert. Zytokine verhalten sich wie »reitende Boten«. Ein wichtiges Zytokin, das Entzündungen bei Schuppenflechte und Psoriasis-Arthritis auslöst und verstärkt, ist der Tumor-Nekrose-Faktor-alpha, kurz TNF-alpha. Es heizt Entzündungen förmlich an.

Das Hautbild kann sich verbessern; das bedeutet aber noch lange nicht, dass die Gelenkprobleme gelöst sind.

TNF-alpha ist sowohl in den befallenen Hautarealen und Gelenkstrukturen als auch im Blut nachweisbar. Bei einer erfolgreichen Therapie sinkt auch der TNF-alpha-Gehalt in den betroffenen Arealen und im Blut wieder ab.

Dieses Wissen hat bereits Eingang in die Therapie gefunden. Hightech-Medikamente setzen genau hier an, sind aber mit zum Teil starken Nebenwirkungen verbunden, sodass sie nur nach sorgfältiger Nutzen-Risiko-Abwägung und erst, wenn andere Medikamente nicht wirken, verabreicht werden.

Ebenfalls von großer Bedeutung ist die Rolle der Lymphozyten, spezieller weißer Blutkörperchen, die für die Immunabwehr von Bedeutung sind. Bei der Psoriasis-Arthritis findet sich in den Gelenken (in der Innenhaut) ein Ungleichgewicht der Untergruppen von Lymphozyten: T-Suppressor-Zellen (Immunabwehrunterdrücker) überwiegen, T-Helfer-Zellen (Immunabwehrunterstützer) sind in der Minderzahl. Einige Medikamente, die zum Einsatz kommen, versuchen, dieses Verhältnis wieder zu normalisieren (wie der Wirkstoff Leflunomid in dem Medikament Avara™).

Beachten Sie: Selbst für erfahrene internistische Rheumatologen ist die Diagnose manchmal nur schwer zu stellen.

Wie wird Psoriasis-Arthritis diagnostiziert?

Diagnostiziert wird die Psoriasis-Schuppenflechte aufgrund der detaillierten Befragung durch den Arzt (Anamnese) und einer akribischen körperlichen Untersuchung. Wichtige Hinweise sind dabei: manifeste Schuppenflechte der Haut, Gelenk- und Rückenschmerzen, Gelenkschwellungen, Sehnenscheidenentzündungen, Fersenschmerzen, ausgeprägte Morgensteifigkeit.
Charakteristische Laborbefunde gibt es nicht. Aber bildgebende Verfahren wie Röntgen oder Magnetresonanztomografie können das Ausmaß der Gelenkbeteiligung darstellen.
Blutsenkungsgeschwindigkeit (BSG) und das C-reaktive Protein (CRP) dienen als Entzündungszeichen im Blut und können nur gering erhöht sein oder sogar völlig fehlen, auch wenn sich die Krankheit gerade in einem aktiven Schub befindet. Andere Blutindikatoren existieren leider nicht.

Wie behandelt man Psoriasis-Arthritis?

Fünf Hauptgruppen stehen für die medikamentöse Therapie bereit:

- Reine Schmerzmittel (Analgetika), die nur auf den Schmerz Einfluss nehmen, nicht aber auf Gelenkschwellungen und Morgensteifigkeit.

- Kortisonfreie Entzündungshemmer (nichtsteroidale Antirheumatika, NSAR), die auf die Entzündung vor Ort einwirken und lokale Entzündungssymptome wie Schwellung, Überwärmung, Steifigkeit bekämpfen und dabei gleichzeitig den Schmerz angehen. Auf die systemischen, also im gesamten Körper auftretenden Symptome wie Abgeschlagenheit und Gewichtsabnahme haben sie keinen Einfluss.
- Kortisonhaltige Medikamente (Steroide, Kortikoide). Kortison beeinflusst sowohl die systemische, also allgemein im Körper befindliche, als auch die lokale Entzündung. Die Substanz ist der stärkste bekannte Entzündungshemmer und reduziert auf diesem Weg auch Schmerzen schnell, aber leider nicht ursächlich und anhaltend. Nach Absetzen kommen die Symptome zurück. Ein langfristiger hoch dosierter Einsatz wird durch die teilweise erheblichen Nebenwirkungen eingeschränkt.

Langwirksame Antirheumatika sollen die Schäden der chronischen Entzündungen an Knorpel und Knochen aufhalten oder verringern und im günstigsten Fall eine Reparatur eingetretener Schäden bewirken.

- Langwirksame Antirheumatika (DMARDs = Disease Modifying Antirheumatic Drugs), auch Basismedikamente, krankheitsmodifizierende Arzneien genannt. Sie werden mit dem Ziel eingesetzt, eine Remission, also einen deutlichen Rückgang des Krankheitsgeschehens, zu erreichen. So reduzieren auch sie die Entzündungssymptome Schwellungen und Schmerz, brauchen aber bis zum Wirkungseintritt unter Umständen Monate. Für Psoriasis zugelassene Wirkstoffe: Natriumaurothiomalat (intramuskulär verabreichtes Gold), Methotrexat, Off-Label (Einsatz nur im Rahmen von Studien möglich): Sulfasalazin, Ciclosporin, Leflunomid, Azathioprin, Malariamittel sowie Chloroquin.
- Krankheitskontrollierende Medikamente (DCARDs = Disease Controlling Antirheumatic Drugs). Es handelt sich um eine völlig neue Medikamentenklasse, die erst unlängst eingerichtet wurde, nachdem die Forschung komplett neue Therapieansätze identifizieren und umsetzen konnte. Stichwort »Zytokine«: Weil man mit diesen

Medikamenten an einer zentralen Stelle der Entzündungsprozesse eingreifen kann, soll man mit krankheitskontrollierenden Medikamenten die Krankheitsaktivität komplett überwachen und das Fortschreiten der Erkrankung vollständig hemmen können. Ein für Psoriasis zugelassener Wirkstoff ist Etanercept.

Grundsätzlich gilt: Die medikamentöse Therapie ist nur Teil eines umfassenden Behandlungskonzepts, das Krankengymnastik, Ergotherapie, physikalische und operative Maßnahmen, Patientenschulung, psychologische und soziale Unterstützung umfasst. Jeder Patient muss sein eigenes Therapiekonzept erhalten, passend zusammengestellt entsprechend Krankheitsstadium, -aktivität und -schwere .

Männer sind von Morbus Bechterew etwa drei- bis viermal häufiger als Frauen betroffen, wobei die Erkrankung vornehmlich im jungen Erwachsenenalter, also zwischen dem 20. und 30. Lebensjahr ausbricht. Etwa 0,2 % der Bevölkerung in Deutschland müssen mit dieser Diagnose leben.

Morbus Bechterew

Die Bechterew-Krankheit (auch Marie-Strümpell-Krankheit genannt) ist eine chronische entzündlich-rheumatische Erkrankung, die hauptsächlich die Wirbelsäule betrifft, aber auch andere Gelenke und seltener Organe in Mitleidenschaft ziehen kann. Da im Verlauf der Entzündungsprozesse eine knöcherne Gelenkversteifung des Rückgrats mit vollständigem Bewegungsverlust droht, wird das Leiden auch Spondylitis ankylosans genannt (Spondylitis = Entzündung der Wirbel; ankylosans = Versteifung).

Wie äußert sich Morbus Bechterew?

Hauptsymptom ist der tief unten im Rücken sitzende Schmerz, der sich langsam entwickelt und länger als drei Monate anhält. Am schlimmsten sind die Beschwerden morgens: Die Wirbelsäule ist steif und schmerzt. Bewegung allerdings bringt sofort Besserung.

Der Grund für den tiefen Rückenschmerz: Fast immer befallen die Entzündungsprozesse zuerst die Iliosakral-Gelenke, die das Kreuzbein mit dem Becken verbinden. Im weiteren Verlauf wird aufsteigend auch die restliche Wirbelsäule mit einbezogen, genauer gesagt, die einzelnen Wirbelgelenke. Dabei bilden sich kleine knöcherne Fortsätze, die die Wirbel spangenartig zunehmend verzahnen und schließlich bewegungsunfähig machen. Das ist ein sehr schmerzhafter Prozess. Komplette Einsteifung und eine Verkrümmung der Wirbelsäule gehören zu den Spätsymptomen. Die Bechterewsche Krankheit kann auch große Gelenke (besonders die Hüfte) befallen und frühzeitig zerstören, Sehnen können schmerzhaft in Mitleidenschaft gezogen werden. An den Augen ist oft eine Entzündung der Regenbogenhaut und vorderen Augenkammer (Iridozyklitis) zu beobachten; sogar Herzbeteiligungen sind, wenn auch selten, möglich.

Wie entsteht Morbus Bechterew?

Die Bechterew-Krankheit ist nach dem russischen Neurologen Bechterew benannt, der diese chronisch-degenerative Entzündung entdeckte.

Eine genetische Veranlagung gilt als sicher. Auf der Oberfläche der Lymphozyten (Zellen des Immunsystems, weiße Blutkörperchen) findet sich bei 95 % aller Bechterew-Patienten das Oberflächenmerkmal HLA-B27. Bei Gesunden lässt sich dieses Molekül nur in etwa 8 % nachweisen. Der Krankheitsausbruch scheint mit dem Vorhandensein zusammenzuhängen. Die Hypothese lautet: Kommen verschiedene Umweltfaktoren zusätzlich ins Spiel, wie eine Infektion mit bestimmten Erregern (Salmonellen, Chlamydien, Yersinien), unter Umständen aber auch nur die Immunauseinandersetzung mit den normalen Keimen der Darmflora, kann sich eine fehlerhafte Immunreaktion entwickeln, die sich aus ungeklärten Gründen primär an der Wirbelsäule niederschlägt.

Wie wird Morbus Bechterew diagnostiziert?

Der tiefsitzende Rückenschmerz ist nur ein Anzeichen für den Krankheitsausbruch; zusätzliche Symptome wie die Entzündung der Regenbogenhaut des Auges (Iridozyklitis) erhärten den Verdacht, ebenso wie spezielle manuelle Untersuchungen. Eine Röntgenaufnahme kann nur dann Auskunft über den Krankheitsprozess geben, wenn es bereits zu Knochenveränderungen gekommen ist, also erst nach einigen Jahren. Knochenverdichtungen, -defekte und knöcherne Gelenküberbrückungen zeigt das Röntgenbild. Im Endstadium haben sich die Wirbel kastenförmig verformt und durch Knochenspangen verbunden sowie nach vorne überbogen. Bambusstabwirbelsäule wird dies auch genannt.

Eine Laboruntersuchung zeigt typische Entzündungszeichen im Blut: Erhöhung von Blutsenkungsgeschwindigkeit (BSG) und C-reaktivem Protein. Die Bestimmung von HLA-B27 kann ebenfalls Auskunft geben.

Viel früher und dabei viel sensibler sowie ohne Röntgenstrahlung kann die Magnetresonanztomografie die Entzündung der Kreuzbeingelenke nachweisen.

Wie behandelt man Morbus Bechterew?

Weil die Bechterewsche Krankheit nicht heilbar ist, muss sie lebenslang therapiert werden. Das wichtigste Ziel dabei ist, beweglich zu bleiben. Das stellt gleichzeitig die entscheidende Therapie zur Schmerzbekämpfung dar. Regelmäßige Krankengymnastik ist daher ein absolutes Muss, und Bewegungsübungen werden am besten täglich zu Hause durchgeführt – möglichst morgens, damit sie gleichzeitig gegen Morgensteifigkeit und Schmerzen helfen. Die Übungen sollten konsequent durchgehalten und auf das jeweilige Krankheitsstadium abgestimmt werden.

Erst an zweiter Stelle steht die medikamentöse Therapie: Schmerzmittel, kortisonfreie Entzündungshemmer (nichtsteroidale Antirheumatika, NSAR), Kortisonpräparate und langwirksame Antirheumatika) sind Mittel der Wahl, die den Krankheitsverlauf beeinflussen sollen (siehe rheumatoide Arthritis, Seite 53ff.).

DMARDs oder Disease Modifying Antirheumatic Drugs, auch Basismedikamente, krankheitsmodifizierende Arzneien genannt, sind zudem von Bedeutung. Als wichtigste Wirkstoffe gelten hier Sulfasalazin und Methotrexat. Neuerdings werden bei einem sehr aktiven Morbus Bechterew auch Medikamente eingesetzt, die das entzündungsfördernde Zytokin Tumor-Nekrose-Faktor-alpha (TNF-alpha) blockieren. Ein entsprechender Wirkstoff ist Infliximab mit dem Handelsnamen Remicade. Seit Mai 2003 ist dieses bei Morbus Bechterew offiziell zugelassen. Ein weiterer TNF-alpha-Blocker ist Etanercept mit dem Handelsnamen Enbrel, dessen Zulassung beim Morbus Bechterew demnächst zu erwarten ist.

In schweren Fällen können auch Operationen hilfreich sein, um die Beweglichkeit aufrechtzuerhalten, etwa der Einsatz eines künstlichen Hüftgelenks. Mit Hilfe der Wirbelsäulenchirurgie in spezialisierten Kliniken lässt sich auch ein stark gekrümmtes, vornüber geneigtes Rückgrat wieder aufrichten, etwa wenn die Patienten so stark gebeugt sind, dass sie sich weder auf der Straße orientieren noch Blickkontakt zu anderen Menschen aufnehmen können. Zum Glück sind diese fortgeschrittenen Krankheitsverläufe dank frühzeitiger Diagnose und verbesserter Therapie heute nur noch recht selten.

Grundsätzlich verläuft Morbus Bechterew von Fall zu Fall unterschiedlich. Höchstens in 10 bis 20 % der Fälle kommt es zur kompletten Einsteifung der Wirbelsäule und zur Invalidität. Die meisten Patienten können ihrem Beruf noch nachgehen.

Bakterielle Infektarthritis

Dabei handelt es sich um eine Gelenkentzündung, die durch eine direkte Infektion des Gelenks mit Bakterien hervorgerufen wird. Solche Infektionen sind sehr gefährlich und gelten immer als Notfall, da sie, je nach Krankheitserreger, innerhalb kürzester Zeit erhebliche bleibende Schäden im Gelenk verursachen können, bis hin zu dessen völliger Zerstörung. Gefürchtet ist der aggressive Keim Staphylokokkus aureus, andere Erreger vollbringen ihr Werk eher schleichend. In jedem Fall muss das vereiterte Gelenk schnellstens behandelt werden. Auch weil weitere Komplikationen drohen: Die Erreger können vom Gelenk aus in die Blutbahn gelangen und somit eine lebensgefährliche Allgemeininfektion auslösen (Sepsis = Blutvergiftung).

Wie äußert sich bakterielle Infektarthritis?

Eine bakterielle Arthritis unterscheidet sich von anders verursachten Gelenkentzündungen durch ein hochakutes Krankheitsbild: Heftigste Schmerzen mit extremer Berührungsempfindlichkeit, starke Überwärmung mit deutlicher Rötung sind typische Kennzeichen. Innerhalb kürzester Zeit wird die Funktion des Gelenks dramatisch beeinträchtigt. Früh setzen auch die gefürchteten Zerstörungsprozesse ein, je nach Keim – erst am Knorpel, dann auch am Knochen. Häufig geht das Geschehen auch mit Fieber einher.

Bei Patienten, die bereits unter anderen rheumatischen Erkrankungen leiden (z. B. rheumatoide Arthritis) und Immunsuppressiva (immunsystemunterdrückende Medikamente) oder Kortison einnehmen, kann eine bakterielle Gelenkinfektion viel weniger ernst wirken, sie muss aber ebenfalls umgehend gezielt therapiert werden.

Wie entsteht bakterielle Infektarthritis?

Die Krankheitserreger können auf verschiedene Weise ins Gelenk eindringen, durch eine tiefe Verletzung etwa, durch einen Unfall oder eine Stichverletzung. Sie können auch durch eine medizinische Gelenkpunktion oder Injektion (Einspritzung einer Substanz) ins Knie gelangen, verursacht durch mangelnde Sterilität oder Hautdesinfektion. Sehr selten infiziert sich ein Gelenk nach einem operativen Eingriff. Gefährdet sind besonders Menschen mit schlecht heilenden Wunden und Immunstörungen.

Die Keime können das Gelenk ebenfalls von der Blutbahn aus befallen. Ihre Eintrittspforte in den Körper kann sehr klein und unscheinbar sein. Staphylokokken sind die häufigsten Erreger; sehr viel seltener sind Infektionen mit Gonokokken, Streptokokken und Pneumokokken.

Wie wird bakterielle Infektarthritis diagnostiziert?

Das Erscheinungsbild ist so typisch, dass der Arzt in der Regel umgehend eine entsprechende Therapie einleiten wird. Das ist auch sehr wichtig: Denn je schneller die Diagnose gestellt und entsprechend behandelt wird, desto größer sind die Aussichten, die Krankheit möglichst unbeschadet zu überstehen. Und: Desto geringer ist die Wahrscheinlichkeit einer lebensgefährlichen Erregerausstreuung über das Blut in andere Körperregionen.

Um eine gezielt wirksame Antibiotikatherapie durchführen zu können, muss der Erreger allerdings erst identifiziert werden. Das geschieht durch eine Gelenkpunktion. Die Flüssigkeit wird analysiert, die Keime züchtet man auf speziellen Nährböden in einem Brutschrank an. Außerdem wird getestet, welche Antibiotika die Keime am besten abtöten (Antibiogramm).

Umstritten ist der Wert einer so genannten Saug-Spül-Drainage, bei der das Gelenk dauerhaft über einen gewissen Zeitraum mit Speziallösungen gereinigt wird, um die Erreger herauszubekommen. Durch die ständig im Gelenk liegenden Schläuche könnten zusätzlich andere Keime ins Gelenk gebracht und die Infektion noch komplizierter werden.

Wie behandelt man bakterielle Infektarthritis?

Sie muss schnellstmöglich mit einem hoch dosierten Antibiotikum behandelt werden. Es darf auch nicht gewartet werden, bis der Erreger angezüchtet und das am besten wirksame Medikament ausgetestet wurde. Sobald klar ist, dass sich Keime im Gelenkpunktat befinden, wird ein breit wirksames Antibiotikum eingesetzt. Notfalls muss es, je nach Antibiogramm, gewechselt werden.

Bringt die medikamentöse Therapie nach wenigen Tagen keine Besserung, wird operiert. Dabei entfernt der Chirurg die infizierte Gelenkinnenhaut, in der die Keime nisten (Synovialektomie). Das Gelenk wird sorgfältig gespült und gereinigt. Anschließend werden Antibiotikaketten eingelegt. Sie unterstützen die antibakterielle Behandlung vor Ort, die ansonsten mit Tabletten oder per Infusion durchgeführt wird.

Der Eingriff am Gelenk kann arthroskopisch, also per Gelenkspiegelung, geschehen; meist ist jedoch ein größerer Schnitt notwendig. Bei einigen Keimen, besonders beim aggressiven Staphylokokkus aureus, ist es neuesten Erwägungen von Experten zufolge angebracht, sofort zu operieren, ohne erst den Erfolg einer Antibiotikatherapie abzuwarten.

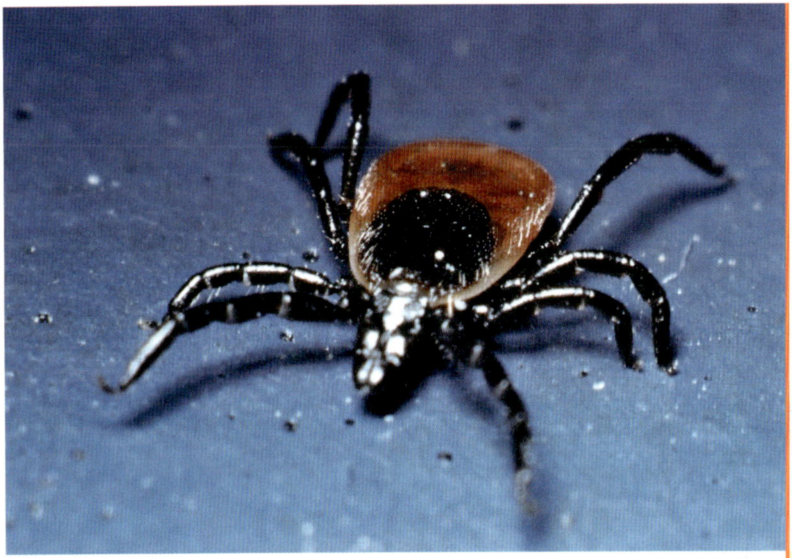

In weltweit rund 40 Schild- und Lederzeckenarten wurden bislang Borrelioseerreger nachgewiesen. Man geht davon aus, dass in Deutschland etwa jede 20. Zecke durchseucht ist.

Lyme-Arthritis erhielt diesen Namen, weil sie erstmals 1975 in dem amerikanischen Ort Lyme im US-Bundesstaat Connecticut auftrat.

Lyme-Arthritis, Borreliose

Auch bei der Lyme-Arthritis gelangen Erreger in das Gelenk. Sie ist Spätfolge einer Infektion mit dem Bakterium Borrelia burgdorferi, das vor allem durch Zeckenstiche übertragen wird (daher auch der Name Zeckenborreliose). Die Krankheit verläuft in verschiedenen Stadien und kann Wochen, Monate, aber auch noch Jahre nach der akuten Infektion Gelenke, Nervensystem, Haut und Herz befallen.

Wie äußert sich Lyme-Arthritis bzw. Borreliose?

Unbehandelt verläuft die Borreliose typischerweise in drei Stadien, die zeitlich weit auseinander liegen können, weil sich die Borrelien im Menschen nur sehr langsam vermehren und ihre Wirkung zeigen. Im ersten Stadium entwickelt sich um den Zeckenstich herum innerhalb weniger Tage ein typischer rötlicher, ringförmiger und schmerzloser

Hautausschlag, der sich immer weiter ausdehnt und dabei im Innenbereich verblasst (Erythema chronicum migrans oder Wanderröte). Bei einem Drittel aller Betroffenen kann das Erythema aber fehlen oder wird nicht bemerkt. Grippeartige Beschwerden wie Müdigkeit, Abgeschlagenheit, Fieber, Kopf-, Gelenk- und Muskelschmerzen machen den Erkrankten zu schaffen, werden aber oft gar nicht mit einem Zeckenstich in Zusammenhang gebracht.

Im Stadium zwei, nach zwei bis acht Wochen, kann es zur Beteiligung verschiedenster Organe kommen. Am Herzen kann sich das als Herzentzündung, gepaart mit Herzrhythmusstörungen, bemerkbar machen. Ist das Nervensystem mit betroffen, können bestimmte Hirnnerven ausfallen, ein- oder beidseitig, vor allem der Gesichtsnerv (Fascialisnerv). Das äußert sich in einer Gesichtslähmung mit herunterhängenden Mundwinkeln. Auch die Hirnhäute können sich entzünden (Meningitis), ebenso wie das Gehirn selbst (Enzephalitis).

Sind Nerven außerhalb des Gehirns betroffen, bilden sich Empfindungsstörungen aus. Bei der Beteiligung von Nervenwurzeln sind die Anzeichen noch gravierender: brennender Schmerz, ein Gefühl wie ständiges Ameisenlaufen durch die Gliedmaßen und muskuläre Ausfälle.

Schätzungsweise 40 000 Borreliose-Neuerkrankungen werden jährlich in Deutschland verzeichnet; besonders gefährdet sind Waldarbeiter und Menschen, die sich viel im Freien in zeckendurchseuchten Gebieten aufhalten.

Zur Reaktion der Gelenke, zur Lyme-Arthritis, kommt es im Durchschnitt erst nach etwa sechs Monaten. Im Einzelfall kann das jedoch viel früher oder viel später der Fall sein. Meist ist nur eines oder sind nur wenige Gelenke betroffen. Besonders häufig klagen die Betroffenen über Probleme mit dem Knie.

Im Stadium drei schließlich entwickeln sich chronische Hautveränderungen an Händen und Füßen. Die Haut ist an diesen Stellen bläulich verfärbt und verdünnt. Auch stehen jetzt zunehmend Ausfälle des Gehirns im Vordergrund, die einer Multiplen Sklerose ähneln können und mit Muskellähmungen einhergehen.

Wie entsteht Lyme-Arthritis bzw. Borreliose?

Borrelieninfizierte Zecken tragen den Erreger im Darm. Die Übertragung auf den Menschen erfolgt, wenn sie Menschen stechen und deren Blut saugen. Je länger sie dazu Zeit haben, desto eher werden die Krankheitserreger übertragen. Am Ende ihrer Blutmahlzeit würgt die Zecke nämlich Magenreste, und damit die Borrelien, in die Wunde. Die größte Gefahr besteht, wenn Zecken unsachgemäß entfernt werden: Quetschungen, Betupfen mit Speiseölen oder Klebstoff bringen die Zecke dazu, verstärkt Borrelien in die Blutbahn des Menschen abzusondern.

Wie die Borrelien später in die Gelenkhöhle gelangen, ist noch nicht eindeutig geklärt und wird kontrovers diskutiert. Besonders hoch ist das Risiko in den deutschen Mittelgebirgen, auf infizierte Zecken zu treffen. Da es anders als bei der durch Zecken übertragenen viralen Frühsommermeningoenzephalitis (FSME) keine Impfung gegen Borrelien gibt, beugt man am besten vor, indem man Zeckenstiche konsequent vermeidet, z. B. mit Kleidung, die den ganzen Körper bedeckt, oder mit entsprechenden Sprays und Lotionen.

Beim Befall mit einer Zecke ist das Tier schnell und richtig zu entfernen: Die Zecke möglichst nahe am Kopf mit einer festen, dünnen Pinzette packen und aus der Haut ziehen. Danach die Hände gründlich waschen.

Wie wird Lyme-Arthritis bzw. Borreliose diagnostiziert?

Wird die typische Hautrötung (Wanderröte) bemerkt, sollte umgehend ein Arzt aufgesucht werden. Er wird den Betroffenen nach dem möglichen Zeckenstich und dem Aufenthaltsort in den letzten Tagen befragen und dann sofort eine Therapie beginnen. Zur Absicherung der Diagnose und auch nur bei Verdacht auf eine Borreliose ohne typisches Ekzem wird eine Blutuntersuchung angeordnet, um spezifische Antikörper (Immunglobuline, abgekürzt Ig) nachzuweisen, die der Körper gegen die Borrelien gebildet hat.

Ein gängiger Suchtest ist z. B. der ELISA-Test. Er basiert auf folgender Tatsache: Erst produziert der Organismus so genannte IgM- und dann

IgG-Antikörper (Abwehrstoffe des Immunsystems). Diese sind allerdings erst nach vier bis acht Wochen nachweisbar. Das Problem dabei: Nach einiger Zeit lässt sich nicht mehr unterscheiden, ob es sich um eine aktive, gerade stattgefundene Infektion oder eine frühere und abgeheilte Borreliose handelt.

Ein Antikörpernachweis bedeutet also nicht automatisch, dass der Patient in diesem Moment eine Borreliose hat. Außerdem kann der Test bei einigen fälschlicherweise einen Infekt anzeigen, obwohl dies nicht der Fall war. Es handelt sich dann um ein so genanntes falsch-positives Ergebnis. Um dies auszuschließen, sollte zusätzlich ein so genannter Bestätigungstest durchgeführt werden, der Immuno-Blot- oder Western-Blot-Test.

Um den Erreger selbst nachzuweisen, könnte man theoretisch auch das betroffene Gelenk punktieren und die gewonnene Flüssigkeit untersuchen, doch das ist selten erfolgreich. In der Diagnostik spielt dieses Verfahren daher keine Rolle.

Wie behandelt man Lyme-Arthritis bzw. Borreliose?

Ist eine Infektion nachgewiesen, und zwar durch Symptomatik und positiven Antikörpernachweis in Such- und Bestätigungstest, wird eine Behandlung mit Antibiotika gestartet. Auswahl der Antibiotika, Art der Gabe und Dauer der Therapie hängen von Krankheitsstadium und den befallenen Organen ab. Im Frühstadium wird in der Regel über drei Wochen mit Tabletten behandelt; unter Umständen kommen auch Infusionen infrage. Die Antibiotika wirken häufig erst sehr spät, nicht selten nach vielen Wochen.

Darüber hinaus gibt es weitere Gelenkentzündungen, die durch Krankheitserreger verursacht werden: Unter einer Parainfektiosen-Arthritis versteht man Gelenkbeschwerden, die praktisch zeitgleich mit einer Infektion durch Keime einhergehen, ohne dass sich die Erreger im Gelenk nachweisen lassen. Virusinfekte sind die häufigste Ursache dafür, deshalb spricht man auch von viraler Arthritis.

Zu diesen Viren gehören z. B. das Ringelrötelnvirus (Parvovirus B19), das Röteln- und das Mumpsvirus und das Epstein-Barr-Virus (u. a. Erreger des Pfeifferschen Drüsenfiebers). Auch einige Hepatitisviren und das HIV-Virus (AIDS-Erreger) zählen dazu.

Infektreaktive Arthritis

Den so genannten infektreaktiven Gelenkentzündungen liegt ursprünglich eine Infektion außerhalb des Gelenks zugrunde. Erst zeitlich verzögert entstehen die Beschwerden in den Gelenken, jedoch ohne dass sich dort lebende Erreger nachweisen ließen. Schmerzende Gelenke können z. B. als Reaktion auf einen Infekt mit den Erregern Chlamydien, Yersinien, Campylobacter und Shigellen auftreten, aber auch nach einer Ansteckung mit Streptokokken.

Typisch für infektreaktive Arthritis ist eine akute Gelenkentzündung, wobei häufig die großen Gelenke in der unteren Körperhälfte betroffen sind, vorzugsweise das Knie, aber auch Sprung- und Zehengelenke. Das Muster des Gelenkbefalls kann jedoch variieren und unter Umständen einer rheumatoiden Arthritis gleichen.

Der ursprüngliche Infekt kann z. B. in einer Bronchitis (durch Chlamydien ausgelöst) oder einer Darminfektion (über Yersinien oder Shigellen) liegen. Manchmal bereiten die Erreger dabei nur wenig oder gar keine Beschwerden, sodass Betroffene die spätere Gelenkentzündung oft gar nicht damit in Verbindung bringen. Der Arzt aber wird in diese Richtung per Bluttest untersuchen. Bestätigt sich der Verdacht, wird er ein Antibiotikum verordnen.

Achtung: Im Zusammenhang mit dem Grippeerreger (Influenzavirus) können Gelenkschmerzen auftreten. Normalerweise klingen die Gelenksymptome mit dem Ausheilen der Viruserkrankung wieder ab; in einigen Fällen können sie aber auch chronisch werden.

Rheumatisches Fieber

Das rheumatische Fieber ist eine akute Erkrankung, die etwa ein bis drei Wochen nach einer Mandel- oder Racheninfektion mit Streptokokken auftritt (genauer: beta-hämolysierenden Streptokokken der Gruppe A). Diese Bakterien verursachen z. B. eitrige Angina oder Scharlach. Als Reaktion auf diesen Infekt entwickeln sich in 0,3 bis 3 % aller

Fälle später Folgekrankheiten an Gelenken, Herz und Nerven. Besonders gefürchtet sind die Spätfolgen am Herzen. Betroffen sind hauptsächlich Kinder und Jugendliche zwischen 5 und 15 Jahren, weil sie in diesem Alter häufig Halsentzündungen durchmachen.

Bis in die 1950er Jahre hinein zählte die Krankheit noch zu den häufigsten rheumatischen Erkrankungen; vom »Streptokokken-Rheumatismus« war die Rede. Seit der verbesserten medizinischen Versorgung und dank des Penizillins ist das Leiden in Industrieländern nur noch selten, stellt allerdings in den Entwicklungsländern immer noch ein großes Problem dar.

Damit das rheumatische Fieber gar nicht erst auftritt, ist eine frühzeitige Behandlung des ursprünglichen Streptokokkeninfekts mit Antibiotika unerlässlich. Das ist die beste Vorbeugung gegen das Ausbrechen der Krankheit.

Wie äußert sich rheumatisches Fieber?

Die Anzeichen des ursprünglichen Streptokokkeninfekts sind oft schon abgeklungen, wenn ein Arzt aufgesucht wird. Typisch für die entstandene Folgekrankheit sind schlagartig hohes Fieber (39 bis 40 °C), abwechselnd geschwollene, überwärmte und schmerzende große Gelenke an Armen und Beinen mit wandernden Schmerzen sowie vergrößerte Halslymphknoten. Hinzu kommen Allgemeinsymptome wie Kopf- und Bauchschmerzen, Blässe und Müdigkeit.

Unter der Haut bilden sich kleine schmerzlose Knötchen (in 30 % der Fälle), und es kann sich auch ein kurz anhaltender ringförmiger roter Ausschlag entwickeln: Erythema anulare (in 10 % der Fälle).

Bei Erwachsenen verläuft das rheumatische Fieber meist eher mild, und Gelenkentzündungen stehen im Vordergrund. Bei der klassischen Form (bei etwa 80 % aller Patienten im Kindesalter) wird auch das Herz in Mitleidenschaft gezogen: Entzündungen der Herzinnenhaut und -klappen (Endokarditis), seltener des Herzbeutels (Perikarditis) und Herzmuskels (Myokarditis). Besonders gefürchtet ist die Zerstörung der Herzklappen, was ein frühes und konsequentes Eingreifen des Arztes notwendig macht.

Wie entsteht rheumatisches Fieber?

Die Ursache des rheumatischen Fiebers ist bislang nicht eindeutig geklärt. Man vermutet eine Art Überempfindlichkeitsreaktion auf Streptokokken. Diskutiert wird eine Autoimmunreaktion: Antikörper (Abwehrstoffe), die der Körper eigentlich gegen die Streptokokkenbakterien gebildet hat, richten sich auf einmal gegen körpereigenes Gewebe, also gegen Merkmale auf Gelenkstrukturen und den Herzklappen. Der Abwehrkampf verursacht dort dann die beschriebenen Entzündungen. Weil nur ein kleiner Teil der Patienten mit Streptokokkeninfektion ein rheumatisches Fieber erleidet, vermutet man, dass auch eine genetische Veranlagung bestehen muss.

Wie wird rheumatisches Fieber diagnostiziert?

Der Arzt wird den Patienten genau untersuchen und bestimmte Untersuchungen anordnen. Um die Diagnose zu stellen, wird er sich an einen Kriterienkatalog halten: Ein rheumatisches Fieber liegt vor, wenn ein vorangegangener Streptokokkeninfekt wahrscheinlich ist und entweder zwei Hauptkriterien oder ein Hauptkriterium und zwei Nebenkriterien erfüllt sind. Zu den Hauptkriterien zählen:

- Wandernde Gelenkbeschwerden
- Herzentzündung
- Nervenbeteiligung (Chorea minor)
- Hautknötchen und ringförmiger Hautausschlag

Zu den Nebenkriterien zählen:

- Fieber
- Gelenkschmerzen ohne Schwellung
- Erhöhte Entzündungszeichen im Blut (BSG, C-reaktives Protein)
- Spezielle Veränderungen im EKG

Blutuntersuchungen können die Diagnose untermauern: Der Nachweis von Antikörpern gegen Streptokokken (Antistreptolysin-Spie-

Selten und fast nur bei weiblichen Betroffenen kann das Nervensystem in Mitleidenschaft gezogen werden. Das drückt sich in Bewegungsstörungen aus: Die Kinder werden ungeschickt, lassen Dinge fallen, zerbrechen Geschirr (»Chorea minor«).

Wer bereits einmal am rheumatischen Fieber erkrankt war, muss einer Zweitinfektion unbedingt konsequent vorbeugen, weil diese das Herz noch stärker schädigen würde. Das bedeutet in der Praxis: Es müssen über einen Zeitraum von mindestens fünf Jahren regelmäßig Antibiotika eingenommen werden.

gel) bringt mehr Klarheit. Eine Herzbeteiligung kann zusätzlich auch über ein Herzecho nachgewiesen werden.

Wie behandelt man rheumatisches Fieber?

Bettruhe ist angezeigt. Insbesondere bei Herzbeteiligung wird der Arzt den Patienten ins Krankenhaus überweisen. Zur Behandlung der verschiedenen Symptome sind unterschiedliche Medikamentengruppen notwendig: Um einen eventuell noch bestehenden Streptokokkeninfekt zu bekämpfen, wird das Antibiotikum Penizillin eingesetzt, bei Allergikern Erythromycin, das über mindestens zehn Tage und in hoher Dosierung eingenommen werden muss.
Zur Behandlung der entzündeten Gelenke kommen kortisonfreie Entzündungshemmer infrage (nichtsteroidale Antirheumatika, NSAR). Bei schweren Formen des rheumatischen Fiebers, insbesondere bei Herzbeteiligung, werden zusätzlich Glukokortikoide eingesetzt, um die

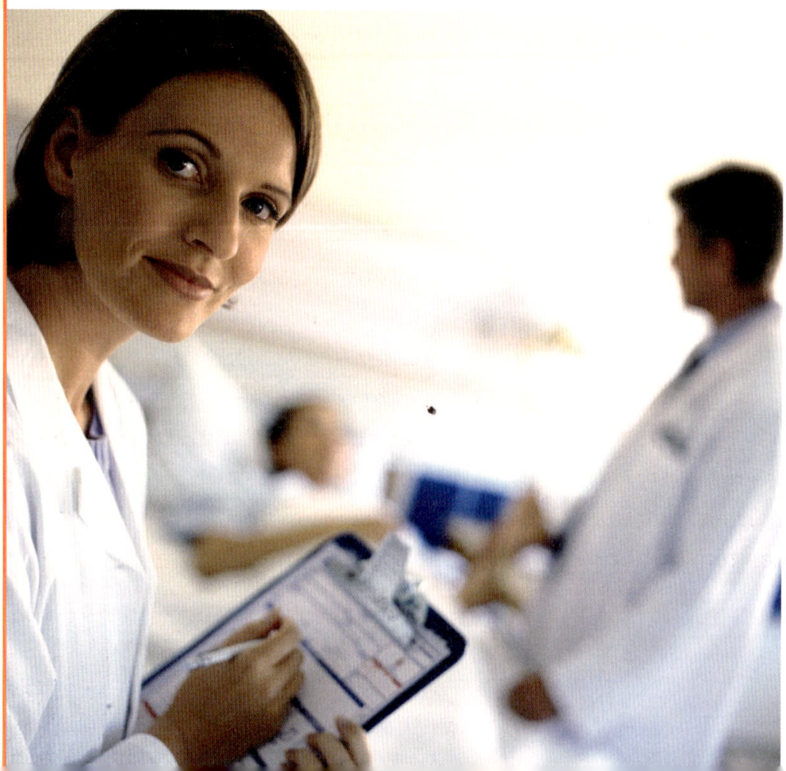

Bei rheumatischem Fieber muss während des akuten Schubs unbedingt das Bett gehütet werden; unter Umständen ist auch ein Krankenhausaufenthalt notwendig.

Entzündung einzudämmen. Nach frühzeitiger Behandlung klingen die Symptome an Gelenken und Herz nach etwa vier bis acht Wochen wieder ab. Um die gefürchteten Herzkomplikationen zu reduzieren, wird jetzt eine intensive und langfristige Rezidivprophylaxe notwendig, also eine Behandlung, die das Wiederauftreten der Erkrankung verhindert.

Systemischer Lupus erythematodes

Dies ist eine Autoimmunerkrankung, die vornehmlich Frauen betrifft und zu den Kollagenosen gehört. Darunter versteht man die große Gruppe entzündlicher Bindegewebserkrankungen. Kollagen ist ein wesentlicher Bestandteil des Binde- und Stützgewebes im Körper. Beim systemischen Lupus erythematodes (SLE) kommt es zu einer Abwehrreaktion gegen körpereigene Zellelemente und in der Folge häufig zu Hautveränderungen sowie Entzündungen an Gelenken, Blutgefäßen und Nieren. Die chronisch entzündliche Erkrankung umfasst somit den gesamten Körper und wird deshalb als systemisch bezeichnet.

In Deutschland gibt es etwa 40 000 SLE-Patienten, überwiegend Frauen. Meist beginnt das Leiden im Alter zwischen 25 und 35 Jahren.

Lupus erythematodes steht für eine systemische Autoimmunerkrankung, die meist Haut und innere Organe betrifft und bei der sehr häufig Antikörper gegen Zellkernantigene gefunden werden.

Wie äußert sich Lupus erythematodes?

Der systemische Lupus erythematodes kann verschiedene Organe befallen; entsprechend vielgestaltig sind die Symptome:

- Allgemeinbefinden: Fast immer fühlen sich die Patienten müde, lustlos und abgeschlagen, häufig haben sie eine leicht erhöhte Temperatur, verlieren Gewicht und/oder sind plötzlich sonnen- oder kälteempfindlich.
- Gelenke: 90 % der Betroffenen treiben zunächst Gelenkbeschwerden zum Arzt: Vor allem morgens schmerzen große, aber auch kleine

Gelenke – Finger-, Hand- und Kniegelenke. Sie sind steif, teilweise auch geschwollen und verformen sich im Lauf der Zeit. Im Gegensatz zur rheumatoiden Arthritis finden sich in Röntgenaufnahmen jedoch auch nach jahrelangem Verlauf keinerlei Knochenveränderungen.

▸ Haut: Typisch ist ein schmetterlingsförmiger Hautausschlag im Gesicht, auf Wangen und Nasenrücken, der sich durch Sonnenlicht verstärkt. Man spricht von einem Schmetterlingserythem. Es tritt häufig zu Beginn, aber auch später in aktiven Phasen auf. Oft kommt es zu einem kreisrunden, nicht mehr rückgängig zu machenden Haarausfall sowie zu Entzündungen der kleinen Hautblutgefäße (Vaskulitis) oder der Mundschleimhaut.

Auf die verschiedensten Körperregionen kann sich die schwere Erkrankung auswirken, deren Ursachen bis heute nicht eindeutig zu bestimmen sind.

▸ Gefäße: Bei Kälte können sich die Blutgefäße einzelner Finger verkrampfen und verengen, sodass sich diese plötzlich weiß oder bläulich verfärben (Raynaud-Syndrom). Das Rippenfell kann sich entzünden, der Herzbeutel ebenfalls, und zwischen Herzmuskel und -beutel sammelt sich Flüssigkeit an. Auch die Lunge wird manchmal in Mitleidenschaft gezogen.

▸ Sind die Nieren beteiligt, spricht man von einer Lupus-Nephritis. Die Blutgefäße verengen sich, und die Nieren können ihre Aufgabe schleichend immer schlechter erfüllen. Je früher die Erkrankung entdeckt wird, desto eher kann ein Nierenversagen vermieden werden.

▸ Bei wenigen Patienten hat SEL auch negativen Einfluss auf das Nervensystem.

Wie entsteht Lupus erythematodes?

Bis heute ist unklar, warum sich ein SLE entwickelt. Fest steht jedoch: Beim SLE reagiert das Immunsystem auf körpereigene Bestandteile, greift sie an und verursacht chronische Entzündungen. Man spricht von einer Autoimmunerkrankung. Die Autoantikörper richten sich

beim SLE vor allem gegen Bestandteile des Zellkerns. So finden sich beispielsweise häufig Antikörper gegen die Doppelstrang-DNA, also gegen Moleküle, die Erbmaterial tragen.
Warum ein SLE auf einmal ausbricht, ist nicht bekannt. Infektionen werden als Auslöser diskutiert und ein genetischer Faktor als Ursache vermutet. Ebenso scheint die UV-Strahlung beteiligt zu sein, da sie die Krankheitsschübe auslösen kann.
Auch die weiblichen Geschlechtshormone könnten eine Rolle spielen, vermuten viele Wissenschaftler. Erstens, weil fast nur jüngere Frauen betroffen sind, zweitens, weil Medikamente wie die Antibabypille Krankheitsschübe auslösen können. Und drittens, weil SLE erstmals nach einer Entbindung auftreten oder diese einen erneuten Schub verursachen kann.
Weitere verdächtige Auslöser neben intensiver Sonnenbestrahlung und Schwangerschaft sowie Einnahme von Hormonpräparaten, sind: heftiger Klimawechsel, starke psychische und soziale Belastungssituationen oder besondere körperliche Anstrengungen.

Lupus-erythematodes-Betroffenen ist dringend zu empfehlen, sich gut vor Sonne zu schützen!

Wie wird Lupus erythematodes diagnostiziert?

Verschiedene, teils sehr spezifische Laboruntersuchungen können die unterschiedlichen Autoantikörper aufspüren und die Diagnose SLE untermauern. Das Blutbild zeigt ansonsten erhöhte Entzündungszeichen. Blutsenkungsgeschwindigkeit und C-reaktives Protein sind dabei wichtige Größen.
Häufig erkennt der Mediziner auch eine Verminderung der weißen Blutkörperchen (Leukozyten), der Blutplättchen (Thrombozyten) und der roten Blutkörperchen (Blutarmut oder Anämie). Ein erhöhter Blutdruck und bestimmte Urinbefunde (Nachweis von Eiweiß oder zu Zylindern angeordneten roten Blutkörperchen, der so genannte Erythrozytenzylinder) sprechen für eine Mitbeteiligung der Nieren.

Gewebeentnahmen der Haut geben Aufschluss über dort ablaufende Immunreaktionen. Unter Umständen kann auch eine Gewebeentnahme der Nieren notwendig werden, um die richtige Therapie zu wählen.

Die Krankheit ist zwar bisher nicht heilbar, aber die Chancen für Lupuspatienten, ein normales Leben führen zu können, haben sich in den letzten Jahren entscheidend verbessert.

Wie behandelt man Lupus erythematodes?

Er wird in erster Linie mit Medikamenten behandelt. Die Art der Therapie hängt davon ab, welche Organe wie schwer betroffen sind. Um die Entzündungsprozesse in den Griff zu bekommen, wird eine individuell angepasste Therapie ausgearbeitet. Sie umfasst kortisonfreie Entzündungshemmer (nichtsteroidale Antirheumatika oder NSAR) ebenso wie Kortisonabkömmlinge, also die Glukokortikoide, die neben den Entzündungen zusätzlich die Aktivität des Immunsystems unterdrücken. Reicht dessen Wirkung nicht aus, werden Langzeittherapien mit Antimalariamitteln (Chloroquin, Hydroxy-Chloroquin) oder so genannten Immunsuppressiva erwogen (Cyclophosphamid, Azathioprin, selten auch Methotrexat). In besonders schweren Fällen kann auch eine spezielle Form der Blutwäsche notwendig werden, die Plasmapherese. Hierbei werden die entsprechenden Antikörper so weit wie möglich aus dem Blutplasma – dem flüssigen, nicht zellulären Anteil des Bluts – entfernt.

Degenerative rheumatische Erkrankungen

Arthrose

Gelenkarthrosen werden primär durch Abbau- und Verschleißvorgänge im Gelenk hervorgerufen, nicht durch Entzündungen wie bei der rheumatoiden Arthritis etwa. Deshalb spricht man im Zusammenhang mit Arthrosen von degenerativen, also abbauenden rheumatischen Erkrankungen.

Arthrose unterscheidet sich von der rheumatischen Arthritis außerdem durch andersartige Symptome und den Umstand, dass es sich nach allgemeiner Expertenansicht nicht um eine Erkrankung des gesamten Organismus, sondern um ein örtlich begrenztes Geschehen handelt.

Die Entstehung einer Arthrose wird durch bestimmte Faktoren besonders gefördert. Übergewicht, Fehlbelastungen, aber auch Fehlstellung der Gelenke sind die Mitverursacher. Arthrosen stellen die häufigsten Gelenkerkrankungen überhaupt dar und betreffen Frauen häufiger als Männer.

Prinzipiell kann sich jedes Gelenk abnutzen. Besonders häufig ist dies jedoch bei Knie-, Hüft-, Wirbelsäulen- und Handgelenken der Fall.

Wie äußert sich Arthrose?

Arthrosen beginnen immer mit einem Untergang von Gelenkknorpel. Im weiteren Verlauf kommt es zu Umbauprozessen und schließlich zur Zerstörung des Gelenks. In Entsprechung zu diesen Stadien treten unterschiedliche Symptome auf.

Alle Arthrosen beginnen schleichend. Die Beschwerden verschlimmern sich langsam, aber stetig, und betreffen nur das Gelenk. Zunächst schmerzt lediglich die ungewohnte oder übermäßige Beanspruchung (Belastungsschmerz), in Ruhe melden sich die Gelenke nicht. Oft sind sie kälteempfindlich und reagieren z. B. auf feuchtes, kaltes Wetter.

Mit fortschreitendem Knorpelverlust entwickelt sich ein so genannter Anlaufschmerz. Das bedeutet: Nach längerer Ruhe verursacht der Beginn einer Bewegung Schmerzen, die aber nach einigen Momenten wieder nachlassen. Betroffene kommen quasi nur beschwerlich in die Gänge und müssen ihre Gelenke erst einmal einlaufen. Schmerzen in Ruhe dagegen deuten auf ein fortgeschritteneres Stadium hin, auf eine Entzündung im Gelenk. Diese wird durch Abriebmaterial

(Knorpelteilchen) ausgelöst (so genannte aktivierte Arthrose). Zu solchen Schüben kann es immer wieder kommen. Das Aufeinanderreiben der erkrankten Gelenkflächen verursacht knarrende und knirschende Geräusche. Später stehen dauerhafte Schmerzen, Deformierungen und zunehmende Funktionsbeeinträchtigung der Gelenke im Vordergrund.

Prinzipiell kann sich jedes Gelenk arthrotisch verändern. Besonders oft entwickeln sich Arthrosen jedoch im Kniegelenk (Gonarthrose), Hüftgelenk (Coxarthrose) und an den kleinen Gelenken der Wirbelsäule. Oft leiden auch die Finger unter Arthrose, wobei anders als bei der entzündlichen rheumatoiden Arthritis vornehmlich die Fingerendgelenke (Heberden-Arthrose), die Fingermittelgelenke (Bouchard-Arthrose) sowie das Daumengrundgelenk (Rhizarthrose) betroffen sind. Weil die Fingerendpolyarthrose (auch Heberdenarthrose genannt) in manchen Familien gehäuft vorkommt, vermutet man einen erblichen Faktor. Charakteristisch sind zweihöckrige, gerötete und schmerzende Knoten in der Haut (Heberdensche Knoten).

Insgesamt fallen die Schmerzen jedoch weniger stark als bei der Arthritis aus, und die Gelenke versteifen seltener.

Je älter wir werden, desto wahrscheinlicher ist es, dass sich Arthrosen entwickeln. Schätzungsweise 80 % aller über 50-Jährigen weisen bereits degenerative Gelenkveränderungen auf, die jedoch nur in höchstens 10 % der Fälle Beschwerden verursachen.

Wie entsteht Arthrose?

Arthrose beginnt immer mit einer Erkrankung des Gelenkknorpels, der normalerweise ständig Ab- und Aufbauprozessen unterworfen ist. Ist dieses Gleichgewicht gestört, verändert sich die Knorpelsubstanz, und Knorpelzellen (Chondrozyten) sterben ab.

Krank wird gesunder Knorpel, wenn es über längere Zeit zu einem Missverhältnis zwischen Belastung und Belastungsfähigkeit kommt. Das ist etwa bei Fehlbelastungen oder Fehlstellungen der Gelenke (X- und O-Beine) der Fall. Auch zurückliegende Unfälle, schlecht geheilte Knochenbrüche und Übergewicht begünstigen eine Arthrose.

Stadien der Arthrose

▸ **Frühes und mittleres Stadium:** Der Knorpel fasert auf, wird rau, uneben und zunehmend abgebaut. Es entsteht ein dauerhafter Knorpelschaden. Der Knochen unterhalb der Knorpelschicht wird nun stärker belastet. Er reagiert und wird immer dichter (subchondrale Sklerosierung). Durch abgeriebenes Knorpel- und später auch Knochenmaterial kann sich die Gelenkinnenhaut entzünden (Detritussynovitis). Das Gelenk ist gerötet, überwärmt und schmerzt in Ruhe. Eventuell kommt ein Gelenkerguss hinzu. Diesen Zustand, der immer wieder auftreten kann, nennen Mediziner aktivierte Arthrose.

▸ **Spätstadium:** Ist der Knorpel irgendwann ganz bis auf die Knochen abgeschmirgelt, reiben die Gelenkknochen schließlich direkt aufeinander. Aktivierte Arthrosen werden häufiger, so genannte Geröllzysten entstehen (kleine Hohlräume im Knochen). Durch die Überlastung brechen sie irgendwann zusammen, und der Knochenmarksraum wird eröffnet. Bindegewebe sprießt in den Gelenkspalt und versucht, eine Art Ersatzknorpel zu bilden, der es aber in Bezug auf seine Eigenschaften nicht annähernd mit echtem Knorpel aufnehmen kann. Die Knochen rücken immer näher, der Gelenkspalt wird immer schmaler, quasi als Abstützreaktion wachsen nun an den Rändern knöcherne Ausläufer (Osteophyten), die das Gelenk zunehmend deformieren. Daher hört man auch häufig die Bezeichnung »Arthrose deformans«.

Zwischen Früh- und Spätstadium können viele Jahre liegen. Deshalb ist besonders wichtig: Nur eine frühe Diagnose und rechtzeitiges Entgegenwirken können den Verlauf einer Arthrose entscheidend beeinflussen.

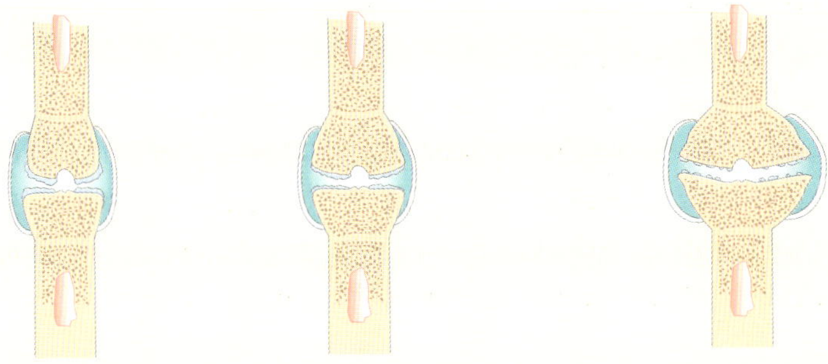

Die Grafiken zeigen den Verlauf einer Arthrose: links das frühe, in der Mitte das mittlere, rechts das späte Stadium.

Die sichtbaren Veränderungen im Röntgenbild und tatsächliche Beschwerden können zu unterschiedlichen Ergebnissen führen. Der Grad der Abnutzung und die empfundenen Schmerzen sind nicht immer identisch. Das Blutbild gibt keinerlei Hinweise auf das Vorliegen von Arthrose, typische Laborbefunde existieren nicht. Nur bei aktivierter Arthrose können Entzündungszeichen wie die Blutsenkungsgeschwindigkeit erhöht sein.

Wie wird Arthrose diagnostiziert?

Arthrosen sind im Röntgenbild gut zu erkennen. Das Röntgen gilt neben der genauen Befragung und Untersuchung als wichtigste zusätzliche Untersuchung. Typische Röntgenveränderungen, die der Arzt erkennt, sind: ein verschmälerter Gelenkspalt, kuhhornartige Knochenausläufer am Gelenkrand (Osteophyten), Knochenverdichtungen unterhalb des angegriffenen Knorpels (subchondrale Sklerosierung), außerdem regelrechte Knochendefekte unterhalb des Knorpels in der Hauptbelastungszone (Geröllzysten).

Wie behandelt man Arthrose?

Einmal aufgetretene Schäden im Gelenk bilden sich nicht mehr zurück – sie seien irreversibel, so die gängige Expertenmeinung. Ziel der Therapie sind demnach Schmerzlinderung, das weitere Fortschreiten der Erkrankung zu verzögern und der bestmögliche Erhalt der Gelenkfunktion. Dabei steht, anders als bei der rheumatoiden Arthritis, die nichtmedikamentöse Therapie im Vordergrund. Sie richtet sich nach dem betroffenen Gelenk, nach Ursache, Krankheitsaktivität und Schweregrad.

Gelenkentlastung und gezielte Bewegungen bilden das oberste Prinzip, um die krankmachende Überbeanspruchung der Gelenke zu bremsen. Das bedeutet z. B., Körpergewicht zu reduzieren und orthopädische Hilfsmittel einzusetzen. Hier sind gepufferte Absätze, ein Handstock und Innenranderhöhungen der Schuhe zu nennen.

Bewegung ist unerlässlich, weil nur so frische Gelenkschmiere und darin enthaltene Nährstoffe den verbliebenen Knorpel erreichen, quasi auf diese Weise in die Gelenke hineinmassiert werden. Betroffene Gelenke zu schonen und ruhig zu stellen, wäre geradezu fatal und würde den Versteifungsprozess erst recht fördern. Gelenkfreundliche Bewegungen sind angezeigt, und zwar durch regelmäßige Gymnastik oder Sportarten wie Schwimmen und Radfahren. Das regelmäßige Training hat noch mehr Vorteile: Kräftige Beinmuskeln können das Arthrosegelenk schützen, stabilisieren und entlasten. Wärmeanwendungen wie Moor- oder Fangopackungen wirken schmerzstillend und entspannend. Ein ähnlicher, wenn auch wesentlich geringerer Effekt kann mit durchblutungsfördernden Salben (Thermalsalben) erreicht werden. Bei einer aktivierten Arthrose mit Entzündungsschub ist Kälte dagegen wirksamer.

Für die medikamentöse Therapie steht ein ganzes Arsenal an Arzneimittelgruppen zur Verfügung:

- Schmerzmittel: Wirkstoffe ohne, aber auch mit entzündungshemmenden Komponenten werden zur Schmerzlinderung eingesetzt (kortisonfreie Entzündungshemmer bzw. NSAR) und finden insbesondere bei aktivierter Arthrose Anwendung. Sind die Schmerzen nicht zu stillen, wird zunächst zu schwach wirksamen opioiden Analgetika gewechselt. Bei stärksten Schmerzzuständen können auch sehr wirksame Opioide notwendig werden.
- Mittel, um den weiteren Knorpelabbau zu verhindern: Hier helfen Chondroprotektiva. Das sind knorpelschützende, genauer gesagt den Knorpelabbau hemmende Substanzen. Noch liegen allerdings zu wenige aussagekräftige Studien vor, um ihre Wirksamkeit zweifelsfrei zu belegen. D-Glukosamin und Hyaluronsäure (Letztere kann auch als Ersatz der Gelenkschmiere ins Gelenk gespritzt werden) werden am häufigsten eingesetzt.
- Auch hoch dosiertes Vitamin E dient dem Knorpelschutz. Es kann freie Radikale (aggressive Moleküle, die mit dem Körpergewebe reagieren) einfangen, aber auch den Gehalt an Zytokinen reduzieren, die maßgeblich an Entzündungsprozessen beteiligt sind.
- Gelatine soll ebenfalls vor Arthrose schützen. Neue Studiendaten weisen in diese Richtung. Ein Spezialtyp der Gelatine (Kollagen-Hydro-

Krankengymnastik und Bewegungstherapie stehen bei Arthrose immer ganz oben auf der Maßnahmenliste des Therapiekonzepts.

lysat) soll für den Gelenkknorpel biologisch wertvoll und somit vorbeugend sein. Schmerzlindernd und funktionsverbessernd scheint es bei Arthrosepatienten zu wirken. Die Knorpelzellen würden stimuliert und ein Neuaufbau von Knorpelgewebe angeregt. Experten raten zur Einnahme von zehn Gramm Kollagen-Hydrolysat täglich. Über die normale Ernährung funktioniert dies nicht: Kollagen-Hydrolysat wird wie Gelatine aus Rinderhaut, Knochenschrot und Schweineschwarten gewonnen, ist aber anders als Gelatine in kaltem Wasser löslich und geliert nicht. Den meisten ist es als Trinkgelatine bekannt. Handelsübliche Blatt- oder Pulvergelatine ist geschmacksneutral und wird in der Lebensmittelindustrie in der Herstellung von Fruchtgummis, Götterspeise, Gummibärchen, Joghurts und Müsliriegeln als Dickungs- und Bindemittel eingesetzt. Theoretisch könnten also reichlich Gummibärchen dem geschundenen Knorpel gut tun. Die Therapie der Wahl ist diese Kalorienzufuhr aber nicht: Zu viel Gewicht ist schlecht für die Gelenke.

Achten Sie auf Ihr Gewicht, wenn Sie unter Arthrose leiden. Ein paar Kilo weniger erleichtern Ihnen in jeder Hinsicht das Leben.

- Pflanzliche Antirheumatika: Zur unterstützenden Therapie werden z. B. Extrakte aus Weidenrinde oder Brennnesselkraut eingesetzt. Die Inhaltsstoffe der Weidenrinde werden im Körper zur schmerzlindernden Salizylsäure umgewandelt. Am häufigsten kommen Präparate mit Teufelskrallenwurzelextrakten zur Anwendung.
- Rheumasalben zur äußeren Anwendung sollen die Haut durchdringen und in wirksamer Menge das schmerzende Gelenk erreichen. Ob sie dazu tatsächlich in der Lage sind, gilt in vielen Fällen als zweifelhaft. Diese Gruppen lassen sich wie folgt unterscheiden: Durchblutungsfördernde Mittel reizen die Haut und verstärken so die Durchblutung und örtliche Erwärmung. Das leisten beispielsweise Thermalsalben. Sie dürfen nur auf unverletzte Haut, nie auf Schleimhäute aufgebracht werden. Das Händewaschen im Anschluss ist sehr wichtig, damit später nichts in die Augen gelangt. Zu den am häu-

figsten verwendeten durchblutungsfördernden Mitteln gehören Scharfstoffe aus Paprika oder Cayennepfeffer – die Capsaicinoide – sowie Nikotinsäureester. Auch Einreibungen mit verschiedenen ätherischen Ölen tragen zu einer milden, aber besseren Durchblutung und Erwärmung bei.

Zum anderen gibt es kortisonfreie Entzündungshemmer (nichtsteroidale Entzündungshemmer, NSAR) auch in Salbenform. Art und Zusammensetzung sind abhängig davon, welche Wirkstoffmenge in tiefere Gewebeschichten eindringen soll. Verschiedene Hilfsstoffe können die Aufnahme verbessern, besonders das Dimethyl-Sulfoxid, das auch eine eigene schmerzstillende und entzündungshemmende Wirkung besitzt.

- Operation: Oft ist der künstliche Gelenkersatz, die Totalendoprothese, das letzte Mittel, um eine Arthrose in den Griff zu bekommen. Sie wird am häufigsten in der Hüfte (jährlich ca. 180 000), seltener am Knie (jährlich ca. 50 000) durchgeführt. Hochwertiges Metall und Kunststoff ersetzen das verschlissene Gelenk. Während und nach einem zweiwöchigen Krankenhausaufenthalt wird eine Physiotherapie durchgeführt, durch die die Muskulatur aufgebaut und der richtige Umgang mit dem neuen Gelenk trainiert werden.

15 Jahre und länger kann ein Kunstgelenk funktionieren und dem Patienten gute Dienste leisten. Danach muss es ausgetauscht werden.

Weichteilrheumatismus

Fibromyalgie

Bei Fibromyalgie (Fasermuskelschmerz) handelt es sich um eine chronische, nichtentzündliche Erkrankung unbekannter Ursache, die sich durch weit im Körper verbreitete Schmerzen in der Muskulatur und den Sehnenansätzen äußert. Charakteristisch für die häufigste aller weichteilrheumatischen Erkrankungen sind die speziellen, genau lokalisierten und besonders empfindlichen Schmerzdruckpunkte, die 18 so genannten Tender Points.

Häufig kommen zu den Schmerzen verschiedene vegetative Beschwerden und psychische Symptome hinzu: Die Patienten sind müde, leiden unter Schlaf-, Verdauungs- und Herzrhythmusstörungen und haben Depressionen.

Wie äußert sich Fibromyalgie?

Die besonders schmerzhaften Tender Points liegen im Nacken-Rücken-Bereich, an den Schultern und den Hüften, hier vor allem an den Sehnenansätzen.

Schätzungsweise 3 % der Bevölkerung sollen von Fibromyalgie betroffen sein. Das Verhältnis von Frauen zu Männern liegt bei 8 zu 1.

Betroffene klagen über Schmerzen in allen Körperabschnitten. Fast immer sind sie in der Wirbelsäule, besonders im Hals- und Lendenwirbelabschnitt, gelenknah im Bereich der Schultern, Knie, Sprunggelenke, Ellbogen und Hände zu spüren. Hinzu kommen Muskelverspannungen an Hinterkopf, Brustbein, der Gesichts- und Kiefermuskulatur.

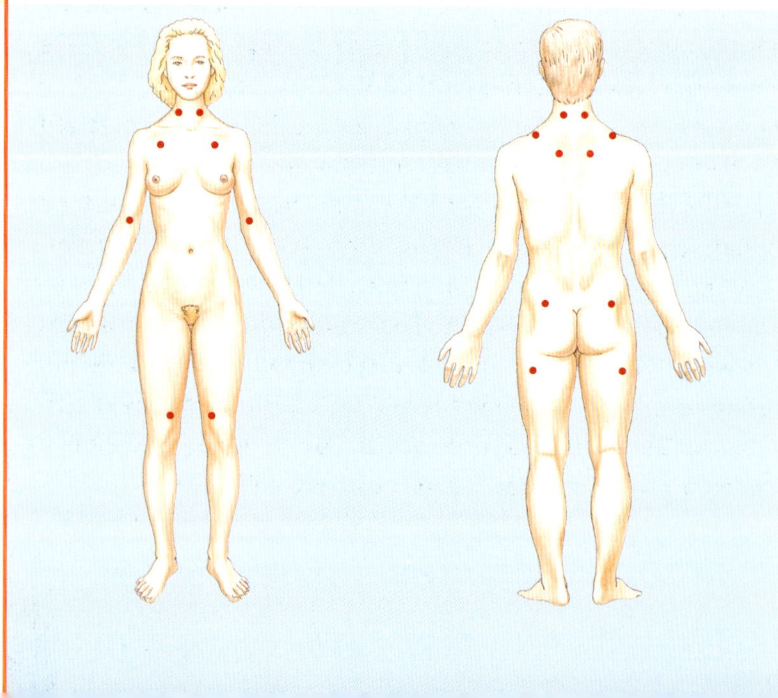

Als Diagnosekriterien für Fibromyalgie dienten früher 24, jetzt 18 Tender Points an den Sehnen-Muskel-Übergängen.

Begleitet wird dieses weitreichende Schmerzsyndrom von Ein- und Durchschlafstörungen, Gefühlsstörungen an Händen und Füßen, Magen-Darm-Beschwerden, aber auch Herzjagen, Atemnot und seelischen Verstimmungen.

Fibromyalgie ist enorm belastend. Durch die außerordentliche Schmerzhaftigkeit sind sowohl Lebensqualität insgesamt als auch Arbeitsfähigkeit der Betroffenen im Speziellen stark eingeschränkt.

Wie entsteht Fibromyalgie?

Über die Entstehung einer Fibromyalgie gibt es keine gesicherten Erkenntnisse. Fest steht, dass es sich nicht um eine Muskelerkrankung handelt, denn es konnten bislang keine organischen Veränderungen nachgewiesen werden. Eine Verletzung, die sich auf das Zentralnervensystem auswirkt, oder eine Operation könnten ursächlich sein, meinen die einen. Andere Wissenschaftler wiederum halten eine Infektion für möglich – ein Erreger wurde allerdings noch nicht identifiziert. Mittlerweile überwiegt die Annahme, dass die Erkrankung eventuell auf einer Störung der Schmerzverarbeitung beruht: Die Schmerzschwelle ist herabgesetzt, Muskelkraft und Ausdauer sind reduziert. Experten halten es für durchaus denkbar, dass die körpereigene Schmerzhemmung quasi erschöpft ist. Unsere Antichronifizierungssysteme, die normalerweise dafür sorgen, dass nicht alle Schmerzimpulse das Gehirn erreichen, sind ausgelaugt.
Viele Patienten haben in der Vergangenheit chronische Schmerzen des Bewegungssystems erlitten. Diese könnten sich theoretisch verselbstständigt haben. Auch chronischer, schlecht verarbeiteter Stress in Beruf oder im Privatleben sowie Lebenskrisen könnten die Entwicklung einer Fibromyalgie fördern, so die Expertenmeinung.
Fibromyalgie kann auch in der Folge anderer Krankheiten entstehen. In diesem Fall spricht man von sekundärer Fibromyalgie. Im Zusammenhang mit rheumatoider Arthritis tritt sie z. B. bei bis zu 30 % aller Betroffenen auf, aber auch bei Kollagenosen wie systemischem Lupus erythematodes in bis zu 40 % der Fälle.

Wie wird Fibromyalgie diagnostiziert?

Die Diagnose ergibt sich aus der Krankheitsgeschichte sowie der körperlichen Untersuchung, insbesondere durch den Nachweis der stark druckempfindlichen Tender Points. Nach den Diagnosekriterien des American College of Rheumatology müssen mindestens 11 der 18 Druckpunkte schmerzen, und zwar länger als drei Monate.
Die Diagnose klingt einfacher, als sie es in Wirklichkeit ist. In der Praxis wird sie oft erst spät gestellt, denn viele Krankheitskennzeichen finden sich auch bei anderen Leiden, die erst einmal ausgeschlossen werden müssen. So könnten auch ein chronisches Erschöpfungssyndrom, Polymyalgia rheumatica oder Dermatomyositis hinter den Symptomen stecken. Es gibt auch keine typischen Fibromyalgieveränderungen im Blut- oder Röntgenbild. Viele Betroffene laufen daher lange Zeit von Arzt zu Arzt, bis die richtige Diagnose gestellt wird. Statistisch gesehen vergehen dabei acht bis zehn Jahre.

Im Gegensatz zu den entzündlichen rheumatischen Erkrankungen führt Weichteilrheumatismus nicht zur Gelenkzerstörung, da Gelenke nicht von der Krankheit betroffen sind.

Wie behandelt man Fibromyalgie?

Fibromyalgie ist besonders schwer zu diagnostizieren, aber noch problematischer zu behandeln. Einerseits, weil sie sehr häufig erst nach Jahren erkannt wird – wenn das Leiden bereits chronisch geworden ist. Zum anderen sind die gängigen Antirheumamedikamente, ebenso wie physikalische Therapien und orthopädische Techniken aus dem traditionellen Therapiekonzept, meist nur kurzfristig gegen die Schmerzen wirksam. Was wem hilft, ist zudem individuell verschieden. Bei einigen schlagen Wärmebehandlungen an wie Infrarotbestrahlung, Moor- und Fangopackungen, Wickel, warme Bäder etc., anderen nützt eher Kälte über Instrumente wie Kältekammer und Eispackungen. Elektrotherapien können die Pein etwas lindern, aber auch sanfte Massagen. Ebenso kann sportliche Betätigung die Symptome bessern. Schwimmen und Spazierengehen gehören unbedingt dazu.

Etwa die Hälfte der Patienten profitiert aus noch ungeklärten Gründen von Medikamenten gegen Depressionen (Antidepressiva). Kortison dagegen, der stärkste Entzündungshemmer, bringt überhaupt nichts. Denn: Der Krankheit liegt schließlich kein entzündlicher Prozess zugrunde.

Seit kurzem gibt es auch einen chirurgischen Therapieansatz. Dabei werden Verdickungen und Verklebungen an den 18 Fibromyalgiedruckpunkten operativ entfernt, und zwar mit bis zu sechs Zentimeter langen Schnitten. Diese Punkte seien identisch mit bestimmten Akupunkturpunkten, heißt es. Gewebliche Veränderungen könnten daher Schmerzen im ganzen Organismus bewirken, so die Annahme. Der Verband der Rheumatologen hält diese Erfolge allerdings für einen Plazeboeffekt.

Der im Kasten beschriebene neue Behandlungsansatz kann gute Erfolge aufweisen, ein Wunderrezept stellt er jedoch nicht dar. Deshalb wird in verschiedenen Studien weiter intensiv nach besseren Diagnose- und Behandlungsmöglichkeiten geforscht.

Neues zur Fibromyalgie

Weil die Behandlungserfolge nach den zuvor genannten Maßnahmen insgesamt recht unbefriedigend sind, gehen einige Zentren seit Herbst 1997 neue Wege.

Folgende Annahme liegt diesem Wandel zugrunde: Das Leiden hat nicht eine einzige, sondern verschiedene Ursachen, die im Krankheitsverlauf immer die gleichen Auswirkungen haben: eine veränderte Schmerzwahrnehmung und -verarbeitung. Das neue interdisziplinär erarbeitete Konzept verbindet bestimmte traditionelle Therapieelemente (die aktivierenden Verfahren der Krankengymnastik und Ergotherapie) mit psychologischen Methoden der Schmerzbewältigung, wie regelmäßige Gruppengespräche und verhaltenstherapeutische Techniken. Dafür tun sich 10 bis 15 Betroffene zu einer Gruppe zusammen. In der Klinik absolvieren sie dann alle Therapiemaßnahmen nach einem strukturierten Programm gemeinsam.

Polymyalgia rheumatica

Ein weiteres Krankheitsbild aus der Gruppe der weichteilrheumatischen Erkrankungen ist die Polymyalgia rheumatica (= »vielfältige Muskelschmerzen«). Dabei handelt es sich um eine entzündlich-rheumatische Muskelerkrankung, die meist bei älteren Menschen auftritt, fast immer erst nach dem 60. Lebensjahr. Starke Schmerzen der körpernahen Muskulatur sind charakteristisch für das Leiden. Auffällig ist zudem ein promptes, fast vollständiges Ansprechen auf Kortisonpräparate.

Wie äußert sich Polymyalgia rheumatica?

Schätzungsweise bis zu 40 000 Menschen pro Jahr erkranken an Polymyalgia rheumatica; bevorzugt Frauen, die es rund viermal häufiger als Männer trifft.

Typisch ist der plötzliche Krankheitsbeginn mit heftigen, reißenden Muskelschmerzen, vor allem in der Nacht und gegen Morgen. Die Betroffenen fühlen sich richtig krank und haben häufig auch mit depressiven Verstimmungen zu kämpfen. Vor allem die großen Muskeln in der Nähe des Rumpfs schmerzen, also im Bereich von Schulter, Nacken, Hüfte und Oberschenkel. Morgens ist die Muskulatur steif, unbeweglich und teilweise ausgesprochen schwach.
Eine gefürchtete Komplikation ist die Entzündung von Blutgefäßen (Vasculitis). Besonders häufig ist die Schläfenarterie betroffen (Arteriitis temporalis). Unbehandelt könnten sich die entzündeten Blutgefäße verschließen und – falls die Augenarterie betroffen ist – zur Erblindung führen. Kopfschmerzen und Sehstörungen sind im Lauf der Erkrankung daher ein Alarmsignal. Diese Symptome sprechen für eine Mitbeteiligung der Blutgefäße des Kopfes.

Wie entsteht Polymyalgia rheumatica?

Warum eine Polymyalgia rheumatica entsteht, ist unklar. Als sicher gilt, dass es sich wie bei anderen entzündlichen rheumatischen Erkrankungen auch um eine Fehlsteuerung des Immunsystems handelt.

Man nimmt an, dass die im Blut zirkulierenden Immunzellen im Alter dazu tendieren, außer Kontrolle zu geraten. Sie produzieren bestimmte entzündungsfördernde Botenstoffe, die Zytokine, die im ganzen Körper Entzündungen hervorrufen. Müde, krank und abgeschlagen fühlt sich der Patient daher – wie bei einem schweren Infekt. Gelegentlich kommen Fieber oder eine erhöhte Temperatur hinzu, unter Umständen auch nächtliche Schweißausbrüche.

Polymyalgia rheumatica betrifft vorwiegend Patienten, die älter als 30 Jahre sind. Und alles fängt mit nächtlichen und morgendlichen Muskelschmerzen an.

Wie wird Polymyalgia rheumatica diagnostiziert?

Per Krankengeschichte, körperlicher Untersuchung und Blutanalyse kommt der Arzt dem Leiden auf die Spur. Im Blut finden sich typische Anzeichen einer schweren Entzündung. Vor allem die Blutsenkungsgeschwindigkeit (BSG) ist oft so stark erhöht, dass zuerst an ein Tumorleiden gedacht wird.

Typisch ist auch, dass Laborwerte, die eine Schädigung der Muskulatur anzeigen, fehlen. Das sind spezielle Enzyme der Muskelfasern, die durch zugrunde gehendes Muskelgewebe freigesetzt werden. Ein ganz entscheidendes diagnostisches Merkmal ist das fast schlagartige Ansprechen auf Kortisonpräparate.

Wird eine Mitbeteiligung der Blutgefäße vermutet, kann die Entnahme eines Stückchens der Arterie (häufig an der Schläfe) Klarheit bringen. Zeigt die Gewebeuntersuchung unter dem Mikroskop dabei spezielle, besonders große Zellen, steht die Diagnose fest, denn die so genannte Riesenzell-Arteriitis ist typisch bei Blutgefäßbeteiligung.

Wie behandelt man Polymyalgia rheumatica?

Mittel der Wahl sind Kortisonpräparate wie Prednison oder Methylprednisolon. Sie werden in Tablettenform oder per Infusion verabreicht, zunächst in einer hohen Dosis, die dann allmählich über Wochen und Monate wieder reduziert wird, bis 5 bis 10 Milligramm Prednison am Tag erreicht sind. Diese Dosierung sollte mindestens über ein Jahr eingenommen werden, bis die Symptome völlig verschwunden sind und sich das Blutbild normalisiert hat. Oft ist auch eine noch längere Therapiedauer notwendig, um den Entzündungsprozess restlos zu stoppen.

Manche Patienten benötigen sehr viel Kortison, um das Leiden in den Griff zu bekommen. Durch die zusätzliche Gabe von das Immunsystem unterdrückenden Medikamenten (Immunsuppressiva wie Methotrexat) kann das Kortison auf eine verträglichere Dosis gesenkt werden. Außerdem sollten Patienten täglich Kalzium und Vitamin D einnehmen, um das Osteoporoserisiko zu reduzieren.

Da typische Kortisonnebenwirkungen wie Knochenentkalkung (Osteoporose) und Gewichtszunahme nicht zu vermeiden sind, sollte die Therapie der Polymyalgia rheumatica in jedem Fall von einem mit diesem Krankheitsbild erfahrenen Arzt durchgeführt werden.

Stoffwechselbedingte rheumatische Erkrankungen

Gicht oder Arthritis urica

Im Gegensatz zu allen bisher besprochenen Erkrankungen handelt es sich bei der Gicht um eine Stoffwechselerkrankung. Gicht wird zu den Krankheitsbildern des rheumatischen Formenkreises gezählt, weil sich die dabei auftretenden Beschwerden überwiegend in den Gelenken manifestieren.

Im Lauf der Erkrankung kommt es zur Ablagerung von Harnsäurekristallen im Körper. Aus verschiedenen Gründen, oft selbst mitverursacht, befindet sich im Blut der Patienten zu viel Harnsäure (Hyperurikämie). Ab einem bestimmten Blutspiegel ist die Substanz nicht mehr löslich, fällt aus und bildet dabei Kristalle. Diese setzen sich in verschiedenen Geweben ab und verursachen dort äußerst schmerzhafte Entzündungsprozesse. Die Gelenke sind am ehesten davon betroffen, typischerweise das Grundgelenk der Großzehe, aber auch

Schleimbeutel, Knochen und die Nieren. Mediziner unterscheiden zwischen einem akuten Gichtanfall und der chronischen Gicht. Die Erkrankung betrifft etwa 2 % der Bevölkerung, bevorzugt Männer.

Wie äußert sich Gicht?

Zum ersten Gichtanfall bei Männern kommt es fast immer zwischen dem 40. und 60. Lebensjahr. Die Symptome bei einem akuten Ausbruch sind hochdramatisch. Die klassische Schmerzattacke beginnt urplötzlich in der Nacht, meist nach einem üppigen Essen mit reichlich Alkohol. In 90 % der Fälle ist nur ein Gelenk betroffen, meist das Großzehengrundgelenk (Podagra). Dieses ist stark gerötet, geschwollen, hoch bewegungsschmerzhaft und extrem berührungsempfindlich – so sehr, dass der Patient sogar den Druck der Bettdecke nicht ertragen kann.

Ohne Behandlung würde die Qual einige Stunden bis mehrere Tage andauern. Nach Abklingen des Anfalls folgt eine symptomfreie Zeit, monate- oder jahrelang – bis zum nächsten. Dann werden die beschwerdefreien Intervalle immer kürzer, bis sich schließlich eine chronische Gicht entwickelt hat: Die Patienten haben fast ständig Schmerzen. Die Gelenke verformen sich bleibend. In Knochen und Weichteilen, etwa an Sehnenansätzen und am Rand des Ohrknorpels, wachsen Gichttophi – kleine schmerzlose, derbe Knötchen, die maximal einen Zentimeter groß sind. Sie können wie Geschwüre aufbrechen und eine weißliche Masse entleeren, vornehmlich aus Harnsäure bestehend. Die chronische Verlaufsform ist allerdings selten geworden, weil Gicht inzwischen gut zu behandeln ist.

Eine Komplikation dieser Krankheit ist die Nierenbeteiligung. Massive Ausfälle von Harnsäurekristallen können die Nieren akut schädigen (akute Uratnephropathie). Die Nieren verlieren im schlimmsten Fall ihre Funktion (Niereninsuffizienz).

Früher galt die Gicht als Krankheit der Wohlhabenden, weil sie sehr häufig mit erhöhtem Fleisch- und Alkoholkonsum einherging. In Entwicklungsländern tritt sie kaum auf.

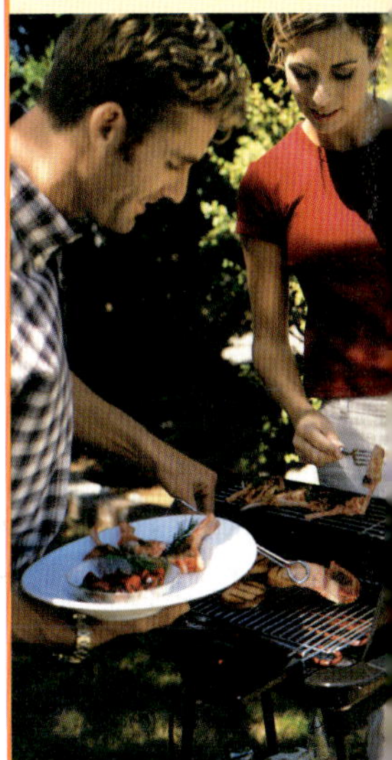

Im Fall der Gicht steht fest, dass die Ernährung eine große Rolle spielt. Sie können also selbst den Krankheitsverlauf entscheidend beeinflussen.

Durch eine über Jahre erhöhte Harnsäurekonzentration können sich in den Nieren aber auch immer wieder Harnsäuresteine bilden (Nephrolithiasis). Das Problem solcher Nierensteine kann durchaus vor einem Gelenkanfall auftreten und ist nicht selten der erste Hinweis auf das Krankheitsbild.

Wie entsteht Gicht?

Die Wurzel des Übels ist zu viel Harnsäure. Sie entsteht als Abbau- bzw. Endprodukt beim Stoffwechsel der so genannten Purine. Diese produziert der Körper zum einen im Rahmen der Zellerneuerung ständig selbst – Purine sind Bestandteil der DNA in den Zellkernen –, zum anderen nehmen wir sie auch über unsere Nahrung auf. Die aus Purinen entstehende Harnsäure kann der Körper nicht weiter abbauen, er muss sie ausscheiden, was in erster Linie über die Nieren passiert. Ist der Harnsäurespiegel erhöht, kann das demnach zwei Anteile haben: erstens eine gestörte Harnsäureausscheidung (genetische Veranlagung) und/oder zweitens zu viele purinreiche Nahrungsmittel.

Zu den purinreichen Lebensmitteln gehören vor allem Fleisch, Wurstwaren, Innereien (Herz, Leber, Nieren) sowie bestimmte Fischsorten (Sardellen, Ölsardinen, Sprotten).

Gicht kann auch als Folge von Erkrankungen auftreten, die mit einem erhöhten Zelluntergang einhergehen, und somit verstärkt Purine freisetzen, wie bei Leukämien etwa. Auch Nierenfunktionsstörungen können einen Harnsäurerückstau verursachen. In diesem Fall spricht der Mediziner von einer sekundären Gicht.

Die Ansammlung von Harnsäure im Körpergewebe ist zunächst völlig symptomlos und kann jahrelang dauern. Von einer Hyperurikämie spricht man, wenn die Blutkonzentration bei Frauen über 6 mg/dl, bei Männern über 7 mg/dl liegt. Mit steigender Harnsäurekonzentration wächst das Risiko eines Gichtanfalls: Bei Werten um 8 mg/dl liegt die Wahrscheinlichkeit, in den nächsten ein bis eineinhalb Jahren einen Gichtanfall zu erleiden, bei etwa 40 %, bei einem Blutspiegel über 9 mg/dl dagegen bei fast 100 %.

Irgendwann kommt es zur plötzlichen Auskristallisierung und zum akuten Gichtanfall: Überreichliches, fettes Essen, viel Alkohol, aber auch körperliche Anstrengungen bringen quasi das Fass zum Überlaufen. Ebenso kleine Gelenkverletzungen: Mit einem Stoß können bis dato im Knorpel schlummernde Harnsäurekristalle in die freie Gelenkhöhle geschleudert werden und dort den akuten Entzündungsprozess auslösen.

Interessanterweise können auch stark schwankende Harnsäurespiegel einen Gichtanfall provozieren. Das kann etwa im Rahmen von Fastenkuren passieren. Grund: Fällt der Harnsäurespiegel stark ab, verkleinern sich die Harnsäuredepots in den Geweben. Sie sitzen nicht mehr so fest und können leichter in die Gelenkhöhle fallen.

Wie wird Gicht diagnostiziert?

Der Verdacht auf einen akuten Gichtanfall ergibt sich aus den typischen Beschwerden und den folgenden Faktoren: Mann über 40 Jahre, nächtliche plötzliche Schmerzattacken des Großzehengrundgelenks, hoch berührungsempfindlich, womöglich nach üppiger Mahlzeit mit reichlich Alkohol am Vorabend.

Den definitiven Nachweis eines Gichtanfalls bringt idealerweise eine Gelenkpunktion mit anschließender Untersuchung der Gelenkflüssigkeit, in der sich die Harnsäurekristalle direkt überprüfen lassen. Sie werden außerdem in den weißen Blutkörperchen der Gelenkflüssigkeit gefunden, die die Kristalle in sich aufgenommen haben, um sie auszuschalten. Im akuten Anfall ist diese Flüssigkeit hochentzündlich verändert und enthält außerordentlich viele weiße Blutkörperchen.

Die Höhe der Harnsäurekonzentration im Blut ist bei einem Gichtanfall weniger aussagekräftig. In einigen Fällen löst, wie schon erwähnt, gerade das Absinken einen Anfall aus.

Auch die Röntgenveränderungen sind im frühen Stadium eher uncharakteristisch. Gelenkdeformationen, Knochen- und Weichteilatrophie finden sich erst in einem fortgeschrittenen Stadium.

Typisch sind Gelenke mit durchscheinenden Lochstanzerosionen der Knochen, insbesondere an Fingern und Zehen.

Aber auch ohne akuten Gichtanfall kommt der Arzt dem Leiden auf die Schliche. Etwa 25 % aller Patienten kommen erstmals mit Nierenkoliken zum Arzt. Durch die Ablagerung von Harnsäurekristallen haben sich Steine im Filterorgan gebildet.

Wie behandelt man Gicht?

Ein definitiver Nachweis ist unter bestimmten Umständen wichtig, weil es eine ganze Reihe von Erkrankungen gibt, die dem Erscheinungsbild der Gicht täuschend ähnlich sind, aber ganz anders behandelt werden müssen, wie die bakterielle Arthritis oder ein aktiver Schub der Psoriasis-Arthritis. Bei Unsicherheit bringt die Punktion des Gelenks Klarheit.

Die Behandlung erfolgt in erster Linie mit Medikamenten und richtet sich nach dem Krankheitsstadium: Ein akuter Gichtanfall wird anders behandelt als eine erhöhte Harnsäurekonzentration, die keine Symptome zeigt, Gichtanfällen jedoch den Boden bereitet. Unter Umständen muss sie deshalb dauerhaft therapiert werden.
In der Akuttherapie hat sich das Zellgift Colchicin bewährt. Beginnt die Behandlung des Gichtanfalls schnell und mit hohen Dosen, ist sie meist sehr effektiv: Nach vier bis acht Stunden bessern sich die Symptome, nach ein bis zwei Tagen sind sie abgeklungen. Das rasche Ansprechen auf eine Colchicin-Therapie ist so typisch für Gicht, dass es auch als Diagnosekriterium herangezogen wird (Colchicin-Test).
Weil Colchicin in der benötigten Dosis jedoch fast immer unerwünschte, belastende Nebenwirkungen verursacht – Schwindel, Erbrechen und Durchfall –, werden heute eher kortisonfreie Entzündungshemmer (nichtsteroidale Antirheumatika, NSAR) eingesetzt. Sie wirken ähnlich gut und werden besser vertragen.
Bettruhe ist angezeigt, wobei unbedingt vermieden werden muss, dass die Bettdecke auf das Gelenk drückt. Am besten funktioniert hier die Tunnelmethode: Mit Hilfe eines speziellen Metallbogens oder eines selbst gebastelten Hilfsmittels aus Stuhlkissen oder Polsterauflagen wird die Decke vom schmerzenden Gichtgelenk ferngehalten. Dieses wird zur Schmerzlinderung zusätzlich gekühlt. Außerdem sollten sich die Betroffenen möglichst fleischfrei ernähren und reichlich Flüssigkeit zu sich nehmen.

Langfristige Gichttherapie

Nach dem Gichtanfall ist eine unter Umständen dauerhafte Therapie angezeigt. Ihr Ziel: erneute Gichtanfälle zu verhindern, indem die Harnsäurekonzentration im Blut ständig auf verträgliche Werte reduziert wird (unter 6 mg/dl). Das kann auf mehreren Wegen passieren:

- Durch diätische Maßnahmen, vermehrte körperliche Aktivität und medikamentöse Therapien
- In anderen Fällen wirkt die Antigichtdiät. Purinreiche Nahrungsmittel wie Fleischextrakte und Innereien sowie bestimmte Fischsorten werden vermieden, ebenso Alkoholexzesse oder chronischer Alkoholkonsum. Mindestens zwei Liter Flüssigkeit sollten Betroffene trinken, außerdem Übergewicht abbauen und sich mehr bewegen.
- Urikosurika (Wirkstoff: Benzbromaron) bewirken eine vermehrte Harnsäureausscheidung über die Nieren. Dadurch erhöht sich jedoch das Risiko, dass sich Harnsäuresteine in Nieren und ableitenden Harnwegen bilden. Die Patienten dürfen daher keine Nierenfunktionsstörungen haben und müssen stets mindestens zwei bis drei Liter am Tag trinken.
- Wenn möglich, verwenden Ärzte heute Urikostatika. Sie hemmen die Bildung von Harnsäure. Die dadurch verstärkt anfallenden Vorstufen der Substanz kann der Körper besser über die Nieren ausscheiden (Wirkstoff: Allopurinol). Hier muss der Arzt darauf achten, ob und welche weiteren Arzneien der Patient einnimmt, da es unerwünschte Wechselwirkungen geben kann.
- Um möglicherweise medikamentös ausgelöste Schmerzattacken zu verhindern, empfiehlt man den Patienten, in den ersten Wochen zusätzlich niedrig dosierte kortisonfreie Entzündungshemmer einzunehmen. Sie könnten eine Entzündungsreaktion bei Bedarf gleich unterdrücken.

Achtung: Zu Beginn einer harnsäuresenkenden Therapie kann es trotzdem zu Gichtanfällen kommen, weil dadurch auch die im Gewebe abgelagerten Harnsäuredepots schrumpfen, locker werden und möglicherweise ins Gelenk »fallen«, das sich dann schlagartig und höchst schmerzhaft entzündet.

Weltweit wird unermüdlich an der Erforschung von rheumatischen Erkrankungen gearbeitet. Von diesem stetig zunehmenden Wissen können Rheumapatienten in Zukunft nur profitieren.

Schritt vier – Perspektiven wahren

Die Wunderwaffen der Forschung

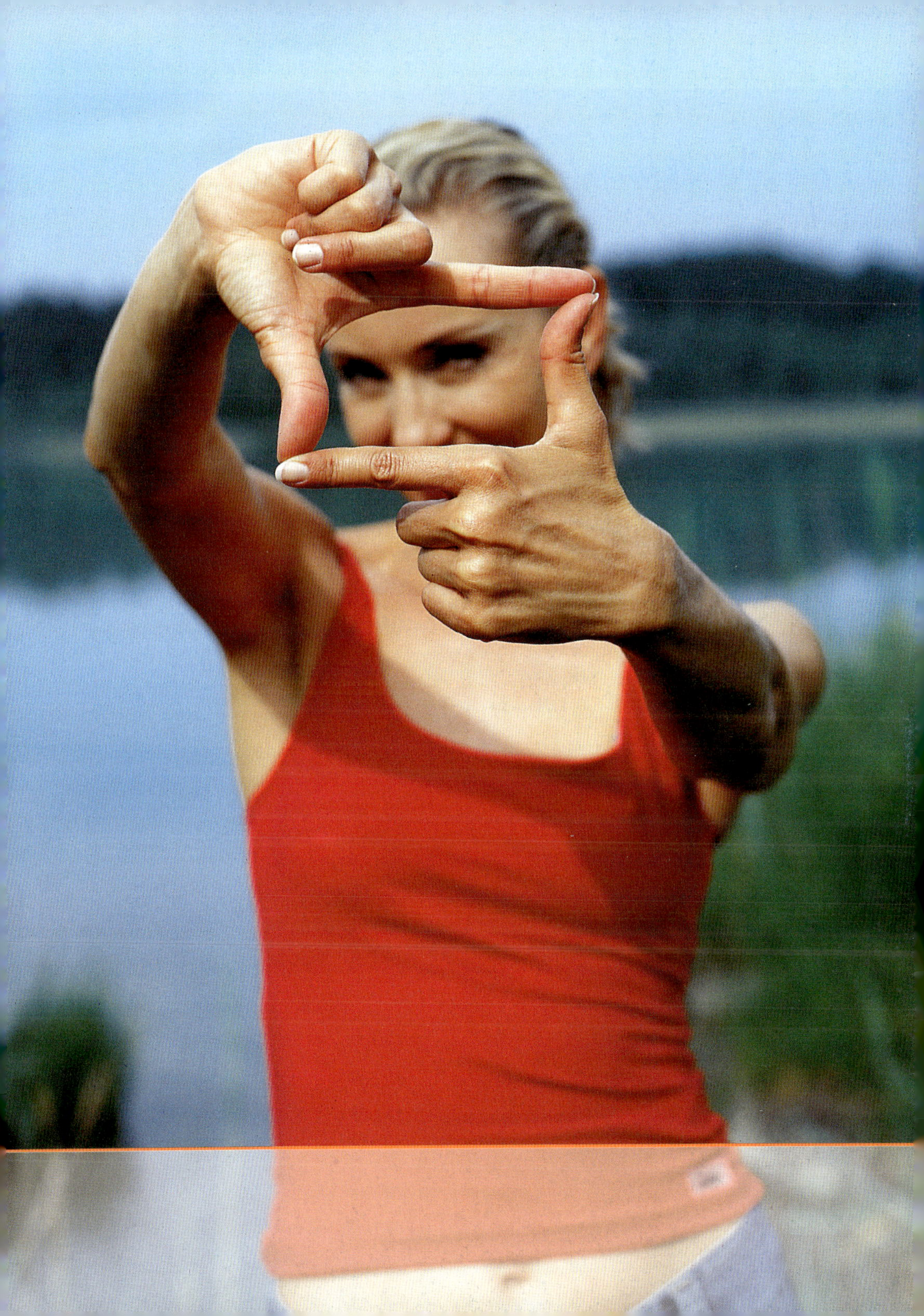

Aktuelles aus der Rheumaforschung

Rheumatische Erkrankungen, besonders rheumatoide Arthritis, sind für Betroffene oft extrem belastend. Nicht selten melden sich in den verschiedenen Phasen der Therapie Hoffnungslosigkeit und Resignation: Schmerzen, Funktionseinschränkungen und die niederdrückende Gewissheit, diesen Begleiter wohl niemals wieder loszuwerden. Das zermürbt und untergräbt die Lebensfreude. Vielleicht sind Sie frustriert, dass die neue Therapie Ihnen nicht so gut hilft, wie Sie es erwartet haben? Oder sie ist nicht mehr so effektiv wie noch vor Monaten, sodass Sie sich mit Ihrem Arzt erneut auf die Suche nach einer wirksamen Behandlung machen müssen?

Das gibt Mut: Es werden nicht nur neue diagnostische und therapeutische Verfahren entwickelt, sondern auch bereits existierende Methoden und Medikamente immer weiter verbessert.

In solch dunklen Momenten – und nicht nur dann – hilft es, sich vor Augen zu halten, dass Wissenschaftler weltweit mit gehörigem Aufwand daran arbeiten, die Krankheiten des rheumatischen Formenkreises in ihrer Tiefe zu ergründen. Um zu verstehen, wie die unterschiedlichen Leiden und die ihnen zugrunde liegenden Krankheitsprozesse entstehen. Um zu begreifen, was auf zellulärer Ebene geschieht. Denn erst dieses detaillierte Grundlagenwissen ermöglicht die Entwicklung und Herstellung neuer, sehnlichst erwünschter Behandlungsansätze, also neuer Medikamente und therapeutischer Strategien, die effektiver und besser verträglich sind.

Die Zukunft hat bereits begonnen

Das ist keine vermessene Behauptung. Fragen Sie einen Rheumatologen, und er wird Ihnen bestätigen, dass wir mit dem Beginn des 21. Jahrhunderts tief greifende Veränderungen in der Rheumatolo-

gie erleben. Z. B. in Form neuer Arzneimittel gegen Schmerzen und Entzündungen (COX-2-Hemmer), die verträglicher sind, also weniger unerwünschte Nebenwirkungen hervorrufen als die klassischen Arzneien. Aber auch in Form höchst innovativer Therapieformen, die erstmals andeuten, dass sich die zugrunde liegenden Entzündungsprozesse womöglich doch völlig stoppen lassen. Etwa mit Hilfe der so genannten TNF-alpha-Blocker, die zu den »biologischen Medikamenten« zählen, kurz Biologicals genannt.
Zu verdanken haben wir sie dem rasanten Fortschritt in der Molekularbiologie, insbesondere der Gentechnologie. Erstmals zeichnet sich am Horizont ein Silberstreif der Hoffnung ab: Rheuma eines Tages womöglich doch heilen zu können.

Cox-2-Hemmer blockieren ein Enzym, das für die Entstehung von Schmerzen und Entzündungen verantwortlich ist. Ein Durchbruch in der Rheumatherapie, da sie genauso effektiv wie die bisherigen NSAR sind, aber besser verträglich.

COX-2-Hemmer

Sie gehören zur Gruppe der kortisonfreien Entzündungshemmer (NSAR). Ihre Wirkung basiert darauf, dass sie ein bestimmtes Enzym blockieren, das bei der Entstehung von Entzündungen eine wichtige Rolle spielt, die Cyclooxygenase, abgekürzt COX.
Im Körper kommt der Stoff in verschiedenen Formen vor; die wichtigsten sind COX-1 und COX-2. Während COX-2 hauptverantwortlich für die Entzündungsprozesse zeichnet, reguliert COX-1 wichtige Körperfunktionen wie den Schutz der Magenschleimhaut vor aggressiver Magensäure und die Nierendurchblutung.
Bisherige kortisonfreie Entzündungshemmer hemmten sowohl COX-1 als auch COX-2 in ihrer Wirkung. Das erklärt die häufigen, teils schwer wiegenden Nebenwirkungen an Magen, Darm und Nieren: Magenschleimhautentzündungen, Magengeschwüre, eine eingeschränkte Nierendurchblutung durch Hemmung der positiven COX-1-Wirkung. Seit Ende 1999 gibt es erstmals selektive COX-2-Hemmer, also Medikamente, die ausschließlich auf COX-2 spezialisiert sind, auch Coxibe

genannt. Sie sind genauso wirksam wie die klassischen Medikamente, erzielen ihre Wirkung aber erklärtermaßen ausschließlich in den Entzündungsherden, nicht aber dort, wo COX wichtige und erwünschte Körperfunktionen reguliert. Dadurch konnte die Rate an gefährlichen Nebenwirkungen insbesondere im Magen-Darm-Bereich deutlich reduziert werden.

Ausgeschlossen sind Risiken aber nach wie vor nicht, und ob COX tatsächlich langfristig weniger Nebenwirkungen aufweisen, wird zurzeit noch kontrovers diskutiert. Daher muss jeder Patient auch bei Gabe dieser neuen Medikamente auf mögliche gastrointestinale Komplikationen hin regelmäßig überprüft werden. Neue und klassische NSAR, zu denen Azetylsalizylsäure (Aspirin) gehört, haben aber anscheinend auch neue erwünschte Nebenwirkungen zu bieten: Studien zufolge reduzieren sie das Risiko, an Darmpolypen und Dickdarmkrebs zu erkranken.

Zugelassen sind die Wirkstoffe Celecoxib (Celebrex™; Zulassung 5/2000), Rofecoxib (Vioxx™;11/99) sowie Parecoxib (Dynastat™; 7/2002). Wie so oft, hat der Fortschritt seinen Preis: Die Medikamente sind viel teurer als die herkömmlichen kortisonfreien Entzündungshemmer (NSAR).

Drei Viertel der Patienten sprechen auf die Therapie mit Biologicals gut an. Sie unterbrechen die Entzündungskaskade nachhaltig, aber nicht ohne Nebenwirkungen.

Biologicals

Unter den so genannten Biologicals versteht man eine völlig neue Generation von gentechnisch hergestellten Medikamenten, die ganz gezielt in die natürlichen Regulationsmechanismen des menschlichen Immunsystems eingreifen. Ihre Entwicklung darf mit Recht als revolutionär bezeichnet werden, da sie erstmals in der Lage sind, aktiv in den Krankheitsprozess einzugreifen und die Gelenkzerstörung tatsächlich aufzuhalten. Die Entwicklung dieser Hightech-Arzneien hat eine völlig neue Substanzgruppe im Rahmen der Rheumatherapie ermöglicht – die »krankheitskontrollierenden Medikamente«. Da es sich bei den Substanzen um natürliche Eiweiße handelt, werden sie auch biologische Substanzen oder eben kurz und englisch Biologicals genannt.

Ihre Wirkungsweise ist genial: Biologicals haben Zytokine im Visier. Das sind natürliche, im Körper vorkommende Botenstoffe, mit Hilfe derer sich die Zellen des Immunsystems verständigen und ihre Arbeit koordinieren, um etwa fremde, eingedrungene Stoffe per Entzündungsreaktionen zu bekämpfen. Es gibt Zytokine, die Entzündungen fördern, oder solche, die sie hemmen. Zwei der wichtigsten entzündungsfördernden Zytokine sind TNF-alpha (Tumor-Nekrose-Faktor-alpha) und IL-1 (Interleukin-1).

Und so »arbeiten« Zytokine: IL-1 und TNF-alpha-Moleküle verbreiten das Signal »Entzündung«, indem sie an Rezeptoren auf den Immunzellen andocken und ihre Signale dort weitergeben; diese beginnen dann mit ihrem Zerstörungsprozess. Im Fall von TNF-alpha gibt es auch lösliche Rezeptoren, die frei im Gewebe herumschwimmen.

Biologicals werden nun mit dem Ziel eingesetzt, die Konzentration dieser entzündungsanheizenden Zytokine so weit zu reduzieren, dass der zerstörerische Prozess im günstigsten Fall ganz angehalten werden kann.

TNF-alpha-Blocker

Etanercept (Enbrel™) ist der erste gentechnologisch hergestellte lösliche TNF-alpha-Rezeptor, eine genaue Nachbildung des körpereigenen Rezeptors. Er schwimmt quasi im Gewebe umher, genau wie unsere eigenen. Dabei fängt er TNF-alpha-Moleküle ein, wirkt also wie eine Art Abfangjäger. Die TNF-alpha-Moleküle sind somit neutralisiert, der Entzündungsprozess wird gebremst. Das Medikament ist seit Februar 2001 auf dem Markt, es wird zweimal pro Woche unter

Auch die Kosten für die Therapie mit Biologicals sind sehr hoch, daher werden die Behandlungsaufwendungen nicht in jedem Fall von der Krankenkasse übernommen.

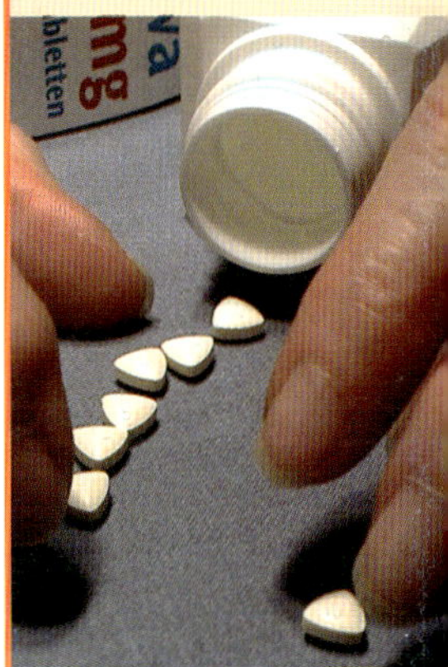

Achtung! Aufgrund des noch nicht erschöpfend erforschten Wirkmechanismus sind Nebenwirkungen bei Biologicals nicht ausgeschlossen.

die Haut gespritzt und wirkt bei denjenigen Patienten, die darauf ansprechen, erstaunlich schnell. In Deutschland ist es wegen seiner starken Nebenwirkungen nur als Mittel der zweiten Wahl, in den USA dagegen zur Ersttherapie bei besonders schwerer rheumatoider Arthritis zugelassen.

Infliximab (Remicade™) ist ein so genannter monoklonaler Antikörper gegen TNF-alpha. Er wird gentechnisch von einer ganz bestimmten Zelllinie, einem Zellklon, produziert (das Verfahren wird monoklonal genannt). Als Antikörper bekämpft der Stoff freies TNF-alpha: Trifft er auf ein Molekül, bildet er mit ihm einen festen Komplex, die Wirkung von TNF-alpha ist somit ausgeschaltet. Seit Mai 2003 ist Infliximab auch für die Therapie von Morbus Bechterew zugelassen. Die Substanz enthält Bestandteile von zwei verschiedenen Spezies von Lebewesen: vom Menschen und von der Maus.

Ein weiterer jüngerer TNF-Antikörper mit Zulassung für die rheumatoide Arthritis ist Adalimumab (Humira™). Im Gegensatz zu Infliximab besteht Adalimumab komplett aus menschlichen Anteilen, sodass es vom Immunsystem nicht als fremd eingestuft und möglicherweise bekämpft wird. Auch muss es nicht als Infusion, sondern kann vom Patienten selbst unter die Haut (subkutan) gespritzt werden, meist in 14-tägigen Abständen.

In naher Zukunft sind Indikationserweiterungen für Biologicals zu erwarten. Derzeit sind vier Wirkstoffe aus dieser Gruppe auf dem Markt.

IL-1 Bocker

Bei Anakira (Kineret™) handelt es sich um eine gentechnologisch erstellte Originalkopie des körpereigenen IL-1-Rezeptorantagonisten (Antagonist bedeutet Gegenspieler). Das ist ein Stoff, der im Körper den IL-1-Rezeptor an den Immunzellen besetzt und damit für das entzündungsfördernde IL-1 blockiert. Der Körper braucht dieses Regulationsinstrument, um Entzündungen auch wieder herunterfahren zu können, sonst würden sie aus dem Ruder laufen. Mit Anakira wird dieser körpereigene Mechanismus also unterstützt. Es werden per Medikament noch mehr IL-1-Rezptorantagonisten in das entzündete Gewebe geschickt, um die IL-1-Wirkung zu hemmen. Der Stoff muss täglich unter die Haut gespritzt werden.

Eine Behandlung mit Biologicals kann bis zu 25 000 Euro jährlich kosten. Krankenkassen bewilligen sie daher nur, wenn Patienten auf andere Therapien nicht ansprechen.

Chancen und Risiken

Soweit die nicht unkomplizierten Prinzipien, nach denen die neuen Biologicals funktionieren. Bei aller Freude über diese spektakulären Hightech-Medikamente sollte man aber auch bedenken, dass es sich um hoch potente Arzneien handelt, die zum Teil gravierende unerwünschte Nebenwirkungen aufweisen können. Wir wollen hier nicht näher auf ihre Eigenschaften eingehen. Nur so viel: Da sie das Immunsystem dämpfen, werden die Patienten z. B. anfälliger für Infekte. Daher gilt: Sicherheit geht vor.

Der behandelnde Arzt wird das Für und Wider einer Therapie sorgfältig abwägen und seinen Patienten genauestens aufklären. Die möglichen schweren Nebenwirkungen sind ein Grund dafür, dass Biologicals so genannte Mittel der zweiten Wahl sind, also erst dann eingesetzt werden, wenn die bewährten klassischen Rheumamedikamente nicht mehr wirken. Schließlich ist auch dies eine Tatsache: Biologicals helfen nicht allen. Ein Teil der Patienten spricht nicht auf die biologische Therapie an. Sie ist zudem sehr kostenintensiv, was die Verordnung einschränkt.

Neue Arzneien in der Pipeline

Wie bereits erwähnt, wird in den Laboratorien der Pharmaindustrie emsig nach neuen Wirkstoffen und Medikamenten geforscht. Substanzen werden gesucht, die wirksamer, aber auch verträglicher für den Patienten sind. Letzteres ist extrem wichtig für Rheumatiker, da sie die Arzneien ja über lange Zeiträume einnehmen müssen und

Wegen der weit reichenden Verbreitung der rheumatischen Krankheitsformen arbeitet die Forschung auf Hochtouren.

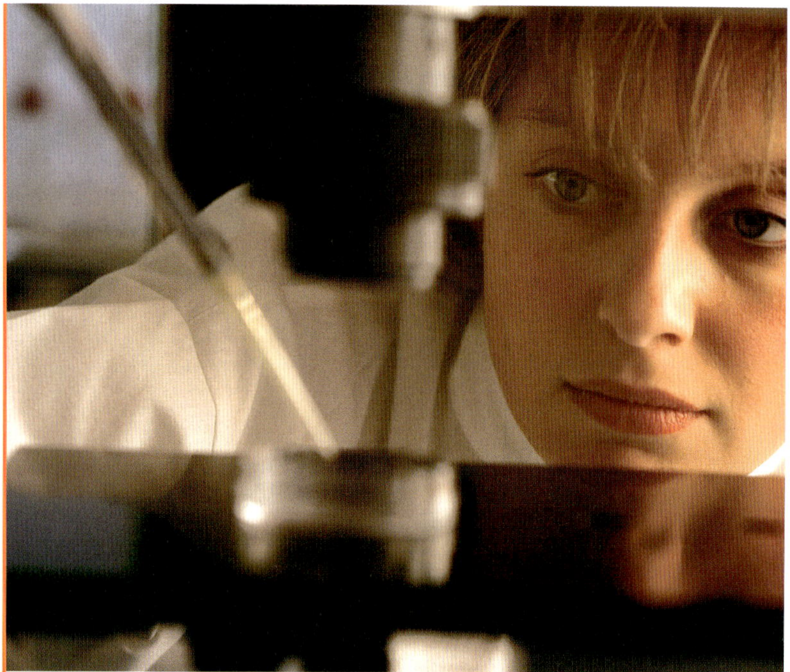

Seien Sie gewiss, auf medikamentösem Sektor ist das Ende der Fahnenstange mit Sicherheit noch lange nicht erreicht!

sich durch die Bekämpfung des Grundübels nicht auch noch weitere Beschwerden einhandeln möchten. Neuentwicklung und/oder ärmer an Nebenwirkungen – so lautet die Prämisse der Forschung. Das bedeutet umfangreiche Studien, die strengen wissenschaftlichen Ansprüchen genügen müssen. Das kostet Zeit und Geld und bedarf stets auch wissenschaftlicher Visionen.

Insbesondere an das revolutionäre Konzept der Biologicals und deren Fortentwicklung heften sich große Hoffnungen. Dort wie auch in der klassischen Therapie wird sich die Palette der zur Verfügung stehenden Medikamente stetig weiter vergrößern. Hier nur drei Beispiele von innovativen Wirkstoffen, die das therapeutische Arsenal demnächst ergänzen dürften:

▸ Ein neuer kortisonfreier Entzündungshemmer ist der Wirkstoff Licofelone. Der erste Vertreter der dualen LOX-COX-Hemmer blockiert nicht nur die am Entzündungsgeschehen beteiligten COX-Enzyme, sondern auch das Enzym Lipooxygenase (LOX). Es hemmt die Bildung von Leukotrienen, die als starke Entzündungsvermittler gelten. Die neue Substanzklasse soll noch verträglicher für den Magen sein.

▸ Ein neues Medikament zur Harnsäuresenkung bei Gicht soll künftig deutlich weniger Nebenwirkungen hervorrufen als die herkömmlichen Arzneien (Wirkstoff: Febuxostat).

▸ Ein weiterer innovativer Wirkstoff, das Fusionsprothin (CTLA4lg), soll bei rheumatoider Arthritis die Vermehrung von T-Zellen (spezielle Abwehrzellen des Immunsystems) und die Ausschüttung von entzündungsfördernden Stoffen (Zytokinen) hemmen.

Dies ist nur ein winziger Ausschnitt dessen, was die pharmazeutische Industrie an Neuheiten demnächst auf den Medikamentenmarkt bringen wird. Natürlich müssen neue Medikamente stets genauestens auf Verträglichkeit und Effektivität hin überprüft werden. Dazu bedarf es teils langjähriger Studien in der Klinik oder bei niedergelassenen Ärzten. Betroffene können da leicht ungeduldig werden und eine beschleunigte Zulassung fordern. Aber machen wir uns nichts vor: Sicherheit ist das A und O. Ein neues Medikament auf dem Markt muss absolut wasserdicht überprüft worden sein, sonst ist keinem geholfen – weder den Patienten noch den Herstellern.

Erst vor fünf bis zehn Jahren wurde die Vision einer Remission oder gar Heilung bei Patienten mit rheumatischen Erkrankungen möglich.

Früher erkennen, besser zusammenarbeiten

Nicht nur Innovationen auf dem Medikamentensektor werden die Therapie der rheumatischen Erkrankungen in Zukunft verändern – und tun dies bereits jetzt. Entscheidend neu ist auch die Erkenntnis, dass es sich bei schweren rheumatischen Erkrankungen wie bei der rheumatoiden Arthritis um Krankheitsbilder handelt, bei denen viel frühzeitiger Handlungsbedarf besteht, als noch vor einiger Zeit angenommen wurde.

Rheumatische Erkrankungen müssen sofort behandelt werden – und das am besten von Spezialisten. Rheumatologen und Hausärzte werden künftig noch koordinierter zusammenarbeiten müssen, um ihren Patienten frühzeitig ein umfassendes Behandlungskonzept anbieten zu können. Aktuelle wissenschaftliche Studien zeigen, dass es bei diesen Erkrankungen in der Anfangsphase in der Tat auf wenige Wochen ankommt, in denen sich das weitere Schicksal der Betroffenen entscheiden kann. So früh, so effektiv und so gezielt wie möglich, lautet die Devise – dann werden gute Behandlungschancen nicht verspielt.

So früh, so effektiv und so gezielt wie möglich, lautet die Devise. Es kommt auf wenige Wochen an, wenn es um den Behandlungsstart geht.

Knorpelschäden unverzüglich behandeln

Jeder Arthrose geht ein Knorpelschaden voraus. Wird dieser zu einem frühen Zeitpunkt behandelt und behoben, so die Annahme, kann auch der Ausbildung einer Arthrose entgegengewirkt werden. Noch sind es keine Standardverfahren, mit denen Orthopäden versuchen, genau dies zu erreichen. Bisher werden Erfahrungen ausschließlich in Studien gesammelt.

Das grundsätzliche Problem: Knorpel ist ein sehr stoffwechselschwaches Gewebe. Es wird nicht durchblutet, ist weder von Nerven noch Lymphgefäßen durchzogen. Knorpel ernährt sich allein durch Diffusion, also dadurch, dass Gelenkflüssigkeit langsam in das Gewebe einströmt bzw. durch Bewegung hineinmassiert wird. Ein angeschlagener Knorpel kann sich daher so gut wie gar nicht selbst heilen. Oder zumindest nur sehr begrenzt. Doch mit Hilfe verschiedener Methoden scheint die orthopädische Chirurgie in der Lage zu sein, das glänzende, aber regenerationsschwache Gewebe soweit manipulieren zu können, dass doch neues Knorpelgewebe entsteht, die Gelenke anschließend deutlich weniger schmerzen und wieder besser funktionieren.

Hier einige Methoden, die zurzeit unter bestimmten Voraussetzungen durchgeführt und intensiv erforscht werden und bei denen man zum Teil viel versprechende Ergebnisse erzielen konnte. Stellen Sie sich dabei das größte Gelenk des Körpers, das Knie, vor:

- *Mikrofraktionierung:* Per Gelenkspiegelung wird der Knorpeldefekt aufgespürt. Mit einem speziellen Stößel werden kleine Löcher, so genannte Mikrofrakturen (»Fraktur« bedeutet »Bruch«), in die darunter liegende Knochenschicht gesetzt. Aus dem Knochenmark wandern nun bestimmte Zellen ein, die eine Art Ersatzknorpel im Defekt bilden. Dieser »Reparaturknorpel« hat zwar eine schlechtere Qualität, Schmerzen und Bewegungseinschränkung nehmen aber ab.

Echte Knorpelregeneration dagegen, also vollwertigen Knorpel, versucht man mit Hilfe der folgenden Methoden zu erzielen.

- *Knorpel-Knochen-Transplantation:* Ebenfalls im Rahmen einer Gelenkspiegelung werden an gering belasteten gesunden Gelenkstrukturen kleine Knorpel-Knochen-Zylinder entnommen. Im Bereich des Knorpelschadens passiert dies ebenfalls, nur dass diese Zylinder etwas kleiner sind. Schließlich werden die gesunden Zylinder in diese Löcher »geklemmt«, diejenigen aus dem Bereich des Gelenkschadens in die äußeren. Stehen nur sehr kleine gesunde Knorpel-Knochen-Stücke zur Verfügung, muss der Defekt unter Umständen in Mosaikform gefüllt werden. Erforscht wird auch ein Übertragen von Fremdknorpel-Knochen-Bestandteilen.
- *Autologe Chondrozyten-Transplantation:* Dieses Verfahren wurde in den 1980er Jahren in Schweden entwickelt und bedeutet übersetzt: »Verpflanzung von körpereigenen Knorpelzellen«. Das Prinzip:

Defekte bis zu einer Größe von vier Quadratzentimetern sollen sich mit der Knorpel-Knochen-Transplantation korrigieren lassen, und erste Ergebnisse der Methode sind viel versprechend.

Achtung! Für die autologe Chondrozyten-Transplantation liegen noch keine Langzeitstudien vor. In Studien erreichte man zufrieden stellende Ergebnisse damit.

Im Rahmen einer Gelenkspiegelung wird gesunder Gelenkknorpel außerhalb der Hauptbelastungszone entnommen. Im Labor werden die gewonnenen Knorpelzellen per Anzüchtung vermehrt und diese dann während einer erneuten Operation in den Knorpeldefekt gespritzt. Diese Knorpellücke wurde zuvor mit einem Stück Knochenhaut oder einem Vlies überdeckt. Nach Einbringung der Zellmasse wird das Ganze mit einem speziellen Kleber verschlossen, sodass die angezüchteten Knorpelzellen jetzt in einer Art bioaktiver Kammer zu ordentlichen, belastbaren Knorpelzellen ausreifen können. So sollen sich Defekte von bis zu zehn Quadratzentimetern auffüllen lassen. Dieses Verfahren liefert anerkannterweise gute Ergebnisse, abhängig davon, welches Gelenk betroffen ist. Nachteilig sind jedoch: hohe Kosten, die Notwendigkeit wiederholter operativer Eingriffe und eine aufwändige Rehabilitation.

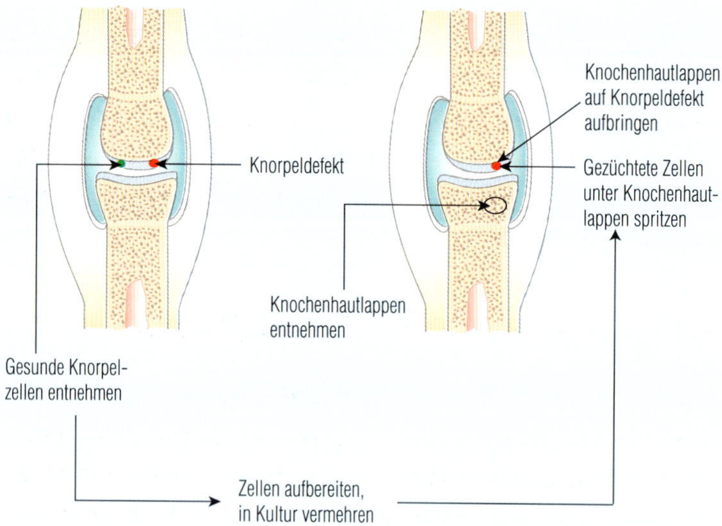

Die Grafik zeigt das Vorgehen bei der autologen Chondrozyten-Transplantation.

Die Gelenkspiegelung im Überblick

Eine Kniegelenkspiegelung (Arthroskopie) kann unter ambulanten oder stationären Bedingungen durchgeführt werden. Über einen kleinen Hautschnitt wird eine Sonde mit einer Kamera an der Spitze eingeführt. Sie überträgt Bilder aus dem Gelenkinneren auf einen Bildschirm. Der Arzt kann die Gelenkstrukturen direkt betrachten und Schäden feststellen, die häufig während der gleichen Operation behandelt werden können. Je nach Befund können über weitere Hautschnitte noch andere chirurgische Geräte zum Einsatz kommen, um z. B. geschädigtes Meniskusgewebe zu entfernen oder zu glätten. So lassen sich eine Reihe mechanischer Hindernisse beseitigen.

Die hier genannten Verfahren werden, wie schon erwähnt, zurzeit in Studien getestet und kommen neben anderen Voraussetzungen nur für Personen infrage, die nicht älter als 60 Jahre sind.
Wichtig auch: Die Methoden werden grundsätzlich nur bei verschleiß- oder verletzungsbedingten Knorpelschäden in Erwägung gezogen. Basieren Knorpeldefekte auf entzündlichen Prozessen, wie bei einer rheumatoiden Arthritis etwa, können sie nicht helfen, da sie das Grundübel, die zerstörerischen Entzündungsprozesse, ja nicht ausschalten können.

Man hofft, sich durch das Nationale Genomforschungsnetz ein größeres Bild über die Zusammenhänge zwischen komplexen Krankheiten und Genen machen und die Erkenntnisse später auch für Diagnosezwecke verwenden zu können.

Den Genen in die Karten schauen

Das Bundesministerium für Bildung und Forschung hat 2001 das Nationale Genomforschungsnetz (NGFN) ins Leben gerufen. Dessen erklärtes Ziel: die Gene des Menschen systematisch zu identifizieren und zu analysieren, und zwar in sehr engem Zusammenhang mit der klinischen, krankheitsorientierten Forschung. Vereinfacht gesagt schaut man also nicht mehr wie früher nur auf einzelne Gene, sondern sucht nach typischen Genkombinationen bei speziellen Krankheitsbildern. Dazu wird das Genprofil von Patienten einer speziellen Erkrankung untersucht und systematisch nach typischen Übereinstimmungen geforscht.

In einem zum NGFN gehörenden Berliner Projekt beschäftigen sich die Forscher mit dem rheumatischen Formenkreis. Sie erwarten von den Forschungsergebnissen nicht nur Erkenntnisse über neue Zielstrukturen für Medikamente. Auch bessere Werkzeuge für die Beurteilung einer Therapie sollen so entwickelt werden, bis hin zu möglichen Vorhersagen, auf welches Medikament der Einzelne am besten anspricht. Das würde vielen Patienten irgendwann unnötige, weil uneffektive Behandlungen und deren Belastungen ersparen.

Eine Rheumatherapie nach Maß wäre demnach keine Utopie mehr. Auch ließen sich möglicherweise Risikogruppen für rheumatoide Arthritis bestimmen, sodass per Gentest schon eine Veranlagung diagnostiziert werden kann. Oder es könnte eine Frühdiagnose gestellt werden, bevor die Krankheit voll zum Ausbruch käme.

Die Genomforschung verfügt zumindest über das Potenzial, die künftige Diagnose und Therapie von rheumatischen Erkrankungen zu revolutionieren.

Wenn gar nichts mehr hilft, kann man eine Übertragung von Blutstammzellen in Erwägung ziehen. Eine Methode, die erst wenige hundert Male durchgeführt wurde.

Stammzellentherapie

In sehr schweren Verlaufsformen von Autoimmunerkrankungen (beispielsweise rheumatoide Arthritis, systemischer Lupus erythematodes, Multiple Sklerose), wenn überhaupt keine Therapie greift, auch nicht die Biologicals, wird seit einigen Jahren eine Übertragung von eigenen Blutstammzellen durchgeführt. Weltweit passierte dies erst wenige hundert Mal.

Die Transplantation ist hochkompliziert und nicht ungefährlich. Ihr Ziel: Das Immunsystem des Patienten, das fälschlicherweise eigenes Körpergewebe als fremd identifiziert, angreift und zerstört, wird medikamentös quasi auf Null heruntergefahren (abgetötet) und dann wieder von Grund auf neu aufgebaut. In der Hoffnung, dass es dann die Krankheit »vergessen« hat und somit wieder einwandfrei funktionieren kann.

Ein neues Immunsystem mit Hilfe von Stammzellen aufzubauen: Das klingt gut, ist aber ein massiver Eingriff und extrem belastend.

Langwierig und riskant

Mit Hilfe körpereigener Stammzellen ein neues, jungfräuliches Immunsystem aufzubauen – das klingt bestechend einfach, bedeutet für die Betroffenen leider aber eine Qual. Das Verfahren ist aus der Therapie bestimmter Krebserkrankungen bekannt: In einem ersten Schritt wird das Knochenmark durch eine starke Chemotherapie und Wachstumsfaktoren angeregt, so genannte Blutvorläuferzellen, also die seltenen Stammzellen, ins Blut zu schwemmen. Dort werden sie über eine ausgefeilte Technik herausgefiltert und anschließend eingefroren. In einem zweiten Schritt erhält der Patient weitere Chemotherapien, welche die blutbildenden Zellen im Knochenmark komplett vernichten. In der dritten Phase erhält er seine Stammzellen wieder zurück. Aus dem Blut wandern sie ins Knochenmark und reifen dort im optimalen Fall zu gesunden Immunzellen heran. Das dauert viele Monate.

Für den Fall der rheumatoiden Arthritis hat eine Schweizer Arbeitsgruppe die weltweite Datenlage zu den Ergebnissen analysiert. Sie kommt zu dem Schluss, dass sich bei Patienten mit einem sehr schlechten Verlauf relativ gute Erfolge erzielen lassen. Sie wendet jedoch ein, dass das Prozedere insgesamt extrem belastend und risikoreich ist, einen massiven Eingriff darstellt und die Erfahrungen damit insgesamt noch sehr gering sind.

Lymphozyten, die zu den weißen Blutkörperchen gehören, sind ein wesentlicher Bestandteil des menschlichen Immunsystems.

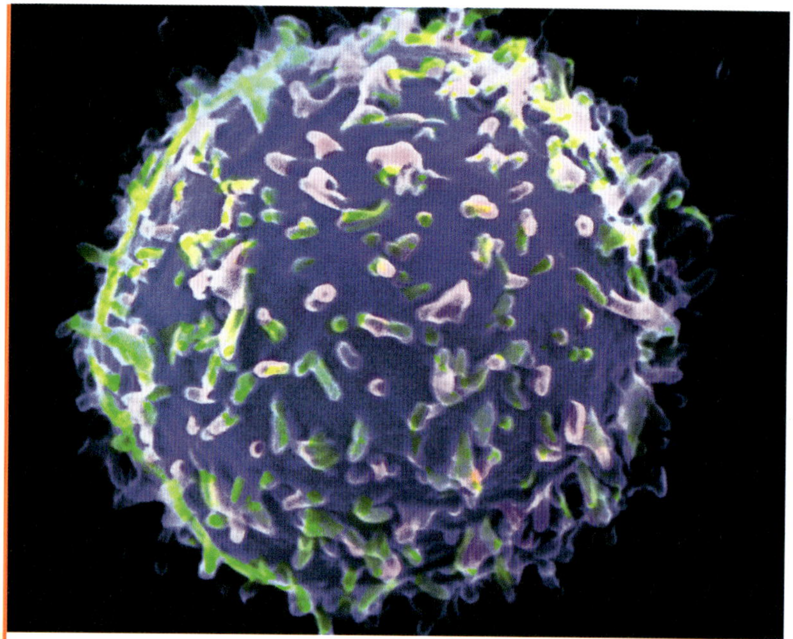

Ein ganz neuer Forschungsansatz: neben Stammzellen auch solche Zellen zu transplantieren, die in der sensiblen Phase der Transplantation vor Alltagsinfektionen (Gedächtniszellen) schützen.

Besonders kritisch ist die Phase der kompletten, maximalen Abwehrschwäche, also der Zeitraum, bis das neue Immunsystem wieder »angewachsen« ist. Vor allem fehlen den Patienten noch ein Jahr nach der Behandlung so genannte Gedächtnislymphozyten, weiße Blutkörperchen, die im Lauf des Lebens ausgebildet wurden, um »Alltagskeime« abzuwehren. Ohne dieses immunologische Gedächtnis können also schon banale Infekte lebensbedrohlich werden. Die Abwehr gegen Alltagskeime muss erst wieder Schritt für Schritt aufgebaut werden.

Risiken reduzieren

In einem neuen Forschungsansatz arbeiten Berliner Forscher nun daran, nicht nur Stammzellen, sondern auch bestimmte Gedächt-

nislymphozyten zu isolieren und mit zu transplantieren. Ziel: die gefährliche Infektanfälligkeit in dieser kritischen Phase zu reduzieren. Das würde das Risiko der Stammzelltransplantation ganz deutlich verringern.
Voraussetzung ist jedoch, das die Gedächtnislymphozyten nicht am Krankheitsprozess beteiligt sind. Hier ist wieder einmal die Grundlagenforschung gefragt, die genau herausfinden muss, welche Immunzellen – über die bekannten hinaus – rheumatische Erkrankungen vorantreiben.

Wesentlich zu den Forschungsfortschritten haben eine frühe und kombinierte Therapie sowie die Entwicklung von Biologicals wie die Hemmer des Tumor-Nekrose-Faktors-α Etanercept, Infliximab, Adalimumab sowie des Interlenkin-1-Rezeptorantagonisten Anakira beigetragen.

Die Zukunft kann nur besser werden

Sie sehen also, es gibt viele verschiedene Ansätze, die zu berechtigter Hoffnung Anlass geben, die Krankheiten des rheumatischen Formenkreises künftig besser behandeln zu können.
»Das kommt für mich zu spät«, so mag manch einer bedauern. Richtig ist, dass einige dieser Strategien wohl noch viele Jahre brauchen, bis sie in das Standardbehandlungsrepertoire der Mediziner einfließen werden, wenn sie sich nicht als Irrtum entpuppen. Aber Sie könnten vielleicht auch versuchen, an entsprechenden Studien zur Behandlung rheumatischer Krankheiten teilzunehmen. Fragen Sie einmal Ihren Arzt danach.
Auch wenn wir auf den ganz großen Durchbruch, sozusagen den zweiten Quantensprung nach den Biologicals, noch warten müssen: Es ist schon hilfreich zu wissen, dass sich die Forschung ganz intensiv den rheumatischen Krankheiten zugewandt hat und nach Lösungen sucht. Tag und Nacht, ob wir schlafen, einkaufen oder spazieren gehen: Irgendwo auf der Welt beschäftigen sich Wissenschaftler in jeder Minute unseres Lebens mit genau dieser Frage: Wie kann Rheuma geheilt werden?

Die rheumatische Grunderkrankung und damit auch die Schmerzen müssen in aller Regel konventionell behandelt werden. Darüber hinaus gibt es aber noch eine ganze Reihe von Methoden, mit denen man seinen Allgemeinzustand verbessern kann.

Schritt fünf – ergänzende Therapien

Von klassischen Methoden bis zu Naturheilverfahren

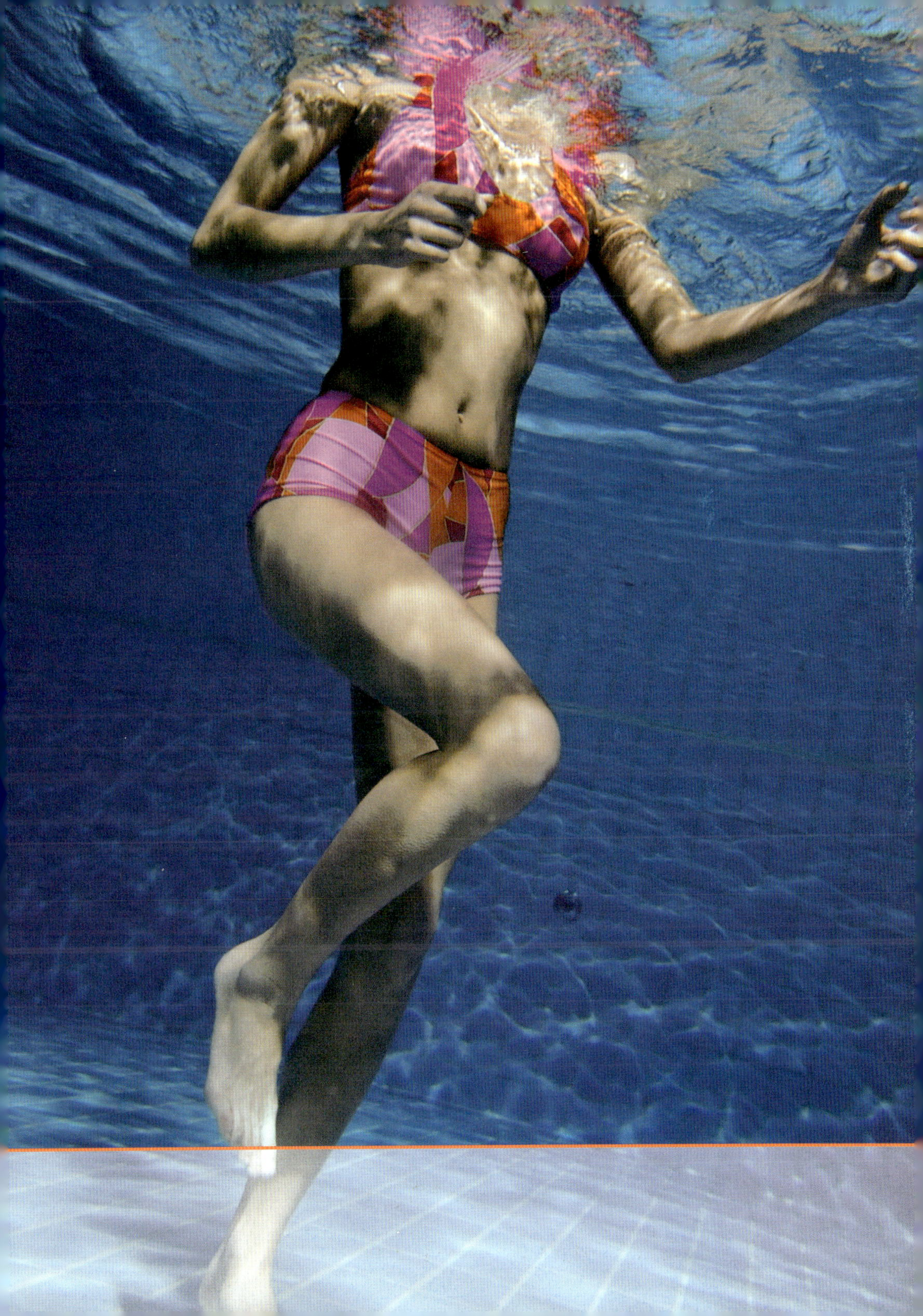

Der optimale Therapiemix

Der Gang zum Arzt und die Einnahme von Medikamenten bleiben Ihnen als Rheumapatient nicht erspart; schließlich wollen Sie keine Behandlungschancen verschenken. Gerade bei chronischen Erkrankungen ist es besonders wichtig, eine kontinuierliche Therapie zu verfolgen, wie das Kapitel »Wissen« auf Seite 46ff. gezeigt hat.
Die ergänzenden oder alternativen Behandlungswege bieten darüber hinaus aber eine große Bandbreite an Möglichkeiten an. Erste Präferenz haben die physikalischen Methoden, also z. B. die Hydro- und Thermotherapie, ebenso wie die Bewegungs-, die Neural- und nicht zuletzt die Psychotherapie eine wichtige Stellung einnehmen. Auch mit alternativen Medizinmethoden als Ergänzung konnten schon gute Erfahrungen gemacht werden.

Wählen Sie aus den Naturheilverfahren diejenige Methode aus, die Sie am meisten überzeugt und von der Sie schon Segensreiches gehört haben. Wichtig ist, dass das zugrunde liegende Prinzip zu Ihnen passt.

Prinzipien der Alternativmedizin

Die naturmedizinischen Vorgehensweisen verfolgen in vielen Fällen ganz andere Ansätze in der Therapie als die Schulmedizin – darüber sollte man sich klar werden. Die Kausalkette ist oft ganz unterschiedlich: Was als Ursache und Wirkung angenommen wird, weicht zum Teil stark von dem ab, was die Schulmedizin für wahr und richtig hält. Manchmal geht es auch nur darum, einen anderen Faktor zu betonen. Das bedeutet z. B., die Rolle der Ernährung in den Mittelpunkt zu stellen. Auch wenn man sie nicht als den zentralen Faktor und Schlüssel zur Heilung ansieht, was sie nach Ansicht der Schulmediziner auch nicht ist, so kann es doch sehr von Vorteil sein, seine Ernährung auf gesunde Kost umzustellen. Das hat sich bei Rheuma erfahrungsgemäß als hilfreich erwiesen. Ein gesund ernährter Körper ist einfach widerstandsfähiger, und das Gefühl, sich selbst etwas Gutes tun

zu können, macht optimistischer, was das Leben und den Umgang mit der eigenen Krankheit angeht.
Ein anderer Aspekt ist die Entgiftung, die die naturheilkundliche Therapie über viele Jahrhunderte in den Mittelpunkt stellte. Hippokrates (ca. 460–375 v. Chr.) wie auch der berühmte römische Arzt Galen (129–199 n. Chr.) vermuteten als Ursache schmerzender Gelenke eine falsche Lebensweise: Müßiggang und Völlerei. Deshalb verordnete man nicht nur bei der Gicht das Reinigen des Körpers von schädlichen Giften. In Rom gab es deshalb zahllose Bäder, die auch bei Gelenkerkrankungen und Versteifungen aufgesucht wurden.

Erwarten Sie von alternativen Methoden keine Wunder, und informieren Sie sich vor der Behandlung sehr gründlich, auch was die Kostenübernahme durch die Krankenkasse angeht.

Rheuma natürlich behandeln

Folgendes sollte Ihnen zur Vorgehensweise der Naturheilkunde klar sein:

- **Die Naturheilkunde stellt den ganzen Menschen in den Mittelpunkt. Sie will die Krankheit nicht isoliert vom Betroffenen betrachten.**
- **Nur wenn alle Einzelaspekte harmonisch und sinnvoll ineinander greifen, ist der Mensch gesund, lautet das Credo. Stress bringt diese Balance automatisch durcheinander. Das Immunsystem z. B. wird geschwächt.**
- **Eine ungesunde Lebensweise kostet viel Energie und erzeugt negative Kräfte, wodurch krankhafte Prozesse beschleunigt werden.**
- **Der Erfolg hängt in hohem Maß von Ihrem persönlichen Einsatz ab. Sie müssen aktiv werden und Geduld haben.**
- **Unter Umständen werden Sie auf Gedankenmodelle stoßen, die Ihnen zunächst fremd sind – wie etwa Störfelder, also bestimmte Krankheitsherde im Körper. Dazu zählen häufig chronische Entzündungen, die auf Dauer weitreichende Folgen haben können.**
- **Kurzum: Sie sollten neugierig und offen sein für andere Krankheitsmodelle, als die Schulmedizin sie anbietet.**

Paracelsus (1493–1541) dagegen empfahl Maßnahmen wie Schröpfen und Brennen. Dahinter steht die Vorstellung, dass eine Öffnung an der kranken Stelle helfen kann, den Schmerz mittels oben genannter Methoden herauszuziehen.

Oft belächelt, aber oft erfolgreich

Die moderne Medizin kann sich in vielen Fällen nur ein müdes Lächeln abringen, wenn solche Dinge Erwähnung finden. Fest steht aber, dass – gerade wenn es um Rheuma geht – die moderne Ursachenforschung manchmal passen muss und an ihre Grenzen gerät. So sind die Gründe, warum es zu Rheuma kommt, nicht immer bekannt und die (modernen) Therapien nicht immer zufriedenstellend. Da ist natürlich alles willkommen, was Linderung verspricht. Und so hat sich manche Maßname, auch wenn ihr die wissenschaftliche Anerkennung fehlt, ihren festen Platz als ergänzende Therapie erobert, obwohl – oder gerade weil – sie sich hauptsächlich auf Erfahrung stützt.
Wir möchten Sie in den folgenden Abschnitten mit dem notwendigen Wissen ausstatten, das Sie brauchen, um das Für und Wider der gängigen ergänzenden Methoden gegeneinander abzuwägen.

Die Lebensqualität zu erhalten oder wieder Schritt für Schritt zu verbessern, steht im Mittelpunkt all dieser Bemühungen. Sprechen Sie mit Ihrem Arzt über geeignete ergänzende Maßnahmen und Wirkweisen, die für Sie wichtig sind. Nur so ist es möglich, zu einer fundierten und für Sie richtigen Entscheidung zu kommen.

Physikalische Therapien

Hydro- und Thermotherapie, Massagen, Elektro-, Photo- und Balneotherapie, aber auch Chirotherapie, Osteopathie und Osteopraktik sind die Mittel der Wahl, wenn es um geeignete physikalische Therapien geht. Sie helfen im Kampf gegen den Schmerz auf ganz unterschiedliche Weise. An erster Stelle stehen hier die Bewegungstherapien, weil regelmäßige Übungen zum Erhalt der Gelenkbeweglichkeit eine zentrale Rolle spielen.

Hydrotherapie

Die Hydrotherapie dient der Vorbeugung und Behandlung von Erkrankungen durch die Anwendung von Wasser. Schon in der Antike waren solche Behandlungen üblich, und die öffentlichen Bäder der Römer erfüllten eine ganz ähnliche Funktion wie die heutigen Kurorte, die – nach einer kurzen Phase mittelalterlicher Wasserscheu – im 18. Jahrhundert am Meer und an heißen Quellen entstanden. Ein Jahrhundert später entwickelte Sebastian Kneipp eines der ersten ganzheitlichen Naturheilverfahren, das auf der Kombination von fünf Behandlungsformen basiert: Wasseranwendung, Bewegungstherapie, Pflanzenheilkunde sowie einfache Ernährung und Lebensweise. Die Effektivität Kneippscher Heilmethoden ist naturwissenschaftlich bestätigt worden, und der Grundgedanke, sich aktiv um seine Gesundheit zu kümmern, hat sich bis heute bewährt.

Nicht nur der Wasserdruck und die sanfte Berührung des Wassers mit der Haut rufen Reaktionen des ganzen Körpers hervor, sondern vor allem seine thermischen Reize. Die Hydrotherapie nutzt die Eigenschaften des Wassers. Denn: Wasser ist ein sehr guter Wärme- und Kälteträger, dessen Temperatur sich einfach auf den menschlichen Körper übertragen lässt. Tatsächlich bedeutete das Wort »baden« ursprünglich »wärmen«. Aber nicht nur die Wärme, auch die Kälte spielt eine bedeutende Rolle in der Rheumabehandlung. Die Hydrotherapie unterscheidet so grundsätzlich zwischen wärmezuführenden und -entziehenden Maßnahmen.

Es gibt über 100 verschiedene hydrotherapeutische Anwendungsformen, die – in Kombination mit pflanzlichen Zusätzen und Bewegungstherapie – zu individuellen Behandlungsprogrammen zusammengestellt werden können. Sie lassen sich nach der Intensität ihres auslösenden Reizes unterteilen in:

Bei den physikalischen Therapien ist Ihre Mithilfe gefragt. Und möglicherweise auch Ihre Disziplin. Aber das Engagement lohnt sich, steht doch am Ende das Ziel: die Schmerzen bei Belastung erträglich zu halten.

Die Hydrotherapie eignet sich sehr gut zur Selbstanwendung. Lassen Sie sich aber von einer geschulten Person anleiten. Informationen über Adressen in Ihrer Nähe erhalten Sie z. B. beim Kneipp-Bund.

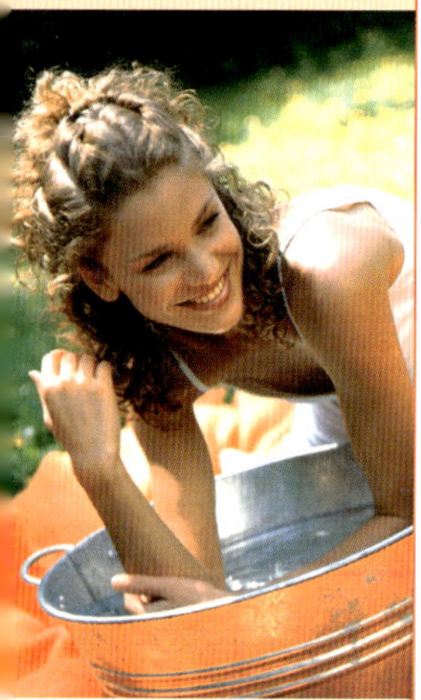

Die Wassertherapie wirkt schnell und bringt den ganzen Körper in Schwung. Auch die Belastungen durch Rheuma können besser bewältigt werden.

- Milde, kaum belastende Reize
  - Waschungen, Abreibungen und Bürstungen
  - Ansteigende Fuß- und Unterarmbäder
  - Kalte Knie-, Gesichts- und Armgüsse
  - Wassertreten
  - Wickel bis zum Umfang eines Brustwickels
  - Feuchte Auflagen
  - Kopfdampfbäder
- Mittelstarke hydrotherapeutische Reize
  - Ansteigende Teil- und Halbbäder
  - Bürsten
  - Wechselwarme Sitzbäder
  - Rumpfwickel
  - Sauna
- Starke hydrotherapeutische Reize
  - Überwärmungsbäder
  - Vollgüsse
  - Ganzkörperpackungen

(*Quelle:* Groth, H. P./Güthlin, M.: Hydro- und Thermotherapie bei rheumatischen Erkrankungen. In: Der Bayrische Internist 24. Nr. 1. Heßdorf-Klebheim 2004)

Wie kann Hydrotherapie bei Rheuma helfen?

Die Wassertherapie kann sowohl eine lokale Wirkung erzielen als auch eine positive Veränderung des gesamten Organismus bewirken. Sie beeinflusst in erster Linie die Durchblutung, lindert Schmerzen und Entzündungen und fördert die Beweglichkeit der Gelenke. In zweiter Linie bewirkt sie eine Steigerung des allgemeinen Wohlbefindens. Denn zahlreiche Studien belegen eine enge Verbindung von Nerven-, Hormon- und Immunsystem. Durch Wasseranwendungen werden Kreislauf und Stoffwechsel stabilisiert, eine übermäßige Stresshormonproduktion reguliert und das Immunsystem stimuliert. Der Organismus wird abgehärtet und kann auf Belastungen viel besser reagieren.

Verhältnismäßig kurzfristig wirken lokale Kaltanwendungen den Schmerzen akut entzündeter rheumatischer Gelenke entgegen. Sie nutzen die unmittelbare Wirkung von Wärmeentzug: Kaltes Wasser belebt; es kühlt rheumatisch entzündete Gelenke, zieht die Gefäße zusammen, wirkt abschwellend und schmerzlindernd. Auf diese Weise ist außerdem die Beweglichkeit rheumatisch veränderter Gelenke zu verbessern.

Bitte beachten Sie: Bei akuten Entzündungen sollten Wärmeanwendungen unbedingt vermieden werden!

Kälte kann durch verschiedene Mittel auf die schmerzenden Körperpartien übertragen werden, etwa durch Eisbeutel und Kältepackungen oder durch kalte Wickel.

Stärke, Häufigkeit und Dauer sollten auf jeden Fall genau auf die individuelle Sensibilität des Patienten abgestimmt werden. Empfindet dieser in den behandelten Körperregionen ein Kribbeln oder sogar Kälteschmerz, ist die Behandlung unbedingt sofort zu beenden! Grundsätzlich gilt die Kneippsche Maxime: so sanft wie möglich, so stark wie nötig.

Warmes Wasser dagegen entspannt, indem es die Durchblutung von Haut, Bindegewebe und Muskulatur erhöht. Vor allem bei chronischen Schmerzen des rheumatischen Bewegungsapparats verhelfen wärmezuführende lokale Anwendungen zu Linderung und gesteigerter Gelenkigkeit.

Hydrotherapeutische Ganzkörperbehandlungen zielen auf systemische, also den ganzen Organismus betreffende Verbesserungen. Die eigene Wärmeregulation des kranken Körpers soll durch großflächige wärmezuführende oder -entziehende Maßnahmen langfristig verändert werden.

Dazu eignen sich z. B. Ganzkörperpackungen, Güsse und hydrotherapeutische Bäder verschiedener Temperaturen: konstant heiße, warme und kalte Bäder sowie solche mit steigender, fallender oder wechselnder Wassertemperatur. Wichtig bei Letzteren: Die Behandlung muss mit kaltem Wasser abgeschlossen werden!

Bei Rheumakranken, vor allem bei Fibromyalgiepatienten, ist die Schmerzschwelle häufig stark herabgesetzt. Großflächige Kälteanwendungen, z. B. regelmäßige Tauchbäder oder Güsse, können hier gegensteuern. Es gilt jedoch dasselbe wie bei den lokalen Kälteanwendungen.

Auch Saunabäder werden häufig von Physiotherapeuten angeboten, die sich im Bereich Hydrotherapie besonders qualifiziert haben. Dazu können Sie sich beim Deutschen Saunabund e. V. näher informieren.

Für jeden das richtige Maß

Die Verträglichkeit entscheidet über Stärke und Dauer der Anwendung. Auch bei warmen Bädern müssen die individuellen Reaktionen stets beobachtet werden. Die gleichmäßige Wärme entspannt zwar die Muskeln im ganzen Körper und steigert das allgemeine Wohlbefinden, allerdings belastet sie auch das Herz und beeinträchtigt den Kreislauf. Je nach Konstitution kann es bei sehr starker Wärmebelastung sogar zu einem Kollaps kommen.

Wer ist auf diese Behandlung spezialisiert?

Die Grundlagen der Hydrotherapie gehören zu den klassischen Ausbildungsfächern der Physiotherapeuten, Naturheilpraktiker und Naturärzte. Je nach persönlicher Ausrichtung variiert der Schwerpunkt innerhalb der verschiedenen Behandlungsmethoden, und entsprechend viel Raum nimmt die Hydrotherapie jeweils ein.

Fragen Sie also ganz gezielt nach, welche hydrotherapeutischen Behandlungsmethoden beim jeweiligen Therapeuten Ihrer Wahl möglich sind.

Das sollten Sie beachten

Vor allen Anwendungen sollten Sie mindestens zwei Stunden lang nichts essen und darauf achten, dass sowohl Ihre Haut erwärmt ist als auch im Raum eine angenehm warme Temperatur von ca. 23 °C herrscht. Gönnen Sie Ihrem Körper die nötige Zeit, sich von den einzelnen Behandlungen zu erholen. Warten Sie nach einer Anwendung mindestens zwei Stunden, bis Sie mit der nächsten beginnen. Nach anstrengenden Anwendungen wie z. B. heißen Bädern, Druckstrahlmassagen oder Rückengüssen sollte die Pause ruhig länger sein und mit einer Stunde Bettruhe verbunden werden.

Thermotherapien

Mit diesem Begriff werden physikalische Therapien bezeichnet, die mit der Zufuhr oder dem Entzug von thermischer Energie arbeiten (therm = Wärme). Dazu zählen die Kälte- und Wärmetherapien, die Elektro-, die Photo- und die Balneotherapie (Bädertherapie).

Bei den Thermotherapien geht Probieren über Studieren. Bald werden Sie wissen, was Ihnen in welchen Situationen angenehm ist. Erkundigen Sie sich nach Maßnahmen, die Sie zu Hause anwenden können.

Kältetherapie

Eis und kaltes Wasser können heilen. Kälte wirkt schmerzlindernd, abschwellend und beugt Blutergüssen vor.

Wie kann Kältetherapie bei Rheuma helfen?

Die Kältetherapie spielt hier mittlerweile eine größere Rolle als die Wärmetherapie. Man unterscheidet vier Kältestufen:

- + 8 bis 11 °C: So kommt das Wasser aus der Leitung, kann die Durchblutung fördern und den Kreislauf stärken.
- 0 bis etwa –15 °C: Man legt z. B. einen Eisbeutel für etwa 10 bis 15, höchstens aber 20 Minuten auf die schmerzende Stelle, um eine aus-

reichende Tiefenwirkung zu erzielen. Das verbessert auch die Entzündungssituation und hilft, sich wieder besser bewegen zu können. Die behandelte Stelle sollte zuvor mit einem Handtuch abgedeckt werden, um Hautschäden zu vermeiden.

- –20 bis 30 °C: Kaltlufttherapien mit derart kalter Luft gehören in vielen Rheumakliniken zum Standard. Sie werden lokal angewendet und lindern die Schmerzen merklich und umgehend. Die Gelenke lassen sich wieder besser bewegen; auf diese Weise ist auch eine physikalische Therapie leichter durchzuführen.
- –60 bis 110 °C: Diese Temperaturen können in einer speziellen Kältekammer hergestellt werden. Sie spielen in der Rheumatherapie eine wichtige Rolle, und gerade deutsche Kliniken haben sich damit international einen Namen gemacht. Im Kampf gegen Schmerzen und Entzündungen konnte diese Methode überzeugen, denn bei –110 °C werden die Entzündungsstoffe ausgeschaltet und die Schmerzempfänger der Haut blockiert. Auch die Zahl der aktiven T-Helfer-Lymphozyten im Blut nimmt ab. Die Kälte sinkt so tief ins Gewebe, dass sich die Schmerzen des rheumatischen Schubs für mehrere Stunden wirkungsvoll unterdrücken lassen: Es werden nicht nur die Schmerzrezeptoren blockiert, sondern ebenso die Signale zum Rückenmark. Auch die Beweglichkeit der Gelenke wird verbessert. Drei Minuten Aufenthalt in ständiger Bewegung machen es möglich.

Anwendungsgebiete: alle entzündlichen rheumatischen Erkrankungen, degenerative Erkrankungen der Gelenke und der Wirbelsäule, Morbus Bechterew und Fibromyalgie.

Wegen der Gefahr von Erfrierungen sind bei Kältetherapien nicht nur Bewegung, sondern auch Badekleidung, Ohren- und Mundschutz, Schuhe und Handschuhe unerlässlich. Die Therapie kann zweimal täglich über mehrere Wochen hinweg angewendet werden.

Wärmetherapie

Wärme tut gut, in manchen Fällen rheumatischer Erkrankungen jedenfalls: Stoffwechsel, Durchblutung und Organfunktionen werden verbessert. Die Anwendung besteht in folgenden Maßnahmen:

- Bäder, Güsse, Wickel, Packungen
- Fango, Moor, Torf, Schlick etc.
- Paraffin, Gelpackungen, Heißluft etc.
- Ultraschallbehandlungen
- Hochfrequenztherapie
- Infrarot, Rotlicht

Die Effekte: Schmerzlinderung, bessere Dehnbarkeit der Muskeln, Durchblutungssteigerung, Verbesserung der Entzündungssituation; bei milden Überwärmungsmaßnahmen kommt es auch zu einer positiven Stimulierung des Immunsystems.

Wärmetherapien helfen grundsätzlich bei weichteilrheumatischen Beschwerden, Arthrosen, chronischen Arthritisformen und nicht selten auch bei Fibromyalgie. Wann und wie die Wärmetherapie genau einzusetzen ist und was man bei einem akuten Schub nicht tun darf, sagt Ihnen Ihr Arzt. Sprechen Sie vor Beginn jeder Maßnahme ausführlich mit ihm.

Achtung: Wärme kann bei Ödemen und Blutungen negativ wirken. Entzündungen können sich verstärken.

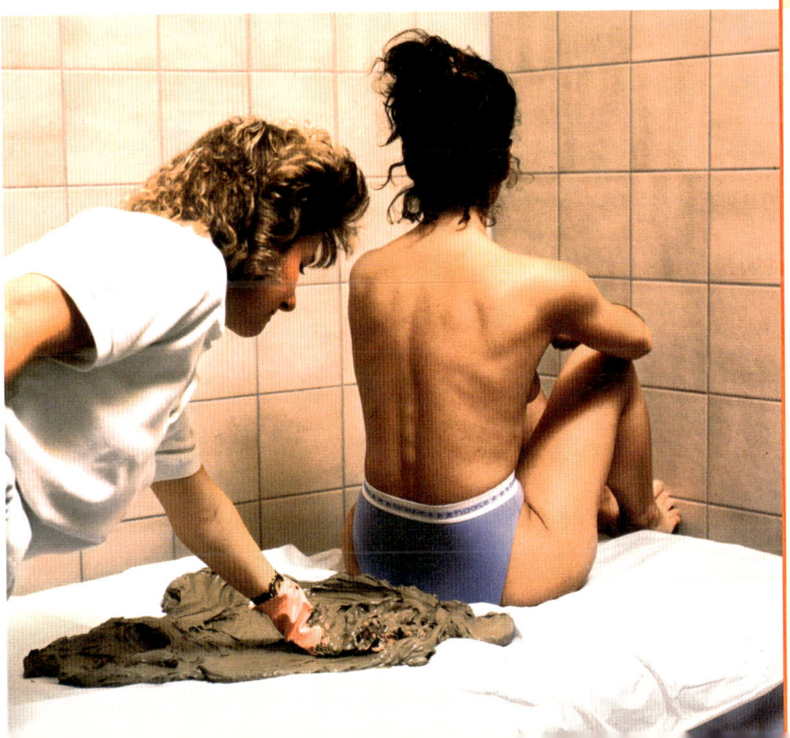

Fango ist Mineralschlamm vulkanischen Ursprungs, der fein vermahlen und mit heißem Wasser zu einem Brei angerührt wird. Man benutzt ihn für Packungen und Umschläge.

Elektrotherapie

Über Gleich- und Wechselstrom sowie über unterschiedliche Frequenzen funktioniert diese Methode. Sowohl biologische als auch physikalische Effekte können mit ihrer Hilfe erzielt werden. Von einfachen Gleichstromanwendungen wie der Galvanisation über die Iontophorese, der Galvanisation mit Medikamentenzusatz auf den Elektroden bis hin zu hydroelektrischen Bädern (Stangerbad bzw. Zwei- oder Vierzellenbad) reicht die Palette an Möglichkeiten.

Phototherapie darf nicht bei chronisch-entzündlichen Erkrankungen und Lupus erythematodes angewendet werden. Vorsicht auch bei gleichzeitiger Einnahme rheumatischer Basistherapeutika und verschiedener anderer Medikamente (z. B. Johanniskraut, spezielle Antibiotika).

Hilfe durch Strom

- **Niederfrequenztherapie: bei chronischer, wenig aktiver Arthritis, nicht aktiver Arthrose, Weichteilrheuma**
- **Mittelfrequenztherapie: wirkt hauptsächlich günstig auf die Muskeln, bei Arthritis, Arthrose und Weichteilrheuma**
- **Hochfrequenztherapie: bei chronischer Arthritis, Arthrose und Weichteilrheuma**

Phototherapie

Hier werden die Vorzüge der elektromagnetischen Strahlung des sichtbaren Lichts sowie Infrarot und die Ultraviolettstrahlung genutzt. Im Gegensatz zur Elektrotherapie mit Tiefenwirkung handelt es sich um eine Oberflächenbehandlung, die nur bedingt sinnvoll ist.

Massagen

Seit der Mensch Wege sucht, Heilung zu erreichen, werden die Hände als Werkzeuge eingesetzt. Hände schaffen Kontakt, geben Wärme und vermitteln das Gefühl, dass man nicht allein ist und jemand ein

Zeichen zum Helfen gibt. Die Haut ist das Organ, das die Reize, die von Berührung ausgehen, empfängt. Sie entstammt derselben Zellschicht wie das Nervensystem und gilt als dessen nach außen gelagerter Teil, schützt uns vor schädlichen Umwelteinflüssen, nimmt aber auch Signale der Umwelt auf und gibt sie weiter.

Die emotionale Seite beim Massieren ist nur ein Teil der Wahrheit, der andere sind die physiologischen Vorgänge, die dadurch in Gang gesetzt werden. Grundsätzlich regen Massagen den Blut- und Lymphstrom an: Der Sauerstofftransport im Blut wird effektiver. Sauerstoff hilft, verletztes Gewebe zu erneuern, und beschleunigt den Abbau der Milchsäure, einer bei Muskelermüdung entstehenden Muskelschlacke. Durch die Berührung werden der Blutdruck gesenkt und die Herzfrequenz gemindert.

Vieles spricht dafür, dass die Bildung von Endorphinen angeregt wird. Als Endorphine bezeichnet man Substanzen, die dem Morphin ähneln und die der Körper selbst herstellt. Sie können die Schmerzwahrnehmung herabsetzen. Neben dieser schmerzlindernden Eigenschaft vermögen Endorphine ein der Euphorie ähnliches Hochgefühl auszulösen. Sie sind auch als körpereigene »Glückshormone« bekannt. Die Berührung entspannt zudem die Muskulatur und setzt neue Energien frei.

Für viele Anhänger fernöstlicher Gedankenmodelle hat jede Massage neben den körperlichen Wirkungen auch einen meditativen Charakter. Nach der indischen Philosophie geht es auch um Begriffe wie »Aura« und »Chakra«, letztlich also um die Energiefelder, die sich um den Körper bewegen, und Energieknotenpunkte, die mit bestimmten Körperteilen in Verbindung stehen und durch Massagen manipuliert werden können. Methoden wie Akupressur, Shiatsu und auch die Akupunktur zielen darauf ab, Energieströme zu harmonisieren und dadurch Krankheiten zu heilen.

Massagen haben zwei Effekte: einmal physiologische, aber auch emotionale. Die Wirkung des letzteren wird leicht unterschätzt, sollte aber bewusst genutzt werden.

Die klassische Massagetechnik

In der Rheumatherapie spielt die klassische Massagetechnik eine besonders wichtige Rolle. Als hauptsächliche Muskelmassage wirkt sie besonders schmerzlindernd, steigert die Durchblutung und sorgt so gezielt für eine Entstauung in bestimmten Körperregionen. Diese Effekte werden durch langjährige, mannigfaltige Erfahrungen belegt und sind wissenschaftlich nachweisbar, sodass ein effektvolles systematisches Einsetzen dieser medizinischen Massage in der Rheumatherapie längst zum Standard gehört.

Das mechanische Einwirken erfolgt über Druck und Zug, und zwar im Bereich der Haut, der Unterhaut, der Muskeln, der Sehnen, des Kapselapparats und des Bindegewebes unter Einbeziehung der Nerven, der Lymph- und Blutgefäße. Auch die Gelenke können mitbewegt werden, wodurch Bewegungsfühler und Schmerzrezeptoren stimuliert werden. In der Folge wird die Schmerzwahrnehmung verändert. Schmerzerzeugende Substanzen lassen sich abtransportieren, weil Durchblutung und Stoffwechsel angeregt werden.

Unterformen der klassischen Massage sind die Unterwasserdruckstrahltherapie, die Reflexzonentherapie und die Lymphdrainage.

Anwendungsgebiete der Massagetherapie

1. Klassische Massage und Unterwasserdruckstrahltherapie

- Muskelverspannungen
- Schmerzen im Bereich der Muskulatur und bei Weichteilrheumatismus

2. Reflexzonentherapie

- Durchblutungsstörungen

3. Lymphdrainage

- Lymphödeme und Gelenkergüsse nach Unfall oder Operation
- Alle rheumatischen Gelenkerkrankungen

Massage bei rheumatoider Arthritis

Wie Sie schon wissen, unterscheidet man zahlreiche Formen von Arthritis; allen gemein sind die Schmerzen in den Gelenken. Sie sind geschwollen oder entzünden sich, was Auswirkungen auf den gesamten Körper hat.

Frühzeitig betroffen sind meist Nacken, Schultern und der Lendenwirbelbereich. In diesen Fällen helfen Massagen zur Schmerzlinderung. Allerdings kann keine Behandlung vorgenommen werden, wenn die Gelenke geschwollen oder entzündet sind. Kneten, Wringen, Reiben, Klopfen und starkes Arbeiten am Gewebe, wie es die klassische Massage mit sich bringt, darf an akut schmerzenden Bereichen nicht vorgenommen werden, auch nicht an den diese Stelle umgebenden Partien. An der Stelle der Schwellung kann der Masseur aber mit gleitenden Strichen auf das Herz hin arbeiten. Man kann in solchen Fällen mehrere Griffarten anwenden. Ihr Masseur wird einige ausprobieren, um zu sehen, welche Ihnen besser tun. Lymphdrainagen oder Elektrotherapie sind in diesem Fall ebenso geeignet.

Denken Sie daran, dass lokale Infektionen und akute Entzündungen nicht massiert werden dürfen, weil die Gefahr besteht, dass sie sich dadurch weiter verbreiten. Dasselbe gilt für Schwellungen. Bevor Sie arthritische Gelenke behandeln, fragen Sie also immer Ihren Arzt um Rat.

Massage bei Schmerzen

- **Wenn es für Sie zu schwer ist, sich auf den Massagetisch zu legen, fragen Sie Ihren Masseur nach der Möglichkeit, die Behandlung auf dem Fußboden durchzuführen.**
- **Manchmal ist es auch sinnvoll, zur Unterstützung bestimmter schmerzender Körperpartien mit Kissen oder Matten zu experimentieren. Behalten Sie dabei eine gerade Haltung, und vermeiden Sie es, Ihren Rücken zu stark zu beugen.**
- **Während der Massagebehandlung können Sie auch auf einem Stuhl oder Hocker sitzen.**

Langsames, sanftes Streichen und Kneten der schmerzenden Körperstellen oder leichtes Daumenkreisen sind meist günstig. Das können Sie auch selbst machen. Wichtig ist in jedem Fall, dass Sie bzw. Ihr Therapeut vorsichtig und mit Gefühl vorgehen. Die Schmerzgrenze sollte auf keinen Fall überschritten werden.
Auch Rosmarin- und Lavendelöl als Massageöl sind geeignet, die Schmerzen rascher abklingen zu lassen.
Als Alternativen zur klassischen Massage können Sie es auch mit Unterwasser- und Reflexzonenmassagen versuchen; die sanfteren Versionen helfen Ihnen vielleicht besser, wenn Sie sehr starke Schmerzen haben.

Akupressur/Shiatsu

Akupressur bedeutet Druckmassage und ist – vereinfacht gesagt – Akupunktur ohne Nadeln. Mit den Fingerkuppen, den Daumen, den Handflächen und manchmal auch mit den Ellbogen werden die von der Akupunktur bekannten Punkte auf den Meridianen massiert. Das sind spezielle Energieleitbahnen, in denen die Lebensenergie Chi durch den Körper fließen soll und so alle Organe miteinander verbindet. Die Akupressur kommt aus der chinesischen Tradition; die japanische Variante heißt Shiatsu. Europäische Vertreter dieser Heilmethode haben die Techniken um bestimmte Schmerzpunkte außerhalb der klassischen Akupunkturpunkte erweitert.

Achten Sie darauf, dass Sie gut ausgebildete Therapeuten auswählen. Begeben Sie sich nur in die Hände von ausgewiesenen Spezialisten.

Wie kann Akupressur bei Rheuma helfen?

Druckmassage soll – aufgrund der fast gleichen Anwendungsorte – ähnlich wie Akupunktur (siehe Seite 162ff.) wirken: Sie lindert Schmerzen und löst Verspannungen. Oft werden Akupressur und Shiatsu auch bei funktionellen Störungen versuchsweise eingesetzt, d. h.,

Übung zur Akupressur

Es gibt einen bewährten Akupressurgriff gegen Rheuma an den Fingergelenken. Der Akupressurpunkt, der hierbei Linderung verschaffen soll, liegt an der Außenseite der Hand, am Übergang vom Handballen zum Handgelenk. Hier setzen Sie den Zeigefinger der anderen Hand an und massieren den Punkt in kreisenden Bewegungen ungefähr eine Minute lang. Die Übung sollte mehrmals täglich wiederholt werden.

wenn Krankheiten oder Beschwerden ohne eine fassbare Ursache auftreten. Auch Symptome, die infolge einer rheumatischen Erkrankung auftreten, z. B. Gelenk- und Muskelbeschwerden und stressbedingte Beschwerden wie Schlafstörungen, können behandelt werden. Wer Kopf-, Rücken-, Gelenk- oder chronische Schmerzen hat, kann also versuchen, sie mit Hilfe von Akupressur oder Shiatsu zu lindern.

Die Osteopathie hilft nicht nur bei akuten Beschwerden, sondern kann auch hervorragend zur Vorbeugung eingesetzt werden. Die kontinuierliche Anwendung bringt den größten Effekt.

Wer ist auf diese Behandlung spezialisiert?

In Deutschland wenden meist speziell ausgebildete Masseure Akupressur und Shiatsu an. Auch für diese Therapeuten gibt es eine vorgeschriebene Ausbildung, und sie müssen ausreichend Ausbildungsstunden absolviert haben, bevor sie praktizieren dürfen. Im Gegensatz zur Akupunktur kann die Technik der Druckmassage aber auch als Selbstbehandlung erlernt und angewandt werden.

Osteopathie

Die Osteopathie ist eine rein manuelle Methode und dient vorwiegend der Erkennung und Behandlung von Funktionsstörungen im menschlichen Organismus. Sie wurde von dem amerikanischen Arzt

Durch eine bestimmte Technik kann bei der Osteopathie über sanfte Berührung der Hände der Gesundungsprozess unterstützt werden. Einschränkungen und Verhärtungen werden aufgespürt.

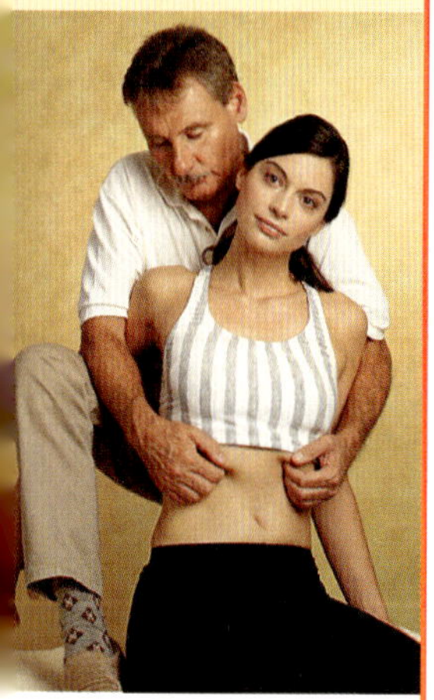

Bei der Osteopathie behandelt der Therapeut tastbare Muskelhärten erst mit zunehmendem, dann mit nachlassendem Druck.

Dr. Andrew Taylor Still begründet. Er rief 1874 die American School of Osteopathy in Kirksville ins Leben. Seine Lehre basiert auf der Einheit aller Funktionen des menschlichen Körpers, und ihre Anhänger vertrauen auf die selbstregulierenden und selbstheilenden Kräfte des Organismus.

Still ging davon aus, dass der Körper aus drei Systemen besteht, die sich gegenseitig beeinflussen: Bewegungsapparat (Knochen, Muskeln, Bindegewebe, Nerven und fasziale Strukturen), innere Organe und cranio-sacrales System. Alle drei Systeme greifen ineinander und müssen einwandfrei funktionieren, um einen schmerzfreien, harmonischen und geschmeidigen Bewegungsablauf überhaupt möglich zu machen.

Die Osteopathie versucht, die Kräfte, die dem Körper innewohnen und die ihn heilen können, zu aktivieren. In der Therapie arbeitet der Osteopath ausschließlich mit seinen Händen und verzichtet auf chemische oder andere Hilfsmittel.

Was heißt Cranio-Sacral-Therapie?

Die so genannte Cranio-Sacral-Therapie wurde in den USA entwickelt und behandelt den gesamten Körper. Die Bezeichnung leitet sich von »Cranium« (Schädel) und »Sacrum« (Kreuzbein) ab. Schwerpunkte der Behandlung sind dementsprechend der Kopf, das Kreuzbein und die Wirbelsäule. Diese drei Bereiche bilden zusammen mit den Hirnhäuten und der Hirnflüssigkeit das Cranio-Sacral-System. Der Osteopath John E. Ledger entdeckte als Erster eine feine Rhythmik dieses Systems, bedingt durch die Hirnflüssigkeit, die das Gehirn kontinuierlich produziert. Diese soll rhythmisch etwa alle acht bis zwölf Minuten freigesetzt werden und sich dabei ähnlich einer Druckwelle vom Gehirn den Rücken entlang hinunter bis zum Kreuzbein bewegen. Dabei sollen sich der Schädel weiten und Kreuzbein sowie

Körper leicht bewegen. Mit viel Übung kann der Therapeut die feine Rhythmik mit den Händen erspüren. Muskelverspannungen, Entzündungen und andere Erkrankungen, die die Beweglichkeit des Körpers einschränken, können dieses System stören, was diffuse, oft heftige Schmerzen und Bewegungsprobleme auslösen kann. An der Art der Rhythmik lassen sich z. B. Verspannungen im Körper entdecken und durch gezielte Griffe, die man ohne bzw. mit nur leichtem Druck ausübt, lösen.

Eine Osteopathiebehandlung kostet ca. 75 Euro pro Stunde. Adressen von Osteopathen in Ihrer Nähe erhalten Sie über den Verband der Osteopathen Deutschland e. V. unter www.osteopathie.de.

Wie kann Osteopathie bei Rheuma helfen?

Die Osteopathie zeigt bei Störungen und Schmerzen des Bewegungsapparats subjektiv gute Erfolge. Die Therapeuten verlassen sich nicht allein auf Röntgenaufnahmen oder Blutwerte, sondern hören auf die Empfindungen ihrer Patienten. Der menschliche Körper wird als zusammenhängendes System begriffen, in dem ein Schmerzauslöser sehr wohl am anderen Ende des Körpers und nicht an der schmerzenden Körperregion sitzen kann.

Der Osteopath versucht, mit seinen Händen bestehende Bewegungseinschränkungen im Körper zu lösen. Dadurch soll eine Aktivierung der körpereigenen Selbstheilungskräfte erreicht werden. Er arbeitet sich dabei langsam von den Symptomen vor bis hin zu den Ursachen der Beschwerden.

Osteopraktik

Die Osteopraktik ist eine neue Therapieform, die auf Osteopathie in Verbindung mit der Cranio-Sacral-Therapie sowie der so genannten Stoßwellentherapie basiert.

Dr. Wolfgang Bauermeister, der Gründer, ist Facharzt für physikalische und rehabilitative Medizin und hat die Osteopraktik entwickelt. Er praktiziert seit 1991 in München. Seiner Theorie zufolge entstehen Muskelverspannungen und Schmerzen bis hin zu Gelenk- und Knochenschäden durch Verdickungen in Muskeln oder Gewebe. Diese Schmerzauslöser – so genannte Trigger – führen zu verkürzten und geschwollenen Muskelfasern, die als Verhärtungen oder Knoten im Gewebe zu ertasten sind.

Wie Trigger ursächlich entstehen, ist noch nicht ausreichend erforscht. Man nimmt an, dass sowohl eine erbliche Vorbelastung als auch Muskelverletzungen, Fehlhaltungen oder psychischer Stress dafür verantwortlich sind.

Diese Schmerzauslöser bedingen Schmerzen meist nicht nur dort, wo sie sitzen, sondern strahlen auch in weit entfernte Körperbereiche aus. So kann ein Trigger der tiefen oberen Rückenmuskulatur z. B. Schmerzen im Fuß, in der Wade oder im Oberschenkel auslösen. Unbehandelt führen die verhärteten und verkürzten Muskelfasern nicht nur zu Schmerzen, sondern sollen auch Arthrose, Fehlstellungen der Gelenke und Bandscheibenvorfälle verursachen können.

Trigger sind verdeckte Stellen verhärteter Muskelfasern; mit Hilfe von Stoßwellen kann die Ursache von Schmerzen durch das Auflösen von Triggern beseitigt werden.

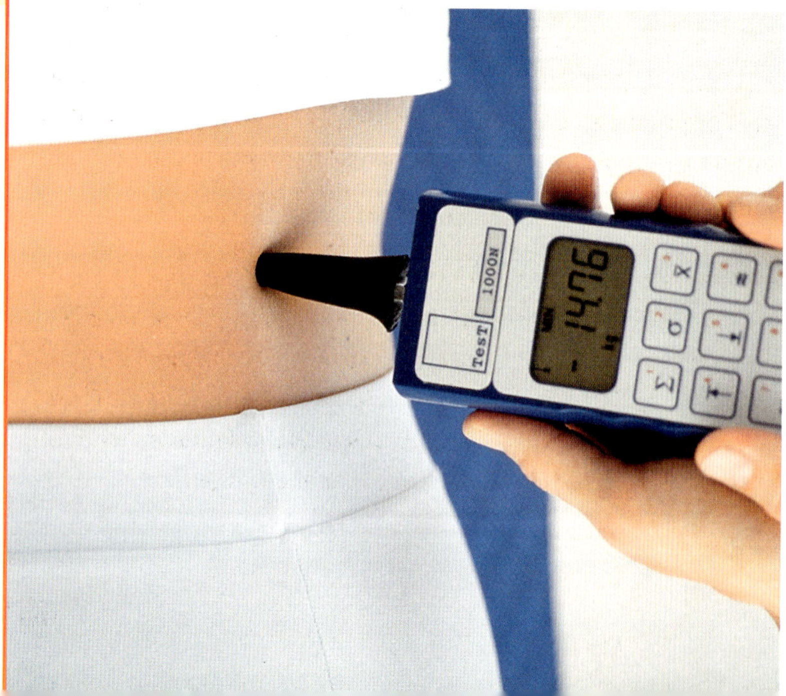

Mit diesem von Dr. Bauermeister entwickelten Untersuchungsinstrument kann der Druck gemessen werden, der auf die jeweils »vertriggerte« Stelle ausgeübt wird.

So werden Trigger aufgespürt

Der Osteopraktiker versucht im ersten Schritt, den Schmerz auslösenden Trigger zu finden. Bei Triggern des oberflächlichen Muskelgewebes ist das noch nicht so schwer, da der Patient sie meist selbst ertasten kann. Trigger im tiefer gelegenen Muskelgewebe müssen mit mehr Druck – es können bis zu 40 Kilogramm Druckkraft erforderlich sein – aufgespürt werden. Die manuelle Kraft reicht dazu oft nicht mehr aus, weshalb ein spezielles Instrument zur Hilfe genommen wird. Durch Prüfung der Beweglichkeit von Wirbelsäule und Gelenken können die durch Trigger verkürzten Muskeln ausfindig gemacht werden.

Nun erst folgt die eigentliche Therapie, denn mit kontrolliert kräftigem Druck auf genau den Schmerz auslösenden Trigger wird dieser zunächst beruhigt und nach erfolgreicher Behandlung ganz aufgelöst. Die Muskelfaser wird nun wieder lang und beweglich. Die Schmerzen lassen nach.

Die Osteopraktik – auch wenn sie mit einem speziellen Hilfsinstrument ausgeführt wird – ist sowohl für den Therapeuten als auch für den Patienten ausgesprochen anstrengend und für den Patienten vor allen Dingen schmerzhaft. Denn zunächst muss der Schmerz, unter dem der Patient leidet, akut ausgelöst werden, damit man ihn beheben kann. Deshalb hat der Erfinder seine Therapie um die Stoßwellentherapie erweitert.

Auch in der traditionellen chinesischen Medizin kennt man die Heilung durch Druck. Schon vor vielen tausend Jahren hat man in China die TUINA-Massage zur Behandlung von Erkrankungen des Bewegungsapparats angewendet.

Die Stoßwellentherapie

Sie kennt man aus der Behandlung bzw. Zerstörung z. B. von Nierensteinen. Damit wird große Kraft auf einen kleinen Punkt ausgeübt. Bei der Osteopraktik wird der Trigger zunächst fixiert und dann einem genau dosierten Stoßwellenimpuls ausgesetzt. Hierdurch beruhigt sich das Gewebe, und Trigger werden schneller aufgelöst.

Außer Berührungsempfindlichkeit an der behandelten Stelle und blauen Flecken sind angeblich bislang keine Nebenwirkungen festgestellt worden. Andere Quellen weisen darauf hin, dass bei längerer paralleler Behandlung mit Kortison Hautläsionen auftreten können. Auch von Schwellungen, Hämatomen, Reizungen und Müdigkeit wurde berichtet. Kurz nach der Behandlung kann sich der Ausgangsschmerz erhöhen; er klingt jedoch danach rasch wieder ab.
Mit der Osteopraktik werden vor allem Bewegungseinschränkungen der Schulter, die Schultersteife, der so genannte Tennisarm, das Karpaltunnelsyndrom, Arthrose, Bandscheibenvorfall und allgemeine Rheumaschmerzen behandelt. Wobei das Krankheitsstadium eine untergeordnete Rolle spielt.

Bedeutsam ist, dass die Trigger-Stoßwellentherapie ohne Medikamente und damit ohne Nebenwirkungen auskommt.

Chancen und Risiken

Die Osteopraktik ist keine ganz ungefährliche Behandlungsmethode. Wenn so viel Druck auf den Körper wirkt, kann dem Patienten im ungünstigen Fall oder bei unprofessioneller Behandlung auch Schaden zugefügt werden. Ein verantwortungsvoller Therapeut sollte bei älteren Menschen und Osteoporosebetroffenen von einer Behandlung absehen.
Bei Bandscheibenvorfällen kann diese Trigger-Therapie zu einer Druckverminderung führen. Die Bandscheibe und die umliegenden Nerven werden entlastet, und Beschwerden können somit vermindert werden. Rheumatische Schmerzen an Knie- und Schultergelenken lassen sich häufig durch die osteopraktische Behandlung der den Gelenken zugeordneten Bänder, Muskeln, Faszien (Muskelhaut und Sehnenansätze) und Bindegewebsstrukturen lindern.
Die Osteopraktik beeinflusst den gesamten Körper und damit auch die Atmung und das seelische Befinden, weshalb viele Patienten gut auf die Behandlung ansprechen. Es ist allerdings auch hier zu betonen,

dass die Osteopraktik kein Allheilmittel ist und immer als Ergänzung zu anderen Therapien gesehen werden sollte.
Ebenso gilt: Probieren Sie diese Behandlungsform aus, und wenn Sie Ihnen gut tut, behalten Sie sie bei. Die Osteopraktik kann viel bewirken, weil der Patient nicht passiv bleibt und sich nur behandeln lässt, sondern aktiv am therapeutischen Ablauf teilhat. Nach einer eingehenden Einweisung kann er sich mit dem schlüsselähnlichen Spezialinstrument sogar selbst behandeln.

Den Schmerzfragebogen können Sie anfordern bei:
Bannwald Klinik
TRIGGOsanCentrum
für Schmerz- und Sport-Osteopraktik
87724 Ottobeuren/Allgäu
Tel.: 0 83 32/79 30
Fax: 0 83 32/79 31 20

Wer ist auf diese Behandlung spezialisiert?

Ärzte und Physiotherapeuten können die Zusatzausbildung zum Diplom-Osteopathen (sie dauert sieben Jahre) und zum Osteopraktiker erwerben. Durch Ablegen einer klinischen Prüfung und Erstellung einer Diplomarbeit erhält man den Titel.
Bei chronischen Schmerzpatienten sollten drei bis sechs Behandlungen beim Osteopraktiker ausreichen, um eine deutliche Verbesserung der Beschwerden zu erzielen. Jede Behandlung dauert ungefähr 20 Minuten und kostet zwischen 60 und 250 Euro pro Sitzung. Erkundigen Sie sich: Es gibt Kassen, die die Behandlungskosten übernehmen. Erst muss aber geklärt werden, ob die Schmerzen tatsächlich durch Trigger ausgelöst werden. Dazu gibt es einen speziellen Schmerzfragebogen, der von Ärzten ausgewertet wird, die in Osteopraktik ausgebildet sind.

Chirotherapie

Die Chirotherapie gehört zusammen mit der Osteopathie zu den so genannten manuellen Therapien. Bei diesen werden die Krankheiten allein mit den Händen behandelt. Beide Techniken gehören nicht zu den »klassischen Naturheilverfahren«, sondern sind etwa zeit-

Der Nervenreiz kann durch Chirotherapie für kurze Zeit unterbrochen werden. Die Muskeln entspannen sich, das Gelenk ist wieder beweglicher.

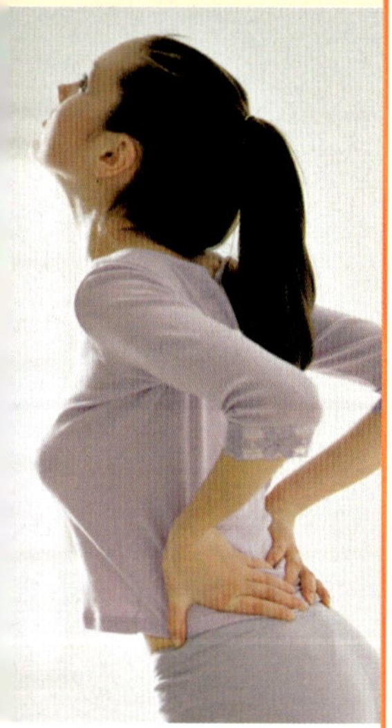

Anwendungsgebiete der Chirotherapie: alle Bewegungseinschränkungen im Bereich der Wirbelsäule.

gleich am Ende des 19. Jahrhunderts in den USA entwickelt worden. Vertreter der Chirotherapie (im Griechischen bedeutet »cheir« »Hand«) gehen davon aus, dass die Ursache der meisten Krankheiten und Beschwerden in Fehlstellungen bzw. Blockaden an verschiedenen Gelenken – besonders denen der Wirbelsäule – zu suchen ist. Ihrer Meinung nach können Krankheiten durch die Beseitigung der Gelenkblockaden geheilt oder ihre Symptome zumindest deutlich abgeschwächt werden.

Krankheitsursache Gelenkblockade

Die Blockaden in den Gelenken der Wirbelsäule sollen nicht nur Rücken- und Kopfschmerzen verursachen, sondern auch für eine Vielzahl weiterer Krankheiten verantwortlich sein. Diesen Zusammenhang erklären sich Chiropraktiker damit, dass Nervenverbindungen (so genannte Reflexbögen) zwischen der blockierten Wirbelsäule und dem erkrankten Organ bestehen.

Die Blockade wird also als Störung über diese Verbindung zum Organ weitergegeben, sodass das Organ erkrankt. Wissenschaftlich ist diese Theorie durch nichts belegt. In der Schulmedizin wird die Chirotherapie nur angewendet, um Bewegungseinschränkungen im Bereich der Wirbelsäule zu behandeln. Versteifungen und Beschwerden im Hals- und Lendenbereich werden tatsächlich oft von Blockaden in den Gelenken der Wirbelsäule ausgelöst.

Der Therapeut kann hier mit einem gezielten Griff die Blockade ruckartig oder in einer kleinen Drehbewegung lösen, wobei er nur einen minimalen Kraftimpuls auf die betroffene Region ausübt. Man nimmt an, dass der Nervenreiz dabei für einen kurzen Moment unterbrochen wird, die Muskeln sich dann entspannen und so das Gelenk frei beweglich ist. So behandelt der Chirotherapeut auch Schmerzen, die von anderen Regionen des Körpers ausgehen.

Man muss jedoch anmerken, dass diese Behandlung nicht ungefährlich ist: In den USA – wo die moderne Methode allerdings viel häufiger angewendet wird als in Deutschland – ist es infolge falscher chirotherapeutischer Behandlungen bereits zu Todesfällen sowie schweren Verletzungen gekommen. Gefährlich können vor allem Behandlungen der Halswirbel sein. Gerade bei der Chirotherapie ist es also wichtig, einen Therapeuten zu wählen, der viel Erfahrung auf diesem Gebiet hat und Sie zudem genau untersucht, um etwaige Risiken für Ihre Gesundheit zu erkennen.

Wie kann Chirotherapie bei Rheuma helfen?

Eine chirotherapeutische Behandlung kann besonders im Frühstadium einer rheumatischen Erkrankung Erfolge erzielen, da sie verspannte Muskeln zu lockern und blockierte Gelenke zu lösen vermag. Die Therapie kann so Schmerzen lindern, die Heilung anregen und das gesamte Wohlbefinden steigern. Ob bei einer Arthrose oder einer entzündlichen Erkrankung: Wenn die Krankheit noch nicht zu weit fortgeschritten ist, ist die Chirotherapie in der Lage, steife Gelenke zu lockern und so zu mehr Beweglichkeit beizutragen. Wie lange der Erfolg anhält, ist jedoch ungewiss.

Rückenleiden werden durch eine Fehlbelastung der Wirbelsäule ausgelöst. Menschen, die im Beruf viel sitzen oder stehen, halten sich meist falsch und bekommen früher oder später Probleme mit dem Rücken – oft auch rheumatische Beschwerden. Die Wirbelsäule ist auf Dauer von der falschen Belastung schlicht überfordert, wenn Bauch- und Rückenmuskulatur nicht ausreichend trainiert sind und die Fehlbelastung über lange Zeit andauert.

Der Chiropraktiker berät den Patienten (wie auch der Ergotherapeut), wie er besser sitzen, stehen, gehen und liegen sollte, um seinen Rücken zu entlasten.

Eine Liste von in Deutschland praktizierenden Chirotherapeuten finden Sie im Internet unter www.chiropraktik-bund.de. Hier können Sie sich auch darüber informieren, in welchen Fällen die Krankenkasse die Kosten der chirotherapeutischen Behandlung übernimmt.

Wer ist auf diese Behandlung spezialisiert?

Heilpraktiker, Ärzte und Physiotherapeuten können sich in Deutschland an der Chiropraktikschule in Berlin zum staatlich anerkannten Chirotherapeuten ausbilden lassen. Allein Ärzte mit dieser speziellen Zusatzbezeichnung dürfen chirotherapeutische Behandlungen durchführen.

Bewegungstherapien

Ergotherapie

Nehmen Sie die Ergotherapie sehr ernst. Je mehr Energie Sie in die Umsetzung der Übungen legen, desto größer wird der Erfolg sein, den Sie verbuchen können.

»Ergo« stammt aus dem Griechischen und bedeutet »arbeiten« und »werken«. Ziel einer Ergotherapie ist neben der Schmerzlinderung die gelenkschonende Funktion. Bewegungseinschränkungen und -behinderungen sollen aufgehoben oder ausgeglichen werden, um einen höchstmöglichen Grad an Selbstständigkeit zu erreichen. Oberstes Ziel der Therapie ist, dem Fortschreiten des Funktionsverlusts entgegenzuwirken.

Die Patienten lernen, ihre alltäglichen Bewegungsabläufe gelenkschonend auszuführen. Das beginnt beim richtigen Liegen und reicht bis zum optimalen Schuhwerk. Der Therapeut erklärt, wie man am besten sitzen, stehen und sich bewegen sollte: So ist es z. B. gelenkschonender, einen schweren Gegenstand dicht am Körper zu tragen, da man so mit dem ganzen Körper mithelfen kann. Für jede Alltagstätigkeit gibt es eine gelenkschonende Variante, die der Ergotherapeut mit Ihnen trainiert. Im Weiteren berät er Sie, welche Hilfsmittel Ihnen im Haushalt und im Büro die Arbeit erleichtern, wo Sie diese kaufen können und wer die Kosten übernimmt. Er passt Ihnen – wenn nötig – Schienen an und berät Sie bei eventuellen baulichen Veränderungen in Ihrer Wohnung.

Funktioniert die Ergotherapie?

In England wurde die Wirksamkeit der Ergotherapie bei rheumatoider Arthritis im frühen Stadium untersucht. Dafür betrachtete man 326 Patienten, die alle weniger als zwei oder fünf Jahre an ihrer Krankheit litten. Die eine Hälfte der Betroffenen wurde ergotherapeutisch behandelt, die andere diente als Kontrollgruppe. Nach 6, 12 und 24 Monaten bewerteten die Ärzte sowohl die Beweglichkeit der Gelenke als auch die Fähigkeit der Patienten, ihren Alltag zu bewältigen, und die Stärke der Schmerzen, die sie dabei empfanden. Ergebnis dieser Studie war, dass die ergotherapeutisch behandelten Patienten zuversichtlicher waren und immer neue Strategien ausprobierten, um ihre Situation zu verbessern. Es wurde also ein messbarer psychologischer Effekt erzielt. Signifikante Verbesserungen in der Beweglichkeit und dem Schmerzmaß wurden zwar nicht festgestellt; trotzdem hat die Ergotherapie die Einstellung der Patienten zu ihrem Körper und ihrer Krankheit deutlich verbessert. Das ist ein großer Schritt, wenn man bedenkt, wie wichtig die innere Einstellung für die Krankheitsbewältigung ist. Also kann man diese Therapie zumindest als Erfolg versprechend bezeichnen, wenn man auch keine Wunder erwarten darf.

(Quelle: http://www.rheuma-online.de)

Wie kann Ergotherapie bei Rheuma helfen?

Die Ergotherapie beinhaltet eine eingehende Gelenkschutzberatung sowie eine Selbsthilfetherapie und das Funktionstraining der erkrankten Gelenke. Sie kann damit im Prinzip jeden Rheumakranken, der in seinen Bewegungsabläufen eingeschränkt ist und unter Gelenkschmerzen leidet, unterstützen, mit seiner Krankheit besser zu leben. Diese Therapie spielt eine besonders große Rolle bei Schädigungen der Finger-, Hand-, Ellbogen- und Schultergelenke. Wichtig ist, dass der

Jede Form der Ergotherapie muss kontinuierlich durchgeführt werden. Nur so wird ihr Ziel erreicht.

Patient während der Ergotherapie ein für sein Wohlbefinden richtiges Verhalten erlernt. Die angegriffenen Gelenke dürfen nicht weiter überlastet werden, denn nur so kann die Beweglichkeit weitestgehend erhalten bleiben.

Natürlich ist auch hier der Effekt der Behandlung am größten, wenn sie im frühen Stadium der Erkrankung begonnen wird. Die neu antrainierten Verhaltensweisen sollten dem Patienten dann nach und nach in Fleisch und Blut übergehen. Denn er muss nach der Einweisung ins richtige Verhalten auch selbst herausfinden, wie viel Bewegung und wie viel Ruhe ihm bekommt.

Wichtig ist vor allem auch ein ausgewogener Wechsel zwischen Ruhe und Bewegung.

Spezialisten für Ergotherapie können Sie, ebenso wie Zentren und Kliniken unter www.rheuma-net.org, www.rheuma-liga.de oder bei Ihrem Rheuma-Liga-Landesverband finden bzw. erfragen. Ebenso wird Ihre örtliche Krankenkasse bei der Suche nach einem Ergotherapeuten behilflich sein.

Sieben Tipps zum Gelenkschutz

- **Beidhändiges und achsen-, also körpernahes Tragen von schweren Gegenständen (z. B. bei Töpfen und Pfannen) oder beim Arbeiten allgemein ist zu beachten, weil dabei die Handgelenke nicht oder nur wenig gebeugt werden.**
- **Sie sollten immer körpernahe Gelenke bei einer Belastung einsetzen. Wollen Sie beispielsweise einen Gegenstand aufheben, führen Sie die Bewegung mit Hilfe des (ganzen) Arms aus, anstatt alle Kraft aus dem Handgelenk zu holen. So verteilt sich die Belastung besser.**
- **Die Belastung auf mehrere Gelenke verteilen.**
- **Keine einförmige oder einseitige Belastung zulassen.**
- **Sinnvolle Hilfsmittel (z. B. Verdickung an Kugelschreibern oder Messern zum leichteren Greifen) benutzen.**
- **Griffverlängerungen an Gegenständen kann die Hebelwirkung verstärken und Kraft sparen! Nutzen Sie diesen Vorteil.**
- **Gönnen Sie sich unbedingt regelmäßig Ruhepausen!**

Wer ist auf diese Behandlung spezialisiert?

Es gibt diplomierte Ergotherapeuten, die den Patienten helfen, ihr tägliches Verhalten gelenkschonend umzustellen. Die meisten Rheumazentren und -kliniken haben fest angestellte Ergotherapeuten. Außerdem gibt es eine Reihe von frei praktizierenden Spezialisten.

Wenn bereits eine Bewegungseinschränkung vorliegt, fällt es oft leichter, die Übungen ins warme Wasser zu verlegen. Das lockert die Muskeln, und im Wasser fällt die Bewegung viel leichter.

Krankengymnastik

Krankengymnastik hat zum Ziel, durch Krankheit oder Unfall beeinträchtigte Funktionsstörungen der Gelenke, Muskeln, der Wirbelsäule, aber auch einiger Organe soweit wie möglich zu beheben bzw. die Störungen möglichst gering zu halten. Durch spezielle Übungen sollen z. B. bestimmte Bereiche des Bewegungsapparats gestärkt und trainiert werden. Man versucht so, eventuell bereits bestehenden Bewegungseinschränkungen entgegenzuwirken oder zumindest ein weiteres Fortschreiten der Beschwerden zu verhindern.

Am Anfang einer krankengymnastischen Therapie steht eine eingehende Untersuchung der betroffenen Körperregion, also eine möglichst genaue Lokalisierung der Beschwerden. Das ist wichtig, damit der Therapeut diese Bereiche verstärkt angehen kann.

Krankengymnastik kann sowohl als Trockengymnastik wie auch im Wasser betrieben werden. Je nach Art der Beschwerden empfiehlt sich häufig eine Kombination aus beidem.

Wie kann Krankengymnastik bei Rheuma helfen?

Es wurde ja schon mehrfach darauf hingewiesen, wie wichtig es bei rheumatischen Erkrankungen ist, die erkrankten Gelenke in Bewegung zu halten. Nur so kann verhindert werden, dass diese noch weiter versteifen, die Beschwerden noch zunehmen.

Beweglich bleiben!

»Werden kranke Gelenke geschont und nicht beansprucht, verlieren sie mit der Zeit ihre Funktionstüchtigkeit. Die anhaltenden oder immer wieder aufflammenden Entzündungen lassen sie mehr und mehr versteifen. Die krankhaften Wucherungen können zur Verknöcherung von Gelenken bis hin zur völligen Bewegungsunfähigkeit führen. Die erste verständliche Reaktion auf Schmerzen ist zwar die Ruhigstellung des Gelenks – das ist jedoch grundsätzlich falsch.«

(Quelle: Meketta, Gaby/Bischoff, Hans Peter: Rheuma. Die Krankheit aufhalten, beweglich bleiben. Baierbrunn 2003)

Krankengymnastik ist auch als Präventivmaßnahme sinnvoll, um möglichst frühzeitig drohenden Schäden vorzubeugen.

Nach einer eingehenden Untersuchung wird der Krankengymnast je nach Art und Grad der Erkrankung sein Therapieprogramm ganz individuell auf Ihre Bedürfnisse abstimmen. Wichtig ist dabei, die richtige Balance zwischen Ruhe und Bewegung sowie zwischen belasteten und entlasteten Bewegungsübungen zu finden. Ihr Therapeut wird darauf achten, den Belastungsaufbau nur langsam und schonend voranzutreiben.

Krankengymnastik kann man in der Gruppe oder als Einzeltherapie betreiben. Letztere Möglichkeit bietet den Vorteil, dass Ihr Therapeut sich allein auf Sie und Ihre individuelle Situation konzentrieren kann. Darüber hinaus machen aber auch viele die Erfahrung, dass die Gymnastik in der Gruppe durch den Kontakt zu gleichermaßen Betroffenen motivierend wirkt.

Krankengymnastik ist besonders dann sinnvoll, wenn Sie aufgrund Ihrer fortgeschrittenen rheumatischen Beschwerden oder auch unmittelbar nach einem chirurgischen Eingriff körperlich nur sehr eingeschränkt belastbar sind und beispielsweise keinen Sport treiben können.

Die Vorteile von Gymnastik auf einen Blick

- Durch Bewegung wird frische Gelenkflüssigkeit in den Gelenkspalt transportiert. Die Knorpelschicht bekommt Nährstoffe.
- Knorpel und Knochen werden vor weiterer Zerstörung geschützt.
- Man kann Krankengymnastik nach genauer fachlicher Anleitung auch zu Hause durchführen.
- Manche Übungen können sogar im Bett ausgeführt werden, wenn der körperliche Zustand keine andere Möglichkeit zulässt.

Lassen Sie sich die Übungen von einer ausgebildeten Krankengymnastin zeigen. Denken Sie daran: Diese Methode hilft nur, wenn Sie das Training regelmäßig selbst wiederholen.

Wer ist auf diese Behandlung spezialisiert?

Die Therapie wird von ausgebildeten Krankengymnasten bzw. Physiotherapeuten praktiziert. Diese arbeiten zum Teil in Krankenhäusern, Rehazentren oder anderen größeren Einrichtungen. Viele führen aber auch als Selbstständige ihre eigene Praxis. Befragen Sie Ihren Arzt, ob eine solche Therapie sinnvoll für Sie ist, und erkundigen Sie sich bei Ihrer Krankenkasse, ob die Möglichkeit einer Kostenübernahme besteht. Dort erhalten Sie in der Regel auch Informationen und Adressen zu Krankengymnasten und Physiotherapeuten in Ihrer Nähe. Zudem bieten Krankenkassen häufig selbst Krankengymnastikkurse an.

Neuraltherapie

Die Ärzte Dr. Ferdinand und Dr. Walter Huneke erzielten in den 1920er Jahren verblüffende Heilerfolge bei zahlreichen Erkrankungen: Die beiden Brüder entdeckten, dass sich durch das gezielte Spritzen der Substanz Procain Fehlsteuerungen des Nervensystems beseitigen ließen. Für die Ursachen der krankheitsauslösenden Fehlsteuerungen machten sie Störfelder verantwortlich, beispielsweise Restzustände abgelaufener Entzündungen oder Narben. So entstand die »Störfeldtherapie nach Huneke«, die auch oft unter der Bezeichnung Neuraltherapie angewandt wird. Störfelder können Krankheiten auslösen, so lautet ihre Hypothese.

Was heißt das? Neuraltherapeuten gehen davon aus, dass von einem entzündeten bzw. vernarbten Organ oder Gewebe auch nach dem Ausheilen immer noch Störungen ausgehen können. Das vegetative Nervensystem, das alle lebenswichtigen Organfunktionen steuert, wird dadurch ständig gereizt. Oft befinden sich die Störfelder im Bereich des Mund-Nasen-Rachen-Raums und der Nasennebenhöhlen. Entzündungsherde in Kiefernknochen oder Narben gehören zu den am häufigsten ermittelten Krankheitsauslösern.

60 bis 80 % der Störfelder befinden sich im Kopfbereich. Zahn- und Kieferregion, Nebenhöhlen, chronisch entzündete Mandeln zählen dazu.

Störfelder aufspüren

Die Erfahrung zeigt, dass einzelne Störfelder auch eine Fülle verschiedenster chronischer Beschwerden, u. a. Rheuma, verursachen können. Die Therapie besteht hauptsächlich darin, die gereizten Nerven um das Störfeld herum zu beruhigen. Dazu bedienen sich Ärzte der Wirkungen des einstigen Lokalanästhetikums Procain. Es wird in die betroffenen Gewebeabschnitte injiziert. Über das vegetative Nervensystem sorgt es dort für eine Regulierung der gestörten Reizübermittlungen.

Die meisten Patienten spüren nach fünf bis sechs Behandlungen erste nachhaltige Besserungen ihrer Beschwerden. Die Procainspritzen werden häufig im Abstand von einigen Tagen bzw. einmal pro Woche verabreicht.

Bei manchen tritt unmittelbar danach für wenige Minuten beispielsweise leichter Schwindel als Nebenwirkung auf. Deshalb müssen die Patienten stets noch eine Viertelstunde nach der Behandlung in der Praxis bleiben.

Wer ist auf diese Behandlung spezialisiert?

Störfelddiagnose und -therapie erfordern umfassende medizinische Kenntnisse und sehr viel Erfahrung. Ärzte sollten sich auf diese Therapieform spezialisiert haben. In speziellen Lehrgängen können sie eine entsprechende zusätzliche Ausbildung erwerben. Wenn Sie sicher gehen wollen, dass Ihr Arzt diese Qualifikation besitzt, lassen Sie sich ruhig das Zertifikat zeigen.
Für Neuraltherapeuten sind die Befunde zurückliegender Erkrankungen oder noch so kleine Hinweise sehr wichtig und zum Teil ausschlaggebend für die folgende Therapie. Bringen Sie also Ihre Krankenunterlagen mit. Zudem sollte eine schulmedizinische Diagnostik vorangegangen sein, die andere mögliche Ursachen für die Beschwerden ausschließt. Die Suche nach den Störfeldern erfordert eine gewissenhafte Ganzkörperuntersuchung. Häufig beziehen die Mediziner auch Panoramaröntgenaufnahmen des Gebisses mit ein, um verborgene Entzündungsherde ausfindig zu machen.

Psychotherapie

Die Wechselwirkung von Körper und Seele ist bekannt. Die Harmonie zwischen beiden kann durch Psychotherapie wieder hergestellt werden.

Im Mittelpunkt der Psychotherapie steht die Seele – und wenn es um chronische Krankheiten geht, die Tatsache, dass zwischen Körper und Seele engste Wechselbeziehungen bestehen.
Das ist eine wichtige Feststellung, die auch bei Rheuma gilt. Schmerzen können also nicht nur die Psyche enorm belasten und Frust oder sogar Depressionen auslösen, sie können umgekehrt immer auch Ausdruck von psychischen Störungen sein oder zumindest davon beeinflusst werden. Das ist wissenschaftlich bewiesen.
Mit dem Zusammenhang beschäftigt sich insbesondere die Disziplin der Psychosomatik. In diesem Begriff stecken zwei Wörter: »Psy-

che« für Seele und »Soma« für Körper. Die Psychosomatik geht davon aus, dass es keine Trennung zwischen seelischen und körperlichen Vorgängen gibt, dass sich beide Sphären wechselseitig beeinflussen. Das Beispiel Schmerz belegt dies.

Auch das ist eine Tatsache: Die Schmerzempfindung ist immer subjektiv, d. h. individuell verschieden. Durch Erfahrungen und Erinnerung an frühere Schmerzereignisse wird sie bewertet, beurteilt und hängt auch von der jeweiligen Situation ab, in der wir uns befinden.

Wie kann Psychotherapie bei Rheuma helfen?

Psychotherapie kann dazu beitragen, die Toleranz den oft starken Schmerzen gegenüber zu erhöhen. So kann sie durch bestimmte Maßnahmen bewirken, dass der Betroffene mit der chronischen Krankheit wieder besser leben kann. Dabei wird der Therapeut sowohl die Persönlichkeit als auch die Besonderheiten der zugrunde liegenden Rheumaform berücksichtigen. Zahlreiche Faktoren müssen bedacht werden.

Schmerz ist auch vom persönlichen Empfinden abhängig, Konflikte und Belastungen können ihn verstärken.

Hier ein Beispiel: Die rheumatoide Arthritis ist, wie Sie wissen, die häufigste entzündliche rheumatische Erkrankung. In den letzten Jahren haben große Fortschritte in der Medizin die Situation für die Patienten entscheidend verbessern können. Erkenntnisse über die Rolle des Immunsystems bei der Aufrechterhaltung der entzündlichen Prozesse haben weit reichende Einsichten über die Krankheitsentstehung gebracht. In diesen Zusammenhang gehört auch die bahnbrechende Entdeckung des Kortisons vor mittlerweile mehr als 50 Jahren.

Man weiß heute aber auch, dass bei rheumatoider Arthritis einerseits Viren im Spiel sind und andererseits eine genetische Veranlagung vorliegen muss. Und es hat sich darüber hinaus gezeigt, dass Stress eine wichtige Rolle spielt und Krankheitsschübe mit auslösen

oder verschlimmern kann. Die Wissenschaft spricht hier von psychorheumatischen Faktoren.
Manche Forscher gehen sogar noch weiter und fragen sich, ob Rheumatiker eine bestimmte Persönlichkeitsstruktur aufweisen. Man beobachtete z. B. gehäuft, dass Patienten einerseits eher still, aber andererseits besonders durch ihre Tüchtigkeit und zupackende Art auffielen. Mit Energie und Tatkraft ausgestattet, sind sie erfolgreiche Menschen, aber neigen nicht selten dazu, sich zu überfordern. Auffällig war, dass sie sich nach außen kaum aggressiv verhielten und eher als duldsam bezeichnet werden konnten. Einen interessanten Hinweis lieferten auch Begriffe, die die Kranken bemerkenswert häufig zur Beschreibung ihrer Leiden benutzten: Sie sprachen von Unbegreiflichem und Unfassbarem, wenn sie ihr Lebensschicksal beschrieben. Inwieweit diese Persönlichkeitsstrukturen tatsächlich Rheuma fördern können, ist nicht vollends bewiesen. Lohnenswert ist es allerdings in jedem Fall, darüber nachzudenken, welche Belastungen man

Es lohnt sich auf jeden Fall, über den Zusammenhang von Körper und Seele und die entsprechenden Wechselwirkungen nachzudenken.

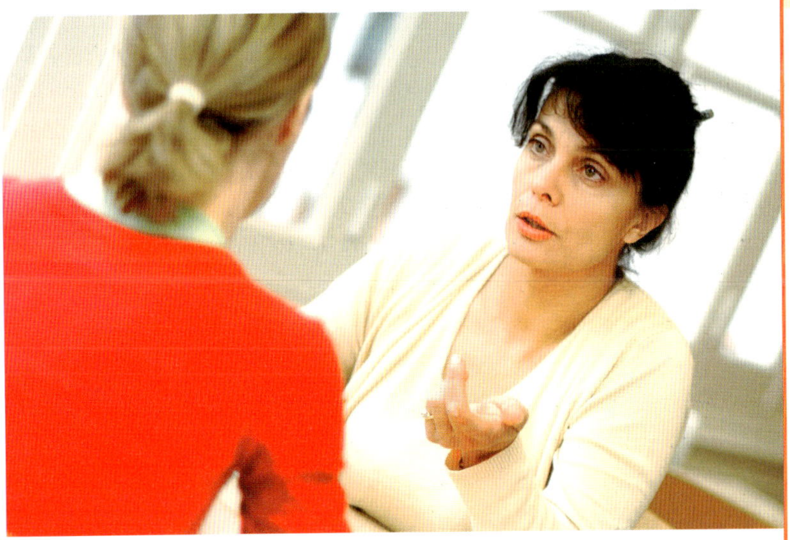

Gerade für eine Psychotherapie sollten Sie sich Ihren Behandler besonders sorgfältig auswählen. Erfolg haben kann sie nur, wenn Sie sich dort gut aufgehoben fühlen.

in seinem Leben vielleicht abbauen kann und ob es nicht einen positiven Effekt hat, wenn man in Zukunft einmal mehr Nein statt Ja sagt und Wichtiges von Unwichtigem besser unterscheidet, unnötigen Ballast abwirft.

Zu selten wird bei der Rheumatherapie daran gedacht, dass Antidepressiva wegen ihrer stimmungsaufhellenden und angstlösenden Wirkung einen schmerzlindernden Effekt haben und sich, wenn sie optimal dosiert eingenommen werden, auch positiv auf den Allgemeinzustand auswirken. Winken Sie also nicht gleich ab, wenn der Arzt Sie auf diese Möglichkeit anspricht.

Freude gegen die Angst

Rheuma macht Angst, wie jede chronische Krankheit. Die Beeinträchtigung der Geh- und Greifwerkzeuge ruft oftmals Existenzängste hervor. Die sichtbaren Veränderungen, die am Körper zu beobachten sind, steigern dieses Gefühl noch weiter. Oft sind es auch Schuldgefühle, die einen quälen. Die Angst erhöht die Muskelanspannung.

Wer immer in Angst vor neuen Schmerzattacken lebt, verspannt sich noch zusätzlich. Der Körper ist in ständiger Alarmbereitschaft und umso empfänglicher für den Schmerz. Das ist ein Teufelskreis: Die Erinnerung an vergangene Schmerzen schafft Angst vor neuen und begünstigt diese dadurch. Schlimmer noch: Auch das Schmerzempfinden wird so erhöht.

Dem kann man entgegenwirken, indem man versucht, diese innere Anspannung und Angst durch Ablenkung oder bewusstes Auseinandersetzen damit zu reduzieren. Unter Umständen schafft man das nicht allein und braucht professionelle Hilfe. Für manche ist das eine große Überwindung, doch es lohnt sich. Die Psychotherapie kann helfen, neue Wege aufzuzeigen, um eine neue Sicht der Dinge zu gewinnen und besser mit den Anforderungen des Lebens allgemein und der Krankheit im Besonderen umzugehen.

Am besten geeignet sind eine Gesprächs- oder Verhaltenstherapie. Natürlich wird dadurch Ihr Rheumaproblem nicht gelöst, aber dessen Verlauf lässt sich bestimmt günstig beeinflussen bzw. Ihre Einstellung der Krankheit gegenüber entscheidend verbessern.

Wer ist auf diese Behandlung spezialisiert?

Es besteht einerseits die Möglichkeit, sich an einen psychologischen Psychotherapeuten zu wenden. Es gibt aber auch Heilpraktiker mit Zulassung für Psychotherapie sowie Ärzte, die die Zusatzbezeichnung »Psychotherapeut« tragen. Ihre Krankenkasse oder ein Blick in die Gelben Seiten können Ihnen hier weiterhelfen. Der Vorteil, wenn Sie sich an einen Mediziner wenden: Er kennt beide Seiten und weiß um die körperlichen Auswirkungen Ihrer Erkrankung. Egal, wem Sie sich anvertrauen: Gerade bei der Psychotherapie muss die Chemie zwischen Patient und Therapeut stimmen. Vereinbaren Sie also gegebenenfalls verschiedene Informationsgespräche, um denjenigen Therapeuten zu finden, bei dem Sie sich am besten aufgehoben fühlen.

Alles, was der Mensch tut und womit er sich umgibt, kann sich auf das Gleichgewicht von Chi auswirken – selbst das Wetter, aber auch zwischenmenschliche Beziehungen und die Ernährung.

Alternative Methoden

Traditionelle chinesische Medizin

Im Gegensatz zu der westlichen Schulmedizin, die sich als somatische, also auf den Körper bezogene Wissenschaft versteht, kann man die traditionelle chinesische Medizin (TCM) als funktionale Wissenschaft bezeichnen: Sie richtet ihr Augenmerk nicht allein auf den Körper als stoffliches Gebilde, sondern begreift seinen Organismus und seine Funktionen als energetisches Gefüge.

In diesem fließen die Energien Yin und Yang, zwei einander ergänzende Prinzipien, wie Flüsse durch eine Landschaft. Diese beiden Lebensflüsse müssen im Gleichgewicht sein, damit die Lebenskraft Qi oder Chi frei durch die Meridiane (Lebensadern) und damit den gesamten Körper fließen kann. Ist das der Fall, ist der Mensch gesund. Jede dieser Bahnen oder Leitlinien ist mit einem Organ und seiner Aufgabe im Körper verbunden.

Durch äußere Einwirkungen auf die Meridiane können demnach auch innere Organe beeinflusst werden. Krank wird ein Mensch nach chinesischer Auffassung, wenn Chi nicht ungehindert fließen kann und Yin und Yang im Ungleichgewicht sind. Dies kann geschehen, wenn die Meridiane blockiert sind oder Chi nur träge fließt.

Auch bei der TCM stehen zur Diagnosefindung ein ausführliches Gespräch und das Betasten des kranken Körpers im Vordergrund. Den Mittelpunkt bilden hier Zungendiagnostik und das Pulsfühlen. Doch gibt es nicht wie in der westlichen Medizin lediglich einen regelmäßigen oder unregelmäßigen, einen schwachen oder normalen Pulsschlag, sondern eine Vielzahl unterschiedlicher Pulsqualitäten, die hier nicht alle genannt werden können. Der TCM-Arzt kennt 28 klassische Pulsarten. So gibt es beispielsweise den leeren bzw. den vollen Puls, den tiefen versus den oberflächlichen oder auch den feinen und groben Puls.

Die Heilmethoden der TCM sind vielfältig. U. a. gehören Kräutermedizin, Ernährungsumstellung, Akupunktur und Akupressur, Heilatmen, Massagen sowie Körperübungen wie Qi Gong und Tai Chi dazu. Wir wollen hier die Atemtherapie und die Massage noch ein wenig näher beleuchten.

Für mehr Informationen:
AFA – Arbeits- und Forschungsgemeinschaft Atempflege e. V.
Wartburgstraße 41
10823 Berlin
Tel.: 0 30/3 95 38 60
Fax: 0 30/3 95 38 23

Atmen – Zugang zur Seele

Obwohl – oder vielleicht sogar gerade weil – Atmen eine unbewusste und selbstverständliche Körperfunktion ist, atmen sehr viele Menschen falsch, d. h. zu schnell und zu flach. Die meisten bedienen sich der Brustatmung, wobei sich der Brustkorb beim Einatmen leicht hebt. Tiefer und gesünder ist allerdings die Bauchatmung. Hierbei atmet man in das Zwerchfell hinein, und der Bauch wölbt sich beim Einatmen. Das bringt mehr Luft bzw. Sauerstoff in die Lunge. Die Chinesen sagen: Die Atmung ist der Zugang zur Seele. Jeder weiß, dass etwas nicht stimmt, wenn uns der Atem beispielsweise stockt, wenn wir schnell und flach Luft holen, fast hecheln oder uns das Atmen schlicht schwer fällt. Körperliche und seelische Spannungen wirken sich auf die Atmung und damit auf die Befindlichkeit aus – und umgekehrt. Falsches Atmen hat also wiederum auf den ganzen Körper Einfluss und verändert Körperhaltung sowie Muskelspannung.

Eine bewusste förderliche Atmung kann demnach den Teufelskreis durchbrechen und Spannungen abbauen. Die Atemtherapie kann helfen, sich körperlich und seelisch wieder zu regenerieren, was sich immer positiv auf unser Wohlbefinden auswirkt.

Natürlich ist auch diese Therapie kein Wundermittel; sie kann z. B. keine ansteckenden oder schweren chronischen Krankheiten heilen. Jedoch kann man mit Hilfe des Heilatmens lernen, Funktionen des Körpers und der inneren Organe bewusst positiv zu beeinflussen.

Während der Therapie werden also spezielle Atemtechniken erlernt, die allerdings nicht einfach Ein- und Ausatmen beinhalten. Jede Übung beginnt mit einem ausgedehnten Entspannungstraining. Das ist für hektische und ewig gestresste Menschen besonders wichtig. Sie müssen ganz bewusst und manchmal durch langes Training wieder zum Sich-entspannen-Können hingeführt werden. Bei den Atemübungen werden danach der ganze Körper und das gesamte Bewusstsein mit in den Vorgang einbezogen.

Auch hier finden Sie gute Hilfe:
IPG – Institut für Psychotonik Glaser
Deutschherrnpfad 14–20
66117 Saarbrücken
Tel.: 06 81/5 89 83 60
Fax: 06 81/5 89 83 60
www.psychotonik.de

Effekte der Heilatmung

Erst wenn man die innere Ruhe gefunden hat, wird zu den eigentlichen Übungen übergegangen. Wie schon gesagt: Der Patient lernt bei der Heilatmung letztendlich, selbst heilsamen Einfluss auf seine Beschwerden zu nehmen. Die Atemtechniken z. B. kann jeder, hat er sie einmal erlernt und verinnerlicht, allein zu Hause üben. Der Arzt ist also eher ein Trainer, der den Patienten auf den eigenen Weg zur Heilung schickt. Wichtig ist, dass Sie – wollen Sie sich auf TCM einlassen – offen für die fremd erscheinenden Prinzipien sind. Allerdings bleiben auch bei überzeugten Anhängern die chinesischen Techniken manchmal ohne Erfolg. Sie brauchen Geduld und Zeit.

Massagen der TCM

Massage ist wie die Atemtherapie in erster Linie eine Methode, um zu entspannen und verspannte Körperpartien zu lockern bzw. Blockaden zu lösen. Die chinesische Tuina-Massage beispielsweise wird häufig eingesetzt, um dem Patienten zu helfen, den täglichen Stress besser zu bewältigen. Stress ist der größte Entspannungskiller und stört fast immer das körperliche und seelische Gleichgewicht. Kann er einem nicht mehr so schnell etwas anhaben, hat man schon sehr viel gewonnen. Diese Massagetechnik kann auch prophylaktisch eingesetzt werden, u. a. um die Abwehrkräfte des Körpers zu stärken. Auch hier ist der Therapeut wieder Trainer, der Sie zu einer effektiven Selbstmassage anleitet.

Für die vorbeugende Selbstmassage wurden von den chinesischen Ärzten schon vor vielen Jahrhunderten sechs Grundgriffe erarbeitet: An (Drücken), Mo (Streichen), Tui (Schieben), Na (Zwicken bzw. Kneten), Rou (Reiben bzw. Friktieren) und Yao (Kreisen, passive Bewegungen).

Bei chronischen Krankheiten wie Rheuma kann man auch von dieser Methode keine Wunder erwarten, aber sie kann zumindest einer Verschlechterung des Krankheitszustands entgegenwirken, die Krankheitssymptome also lindern. Grundvoraussetzung dafür ist allerdings eine regelmäßige und fortlaufende Anwendung.

Wie kann TCM bei Rheuma helfen?

Sowohl Atmen als auch Massage können bei Verspannungen und Schmerzen im Rücken, Nacken, Schulter- und Lendenbereich, bei Ischiasschmerzen und Gelenkbeschwerden Linderung verschaffen. Doch besonders beim Weichteilrheuma, der Fibromyalgie, ist TCM für manche eine echte Alternative zur Schulmedizin, da diese oft nicht befriedigend helfen kann.

In der chinesischen Medizin nimmt man an, dass diese Erkrankung daher rührt, dass der Organismus einen Angriff, meist einen Infekt, nicht erfolgreich überstanden hat. Fibromyalgie beruht ihr zufolge auf Fehlentwicklungen der immunologischen Steuerung. Bei der Behandlung muss vor allem die Krankengeschichte eingehend unter die Lupe genommen werden, denn jeder Infekt – auch wenn er noch so lange zurückliegt – kann von Bedeutung sein.
Genauso verschieden wie jede Krankengeschichte ist, genauso individuell werden Arzneien aus Kräutern eingesetzt. Eine solche Arznei soll den alten Infekt – die Ursache für Fibromyalgie – wieder aktualisieren, damit der Patient ihn und mit ihm die Erkrankung eliminieren kann. Er erlangt also durch die Therapie die Fähigkeit zur besseren Selbstheilung. Arzneien aus Kräutern oder tierischen Substanzen werden auch bei anderen Krankheitsbildern eingesetzt.

Wer ist auf diese Behandlung spezialisiert?

Anders als in China, wo fast jedes Krankenhaus eine eigene TCM-Abteilung hat, traut man in Europa bekanntermaßen immer noch der Schulmedizin mehr als einer Kombination aus westlichem und östlichem Heilwissen. Dennoch haben sich die Vorzüge der chinesischen Medizin auch schon bei uns herumgesprochen.
In Europa wird bei Störungen und Schmerzen des Bewegungsapparats gerne die Akupunktur herangezogen. Sogar die Krankenkassen haben sich im Lauf der Zeit überzeugen lassen und übernehmen in diesen Fällen vielfach die Kosten der Behandlung teilweise oder sogar vollständig.
Nur sehr wenige TCM-Ärzte in Deutschland haben die umfassende und aufwändige Ausbildung genossen, die in China Standard ist. Trotzdem gibt es auch in Deutschland gut ausgebildete Ärzte, die das Handwerk der traditionellen chinesischen Medizin verstehen.

Hier bekommen Sie weitere Informationen und eine Liste mit Therapeuten, die nach den Prinzipien der TCM arbeiten: Arbeitsgemeinschaft für Klassische Akupunktur und Traditionelle Chinesische Medizin e. V., Wisbacher Str. 1, 83435 Bad Reichenhall, Fax: 0 86 51/71 06 94, www.agtcm.de.

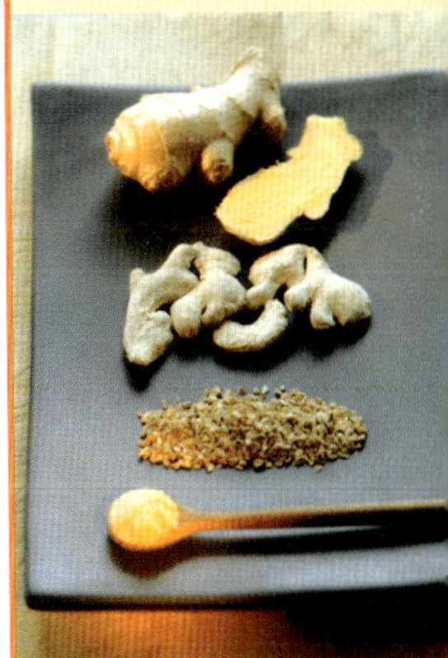

Erkundigen Sie sich genau nach Qualitätsnachweisen Ihres Behandlers!

Akupunktur

Die Akupunktur gehört zur traditionellen chinesischen Medizin. Das Stimulieren von Akupunkturpunkten zur Schmerzlinderung ist wahrscheinlich an die 4000 Jahre alt und damit die älteste und am weitesten verbreitete Heilmethode. Diese Therapie kommt aus China; ihre Wirksamkeit wird jedoch von Ärzten auf der ganzen Welt anerkannt. Bei der Akupunktur werden kleine, dünne Nadeln an bestimmten Punkten des Körpers in die Haut gestochen, wodurch sich bestehende Blockaden im Organismus lösen sollen. Diese Punkte liegen auf Linien entlang des Körpers, die in Beziehung zu bestimmten inneren Organen stehen. Man nennt die Linien Meridiane, und in ihnen fließt nach chinesischem Glauben die zweigeteilte Lebensenergie: Yin und Yang.

Wenn diese beiden Kräfte aus dem Gleichgewicht kommen, können Körper und Seele erkranken. Die Akupunktur will Yin und Yang wieder ins Gleichgewicht bringen, sodass die Lebenskraft Chi ungehindert durch den Körper fließen kann. Damit trägt sie dazu bei, den Menschen in einen gesunden und glücklichen Zustand zurückzuführen. Chi ist durch die Nadelung während einer Akupunkturtherapie dadurch zu erfahren, dass ein elektrisierendes Kribbeln an den Stellen zu spüren ist, die mit Hilfe der Nadeln stimuliert werden.

Bei entzündlichen Gelenkerkrankungen ist von Akupunktur abzuraten, wenn eine akute Entzündung vorliegt, da sich ein Entzündungsschub durch die Therapie noch verschlimmern kann. Erfahrene Akupunkturtherapeuten nadeln also nicht in Bereichen, die aktuell entzündet sind.

Den Lebensfluss harmonisieren

Der Schmerz ist nach chinesischer Auffassung Ausdruck einer Blockade, die die Lebenskraft am harmonischen Fließen hindert. Die meisten Krankheiten beruhen demnach auf Störungen des Energieflusses. Neben einer Blockade kann auch entweder eine Überfülle oder eine Schwäche der Lebensenergie in den Organen und Meridianen vorliegen.

Dabei ist Rheuma den zugrunde liegenden Vorstellungen zufolge Ausdruck einer Schwäche des Chi. Viele Patienten empfinden während einer Akupunktursitzung ein Wegfließen des Schmerzes, der immer dumpfer wird.

Die Schulmedizin erklärt sich die Wirkung der Akupunktur so: Durch die Nadelstiche werden Schmerzrezeptoren gereizt. Dieser Reiz führt zu einer Rückantwort von Rückenmark und Großhirn, wodurch die Schmerzbahnen blockiert werden und sich so eine Schmerzlinderung einstellt. Gleichzeitig setzt der Körper morphinartige Substanzen, die so genannten Endorphine, frei, die den Schmerz ebenfalls abmildern. Daher wird Akupunktur im Westen fast ausschließlich zur Schmerztherapie eingesetzt.

Das Einstechen der dünnen Akupunkturnadeln verursacht kaum spürbare Pein. Sogar Kinder ab acht Jahren können mit Akupunktur behandelt werden. Dafür verwendet man spezielle, besonders dünne Nadeln.

Bei Kindern unter acht Jahren kommt der völlig schmerzfreie Akupunkturlaser zum Einsatz. Generell wird zwischen Ohr- und Körperakupunktur unterschieden.

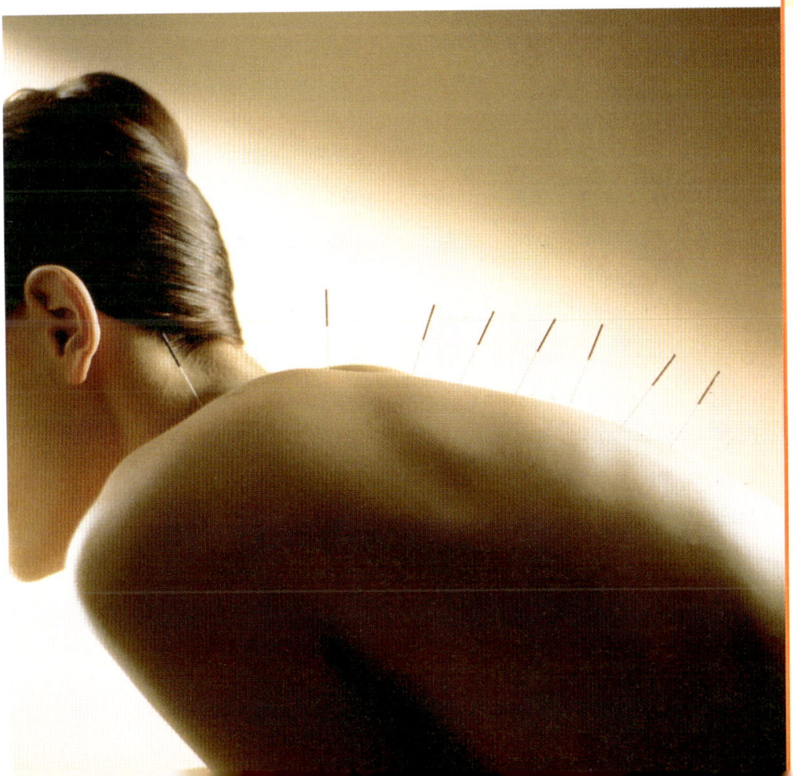

Für die Akupunktur setzen europäische Ärzte heute meist biegsame Stahlnadeln ein. Ihre Dicke variiert zwischen zwei und vier Zehntel Millimeter, ihre Länge zwischen einem Zentimeter und 20 Zentimetern.

Wie kann Akupunktur bei Rheuma helfen?

Akupunktur wird vorwiegend zur Schmerzlinderung eingesetzt und zeigt hier auch einige Wirkung. Dabei ist es nicht wichtig, welche Art von Rheuma Sie plagt oder in welchem Krankheitsstadium Sie sich befinden. Bedenken Sie: Ihre Schmerzen können besser gelindert werden, wenn Sie der Methode und der Philosophie, die dahinter steht, vertrauen können. Setzen Sie sich aber nicht unter Druck, sondern suchen Sie nach der Methode, die Ihnen schlüssig vorkommt. Es spricht auch nichts dagegen, bestimmte Wege einfach auszuprobieren. Informieren Sie sich über die unterschiedlichen Methoden, es gibt viele Bücher dazu.

Die Akupunktur hat besonders bei nichtentzündlichen Rheumaerkrankungen der Wirbelsäule, der Gelenke und der Weichteile beachtliche Erfolge erzielt. Sie verschafft hier vielfach Erleichterung, weil sie Verspannungen löst und Schmerzen lindert.

Über die Grenzen der Akupunktur müssen sich jedoch sowohl Therapeut als auch Patient im Klaren sein: So wenig die Akupunktur Gallen- oder Nierensteine auflösen kann, so wenig vermag sie auch Knochenbrüche oder zerstörte Gelenke zu heilen.

Weitere Informationen sowie Adresslisten bekommen Sie bei der Deutschen Akademie für Akupunktur und Aurikulomedizin, Oselstr. 25a, 81245 München (www.akupunktur-information.de), und bei der Europäischen Akademie für Traditionelle Chinesische Medizin e. V. (EATCM; www.chinesische-akupunktur.de).

Wer ist auf diese Behandlung spezialisiert?

Wie bei allen anderen Therapien auch ist hier wieder besonders darauf zu achten, sich von einem praktisch sehr gut ausgebildeten Therapeuten behandeln zu lassen. Bei Akupunkturtherapeuten erkennt man ihre Erfahrung an dem so genannten B-Diplom, das erst dann vergeben wird, wenn der Arzt 350 Stunden Akupunkturausbildung hinter sich hat.

Der A-Schein bedeutet, dass er lediglich 140 Stunden Ausbildung genossen hat. Die Akupunkturgesellschaften in Deutschland halten den A-Schein für nicht ausreichend; also suchen Sie möglichst einen

Therapeuten, der ein B-Diplom besitzt. Und nicht vergessen: Fragen Sie bei Ihrer Krankenkasse nach, ob die Kosten der Behandlung übernommen bzw. zum Teil erstattet werden.

Homöopathie

Dieses Naturheilverfahren gilt als in sich abgeschlossenes Medizinsystem, das seine weit über 2000 Arzneimittel aus natürlichen Ingredienzen von Tieren, Pflanzen und Mineralien herstellt. Die Heilwirkungen, die einer homöopathischen Behandlung nachgesagt werden, sind nicht durch naturwissenschaftlich fundierte Studien bewiesen. Der deutsche Arzt Samuel Hahnemann (1755–1843) gilt als Begründer der homöopathischen Lehre. Ausgangspunkt für seine Theorie war der so genannte Chinarindenversuch: Hahnemann stellte bei einem Selbstversuch fest, dass das Malariamittel bei ihm fiebrige Symptome verursacht. Seine Schlussfolgerung verallgemeinerte er folgendermaßen: Ein wirksames Heilmittel verursacht bei gesunden Menschen ähnliche Symptome wie die Krankheit, gegen die es sich richtet. Der Grundsatz von Hahnemanns Lehre musste also lauten: Ähnliches kann durch Ähnliches geheilt werden. Diese Ähnlichkeitsregel ist einer der Kernpunkte der Theorie und gab der Homöopathie (griechisch: »ähnliches Leiden«) ihren Namen. Hahnemanns Versuch konnte allerdings unter wissenschaftlich einwandfreien Bedingungen nie erfolgreich wiederholt werden.

Kaum ein Heilverfahren ist so sehr in der Diskussion wie die Homöopathie. Umfangreiches Informationsmaterial erhalten Sie bei: Deutsche Gesellschaft für Klassische Homöopathie e. V., Edelweißstraße 11, 81541 München, Tel.: 0 89/62 00 13 05, Fax: 0 89/6 92 97 62.

Homöopathische Heilmittel

Die Arzneimittel der Homöopathie werden in Milchzuckerkügelchen, Tablettenform, als Pulver oder als Alkoholtinkturen verabreicht. Eigenartig ist die Zubereitung dieser Medikamente, denn die Grundstoffe werden zunächst bis zu 30-mal verdünnt. Dann werden Auszüge daraus in einer Mischung aus Alkohol und Wasser aufgelöst, nach zwei bis vier Wochen gefiltert und abgefüllt. Diese so genannte Urtinktur wird nun immer weiter verdünnt, da die Homöopathen annehmen, dass nicht die Inhaltsstoffe der Arzneien wirken, sondern deren Energie. Die Präparate sollen sogar umso besser wirken, je weniger Wirkstoffe enthalten sind.

Während der Herstellung werden die Mittel immer wieder geschüttelt, da dadurch die Energie der Heilpflanzen besser freigesetzt werden soll. Und in der Tat lassen sich in wissenschaftlichen Studien keinerlei Moleküle der Ursubstanz mehr nachweisen.

Versuchen Sie nicht, nach Lektüre eines Ratgebers homöopathische Mittel selbst anzuwenden. Auch wenn die Behandlung weniger Risiken in sich bergen mag als eine schulmedizinische Therapie – eine unprofessionelle Anwendung schadet meist mehr, als sie nützt.

Wie kann Homöopathie bei Rheuma helfen?

Trotz vieler Untersuchungen konnte das zugrunde liegende physikalische Prinzip, wonach Homöopathika wirken, bislang nicht identifiziert werden. Deshalb halten die meisten Schulmediziner die Wirkung dieser Mittel allenfalls für einen Plazeboeffekt – für eine Wirkung, die der positiven Einstellung des Patienten und seinem Glauben an die Wirkung des Präparats entspringt. Auch das allein wäre aber schon ein Erfolg. Daher kann der Versuch, einem Rheumakranken mit homöopathischen Mitteln Linderung zu verschaffen, nicht schaden – gesetzt den Fall, die Homöopathie wird ergänzend zu anderen Behandlungen und nicht als ihr Ersatz angewendet!

Wie bei den meisten alternativen Therapien wird der Mensch auch bei der homöopathischen Behandlung als Ganzes gesehen; so werden neben der Einnahme des homöopathischen Mittels auch Tipps zur Ernährung gegeben. Patienten, die an einer Arthritis leiden, rät man häufig zu einer eher basischen Ernährung. Basische Lebensmittel sind vor allen Dingen Obst und Gemüse, während z. B. Fleisch und Käse eher säurebildend sind. Versuchen Sie also, Ihren Menüplan vor allem auf pflanzliche Nahrungsmittel und weniger auf Fleisch- und

Wurstwaren sowie fette Milchprodukte auszurichten. Das Therapeutikum wird je nach Patient und individuellem Krankheitsbild ausgesucht und zusammengestellt. Zu den bekanntesten Mitteln bei der Behandlung von Arthritisformen gehören Rhustox, Bryonie, Arnika und Ledum.

Wer ist auf diese Behandlung spezialisiert?

Wenn Sie sich für eine homöopathische Behandlung entscheiden, sollten Sie einen gut ausgebildeten Heilpraktiker aufsuchen. Bevor ein homöopathisch arbeitender Therapeut ein Medikament auswählt, wird er sich viel Zeit für ein ausführliches Gespräch mit Ihnen nehmen. Er möchte auf diese Weise ein möglichst vollständiges Bild von seinem Patienten bekommen.

Er lässt sich dabei nicht nur die Krankheitssymptome schildern, sondern achtet auch auf die körperliche und seelische Verfassung. Der homöopathische Therapeut fragt daher auch besonders intensiv nach seelischen Symptomen des Patienten, nach seinen Gemütsregungen. Denn nach homöopathischer Auffassung können negative Gefühle wie Eifersucht oder Rache auch negative körperliche Reaktionen auslösen. Wenn es um die körperlichen Symptome geht, interessiert den Homöopathen vor allen Dingen die Qualität der Beschwerden, beispielsweise ob es sich um einen stechenden, hämmernden oder klopfenden Schmerz handelt. Auch die Reaktionen auf Umwelteinflüsse sind wichtig und belegen individuelle Besonderheiten des Patienten.

Weitere Informationen erhalten Sie unter www.homoeopathie.de und bei folgender Gesellschaft:
Deutscher Zentralverein der homöopathischen Ärzte e. V., Am Hofgarten 5, 53113 Bonn, Tel.: 02 28/63 92 30, Fax: 0228/63 92 70.

Pflanzenheilkunde

Um die heilende Wirkung vieler Pflanzen weiß man schon sehr lange. Bereits vor einigen tausend Jahren entwickelten chinesische Mediziner zahlreiche Therapieformen auf Pflanzenbasis. Auch heute greift man bei vielen Naturvölkern und in der Volksmedizin auf pflanzliche Wirkstoffe zurück.

Das Wissen um die Heilkraft von Pflanzen basiert auf Erfahrungen, die von Generation zu Generation weitergegeben wurden, und ist über die Jahrtausende gewachsen. Allerdings wusste man lange nicht, worin im Einzelnen diese Wirksamkeit bestand und warum bestimmte Krankheiten auf bestimmte Pflanzen ansprechen. Das Wissen um ihre Wirksamkeit war allein auf Beobachtung gegründet, es gab also keine systematischen wissenschaftlichen Untersuchungen. Die Fähigkeit, im Lauf der Jahrzehnte immer wirksamere Arzneimittel synthetisch herzustellen, die gezielt gegen einzelne Symptome einsetzbar waren, drängte die Pflanzenheilkunde im 20. Jahrhundert ins Abseits. Mittlerweile ist das anders. Man weiß heute schon sehr viel besser, welche Bestandteile der Pflanzen Heilwirkungen haben. Die Zeiten, in denen Pflanzenpräparate oft als Plazebos belächelt wurden, sind

Heilpflanzen müssen stets von bester Qualität sein. Wenn Sie selbst sammeln wollen, lassen Sie die Ernte von einem Fachmann überprüfen.

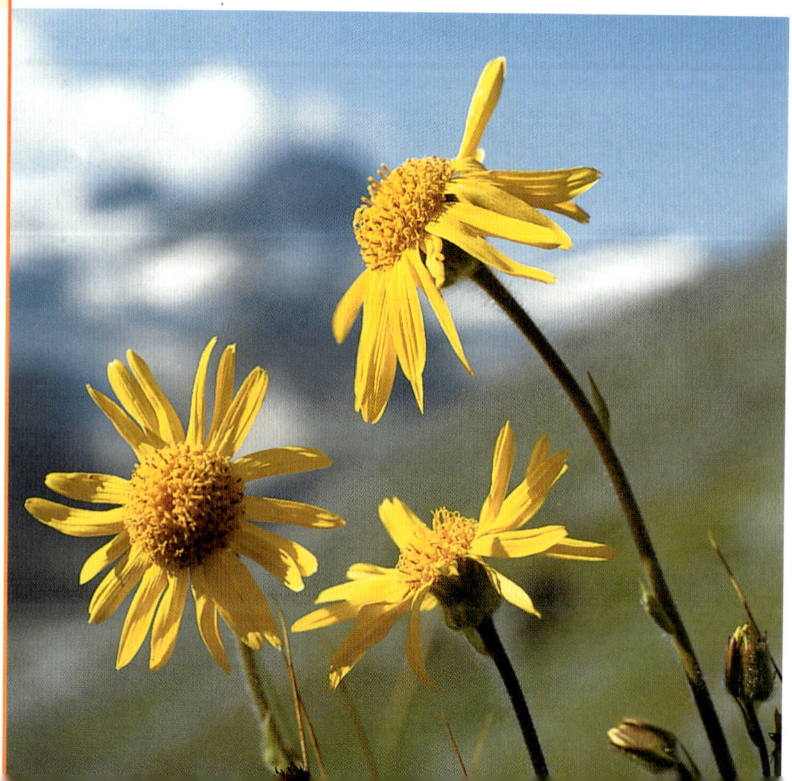

Die von Mai bis August blühende Arnika ist eine sehr alte Heilpflanze, die auch Rheumatikern gute Dienste leisten kann.

vorbei. Im Gegenteil: Viele Schulmediziner greifen heute auf Naturheilmittel zurück, um die Beschwerden ihrer Patienten zu lindern, sofern es sich um leichte Probleme handelt, oder sie wählen die Phytotherapie als Ergänzung zur schulmedizinischen Vorgehensweise. Pflanzenheilmittel wirken in der Regel nicht so gezielt wie synthetische Medizin. Sie haben meist ein sehr weites Wirkungsspektrum. Und: Man muss auch ein bisschen Geduld aufbringen, denn Pflanzentherapie bedeutet Langzeittherapie. Auf schnelle Erfolge hofft man vergebens.
Sie hat aber auch einen klaren Vorteil: Richtig dosiert und eingesetzt, sind die Nebenwirkungen meist wesentlich geringer als bei synthetischen Medikamenten, auch wenn sie nicht immer völlig auszuschließen sind. Ihre Verträglichkeit macht sie insbesondere für chronische Erkrankungen interessant, bei denen Patienten über lange Zeit behandelt werden müssen.

1928 beobachtete Alexander Fleming, dass verschiedene Schimmelpilzarten Antibiotika produzierten, die Wundbakterien abtöten konnten. Die Biologie hat durch diese Erkenntnis die Schulmedizin entscheidend beeinflusst.

Wie kann Pflanzenheilkunde bei Rheuma helfen?

Rheuma begleitet einen in der Regel ein Leben lang. Umso wichtiger ist es, dass die Therapie möglichst verträglich ist. Pflanzliche Wirkstoffe bieten hier eine gute Möglichkeit, die medikamentöse Rheumatherapie auf schonende Weise zu unterstützen. Zwar brauchen die Wirkstoffe meist eine gewisse Anlaufzeit, bis sich ihre Wirkung entfaltet, aber ihre Nebenwirkungen sind relativ gering, sodass sich ihre Kraft voll ausnutzen lässt.
Pflanzenheilmittel können – ebenso wenig wie jedes andere Medikament – Rheumaerkrankungen nicht heilen. Sie können aber möglicherweise dafür sorgen, dass die Dosis bestimmter schulmedizinischer Medikamente herabgesetzt werden kann. Die Nebenwirkungen werden so insgesamt reduziert, und Sie können ein Stück Lebensqualität zurückgewinnen.

Bewährte Pflanzen bei Rheuma

▸ *Arnika* wird traditionell zur Behandlung von Muskel- und Gelenkschmerzen sowie bei rheumatischen Beschwerden eingesetzt. Sie wirkt entzündungshemmend und schmerzstillend. Mit dem aus der Pflanze zubereiteten Tee oder einer wasserverdünnten Tinktur wird ein Tuch oder eine andere saugfähige Auflage getränkt und auf die betroffene Stelle gelegt. Es gibt aber auch Fertigpräparate zum Einreiben. Da Arnika toxische (also giftige) Bestandteile enthält, darf sie nur äußerlich angewendet werden.

▸ *Beinwell* wirkt ebenfalls entzündungshemmend und schmerzstillend. Darüber hinaus ist er durchblutungsfördernd und hilft bei der Geweberegeneration. Beinwell wird bei Prellungen, Zerrungen, Verstauchungen und bei Rheumaerkrankungen eingesetzt. Auch Beinwell enthält toxische Stoffe und darf nur äußerlich in Form von Salben und Umschlägen aufgebracht werden. Die Behandlung mit Beinwell sollte nicht länger als vier bis sechs Wochen erfolgen.

▸ *Birke* kann innerlich und äußerlich angewendet werden. Es gibt sowohl Tees und Säfte als auch Tropfen und Kapseln mit ihrem Wirkstoff. Birke wirkt vor allem harntreibend und blutreinigend. Ihre Heilkräfte bei Rheuma und besonders bei Gicht könnten also auf einer Ausschwemmung entzündungsfördernder Stoffe beruhen.

▸ *Brennnessel* ist für die innerliche wie äußerliche Anwendung geeignet. Wie die Birke wirkt sie harntreibend. Sie besitzt aber auch entzündungshemmende Substanzen. Die Behandlung bei rheumatischen Beschwerden lindert Schmerzen und kann so für mehr Beweglichkeit sorgen. Brennnesseltees sowie Teemischungen mit Brennnessel gibt es in jedem besser sortierten Supermarkt zu kaufen. Brennnesselextrakte erhält man in der Apotheke.

▸ *Goldrute* wirkt krampflösend und entzündungshemmend. Die Wirksamkeit bei rheumatischen Erkrankungen ist noch nicht hinreichend

Darreichungsformen von Heilkräutern:

- Aufguss
- Abkochung
- Kaltauszug
- Kombinierte Verfahren
- Spirituöse Auszüge
- Presssaft
- Pulver
- Badezusätze
- Medizinalweine
- Umschläge

erforscht. Goldrute wird aber aufgrund von guten Erfahrungen von etlichen Rheumatikern geschätzt. Vielleicht reicht diese Tatsache aus, um es einmal damit zu versuchen. Sie wird innerlich in Form von Tee angewandt.

- *Heublumen* wirken schmerzlindernd und entkrampfend. Sie steigern zudem die Durchblutung. Heublumen werden äußerlich in Form von Auflagen oder Kompressen eingesetzt. Aber auch als Aufguss für Bäder entfalten sie ihre Wirkung.
- *Ingwer*, auch als Medikament gegen Reiseübelkeit bekannt, wirkt entzündungshemmend und findet bei Kopfschmerzen und rheumatischen Gelenkbeschwerden Anwendung. Es gibt allerdings kaum wissenschaftliche Belege dafür, und das Wissen um seine Wirksamkeit beruht in erster Linie auf Erfahrungen. Ingwer wird innerlich, z. B. in Form von Tees, eingenommen. Es gibt aber auch Fertigpräparate in Pulverform zu kaufen. Zudem kann Ingwer auch in zahlreichen Speisen als Gewürz eingesetzt werden.
- *Johannisbeeren* werden traditionell auch bei rheumatischen Erkrankungen eingesetzt. Bei einer Langzeittherapie mit Johannisbeerblättern sollen Schmerzen deutlich zurückgehen, so berichten viele Rheumabetroffene. Allerdings: Wissenschaftliche Belege hierfür liegen nicht vor.
- *Mädesüß* wirkt schweiß- und harntreibend und wird innerlich in Form von Tee auch bei rheumatischen Beschwerden eingesetzt. Die leicht antirheumatische Wirkung ist möglicherweise auf den Salizylaldehydgehalt der Pflanze zurückzuführen.
- *Teufelskralle* hat eine entzündungshemmende und schwach schmerzstillende Wirkung und ist bei der pflanzenheilkundlichen Behandlung von Rheuma fast schon ein Klassiker. Teufelskralle gibt es in Form von Tees, Tabletten, Tinkturen und Salben für die äußerliche und innerliche Anwendung.

Wenn Sie sich Kenntnisse über Heilpflanzen aneignen möchten: Es gibt ausgebildete Heilpflanzenführer, bei denen Sie den richtigen Umgang mit heilenden Pflanzen erlernen können.

Wer ist auf diese Behandlung spezialisiert?

Wenn Sie pflanzliche Produkte zur Unterstützung Ihrer Therapie ausprobieren möchten, sollten Sie sich in jedem Fall an Ihren Arzt oder an einen darauf spezialisierten Heilpraktiker wenden. Die Einnahme zusätzlicher Mittel beeinflusst aber immer auch die Basistherapie. Unterschätzen Sie also keinesfalls die Wirkung dieser Pflanzenpräparate; die so genannten Phytotherapeutika können nämlich sehr wohl Nebenwirkungen haben. Ein falscher Gebrauch kann unter Umständen mehr Schaden als Nutzen bringen.

Viele Allgemeinmediziner und Fachärzte haben sich mittlerweile auf dem Gebiet der Pflanzenheilkunde fortgebildet und können Sie beraten, ob und welche Mittel für Sie infrage kommen.

Pflanzen für die eigene Zubereitung zu sammeln, ist nur dann zu empfehlen, wenn Sie über sehr fundierte Kenntnisse verfügen. Manche Pflanzen sind sich zum Verwechseln ähnlich, haben aber sehr unterschiedliche Wirkungen, was fatale Folgen haben kann.

Wer sich näher für Aromatherapie interessiert, kann spezielle Seminare besuchen, die Kenntnisse der Naturheilkunde, Aroma- und Bach-Blüten-Therapie vermitteln. Dafür benötigen Sie keinerlei medizinische oder heilpraktische Vorkenntnisse. Mehr Informationen dazu erhalten Sie u. a. unter www.sanfte-therapien.de.

Aromatherapie

Duftende Pflanzenstoffe in Ölen und Salben werden schon seit Jahrtausenden zu Heilzwecken verwendet. Schon die Kulturen des Altertums kannten Räucherbäder mit bestimmten Gräsern, Harzen, Früchten und Rinden. Erst um 1000 n. Chr. wurde dann die Destillation von Wirkstoffen erfunden. Die Aromatherapie als Begriff hat der französische Chemiker Maurice Gattefosse Anfang des 20. Jahrhunderts geprägt. Mit dem Begriff der Aromatherapie, den er 1936 als Titel für ein Buch verwendete, gab er der Behandlung mit duftenden Pflanzenstoffen die heute übliche Bezeichnung. Inzwischen ist Gattefosses Heimatort Grasse im Süden von Frankreich zu einem großen und bedeutenden Handelszentrum für ätherische Öle geworden.

Heute werden in der Aromatherapie 150 Essenzen verwendet, die alle einen eigenen Geruch haben und denen jeweils eine spezifische Heileigenschaft nachgesagt wird. Die Duftmoleküle gelangen – wenn sie beispielsweise einmassiert werden oder als Zusatz ins Badewasser kommen – über die Haut in die Blutbahn und über die Nase ins Gehirn, genauer gesagt in das limbische System. Dieser Teil des Gehirns ist für Stimmungen und Gefühle zuständig und kann so durch die passenden Öle positiv beeinflusst werden – und zwar in Bruchteilen von Sekunden.

Wie kann Aromatherapie bei Rheuma helfen?

Ätherische Öle können eingenommen, äußerlich eingerieben oder als Kompresse aufgetragen, aus einem Dampfbad, dem Zusatz eines Massageöls oder über die Aromalampe inhaliert, kosmetisch eingesetzt und beim Kochen verwendet werden.

Angenehme Düfte haben eine allgemein entspannende Wirkung und fördern das Wohlbefinden. So kann schon das Verdampfen in der Aromalampe von kranken Menschen als ausgesprochen angenehm empfunden werden. Massagen mit ätherischen Ölen können wie andere Massagen auch Verspannungen und Blockaden lösen und so Schmerzen lindern.

Bitte beachten Sie: Ätherische Öle dürfen niemals unverdünnt angewendet werden!

Bei der Aromatherapie zu beachten

Gewisse Öle haben Nebenwirkungen – sie reizen die Haut. Schwangere sollten besonders vorsichtig sein. Außerdem wird angeraten, bei der Behandlung von Kindern die Hälfte der für Erwachsene angegebenen Tropfenanzahl zu verwenden. Vor der eigentlichen Anwendung auf der Haut sollte mit einer kleinen Menge die Verträglichkeit getestet werden.

Bei rheumatischen Erkrankungen verspannen sich Muskeln infolge des Schmerzes sehr leicht; sie können durch eine belebende Massage wieder gelockert werden. Beschwerden bei Weichteilrheumatismus können ebenfalls gelindert werden.

Besonders gut eignen sich Behandlungen mit Eukalyptusöl, da dieses entzündungshemmend und schmerzlindernd wirkt. Zu empfehlen sind ebenfalls Anwendungen mit Lavendel-, Salbei-, Thymol- und Zimtpräparaten.

Besonders bei Arthritis können Geranienöl (aufmunternde Wirkung), Ingweröl (wärmend), Wacholderöl (hilft, Toxine zu entfernen) und Rosmarinöl (kreislaufanregend) nützlich sein (siehe dazu auch den Abschnitt zum Thema »Bäder« auf Seite 217ff.). Aromabäder, Inhalationen und Kompressen sind weitere gängige Anwendungen der Aromatherapie.

Rezept für ein warmes Rheumabad: 4 Tropfen Wacholder-, jeweils 3 Tropfen Lavendel- und Rosmarin- sowie 2 Tropfen Thymolöl, gemischt mit 10 Milliliter Basisöl (Mandel-, Macadamia- oder Jojobaöl) und 2 Esslöffeln Sahne oder Milch, ins Badewasser geben. Durch die Sahne oder Milch verteilt sich das Öl leichter im Wasser.

Wer ist auf diese Behandlung spezialisiert?

Die meisten Heilpraktiker verfügen über Kenntnisse zur Aromatherapie und wenden sie in Verbindung mit anderen Naturheilverfahren an. Mittlerweile sind sogar einige aromatherapeutische Anwendungen wissenschaftlich belegt und werden selbst in Kliniken als Ergänzung einer physikalischen Therapie eingesetzt.

Die orale Anwendung ätherischer Öle sollte ausschließlich durch Ärzte oder speziell ausgebildete Aromatherapeuten erfolgen, da nur sie die Öle in allen therapierelevanten und toxikologischen Aspekten genau kennen!

Massagen, Bäder und die Inhalation von ätherischen Ölen dagegen können selbstverständlich auch zu Hause durchgeführt werden. Allerdings sollten Sie darauf achten, dass Sie die Öle immer nur verdünnt einsetzen. Ignorieren Sie nicht die Empfehlungen auf den jeweiligen Verpackungen.

Pflanzenessenzen entfalten ihre Wirkung z. B. als Inhalation dann am besten, wenn die Konzentration so gewählt ist, dass man sie gerade eben noch riecht. Alles, was darüber hinausgeht, bringt keinen zusätzlichen positiven Effekt, sondern bewirkt eher das Gegenteil und verursacht leicht Kopfschmerzen.

Bach-Blüten-Therapie

Der walisische Arzt Edward Bach (1886–1936) war einer derjenigen, die die psychosomatische Medizin mit begründeten. Die Bach-Blüten-Therapie geht auf ihn zurück, aber Mechthild Scheffer hat diese alternative Heilmethode in den vergangenen 25 Jahren systematisch immer weiter ausgebaut.
Die Blüten werden größtenteils heute noch an den von Edward Bach festgelegten Fundorten in England gesammelt. Mit 38 speziell (homöopathieähnlich) aufbereiteten Blütenessenzen werden individuell auf den Patienten und seine Krankheit abgestimmte Mischungen zusammengestellt.

Institut für Bach-Blüten-Therapie, Forschung und Lehre, Postfach 202551, 20218 Hamburg, Tel.: 0 40/43 25 77 10, Fax: 0 40/43 52 53

Das Herstellen der Blütenessenzen

Noch heute produziert man die Essenzen nach Bachs Empfehlungen: Dabei werden die gepflückten Blüten in eine Schüssel mit Quellwasser gegeben, sodass sie auf der Wasseroberfläche liegen. Nun stellt man die Schüssel so lange in die Sonne, bis die Blüten zu welken beginnen, denn dadurch geben sie ihre Wirkstoffe an das Wasser ab. Dann muss die Flüssigkeit nur noch mit Alkohol versetzt werden, damit die Blütenstoffe haltbar bleiben. Dieses Gemisch dient als Basis für die weitere Verabreichung.
Bach ging nicht davon aus, dass Krankheiten vorwiegend körperliche Ursachen haben, sondern er war überzeugt, dass sie das Ergebnis

eines Konflikts zwischen Seele, Geist und Körper sind. Auch ihm ging es darum, das ins Wanken gekommene Gleichgewicht des Körpers wieder in eine Balance zu bringen. Weil das Energiesystem des Organismus gestört ist, wird der Mensch krank, und erst dann, wenn das Gleichgewicht wiederhergestellt ist, kann er gesund werden, so Bachs Überlegung.

Bach untersuchte, wie jeder Mensch auf Leiden und Krankheiten reagiert, und erstellte daraufhin sein spezielles System, bestehend aus zwölf verschiedenen Charaktertypen. Für jeden Charaktertyp gibt es noch heute – nach Bach – die richtige Pflanze, die dessen Organismus wieder ins Gleichgewicht bringen kann. So soll beispielsweise gelbes Sonnenröschen gegen Angstzustände, Bleiwurz bei Unsicherheit, Lärche bei Niedergeschlagenheit und Sumpfwasserfeder bei Einsamkeit helfen.

Bekannt und bewährt ist die so genannte Rescue-Remedy (übersetzt »Rettungsmedizin«), eine Mischung aus fünf verschiedenen Bach-Blüten, die besonders nach seelischen und körperlichen Schockerlebnissen Linderung verschaffen kann.

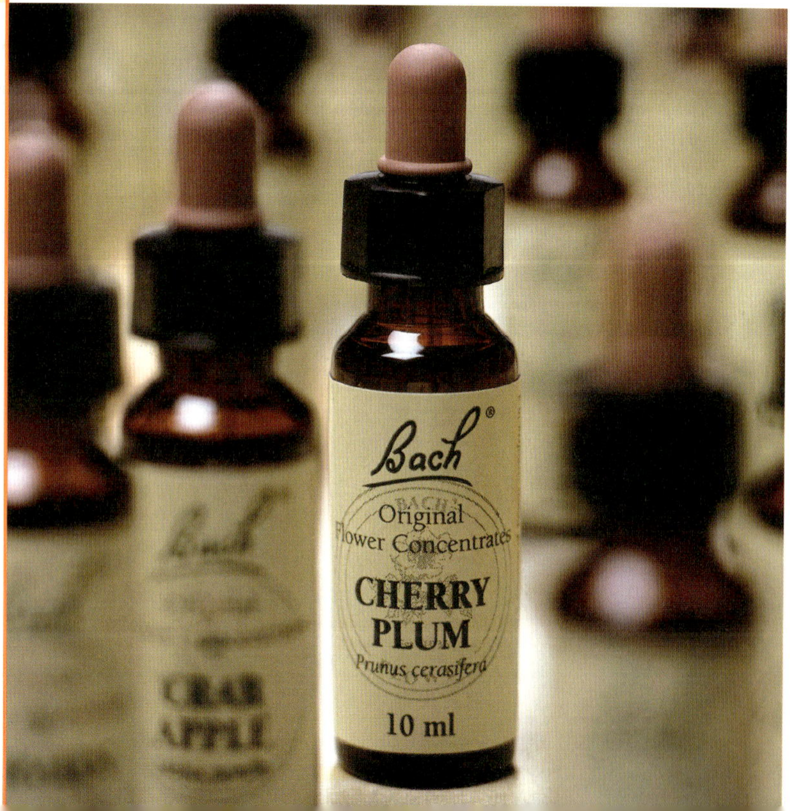

Die gesetzlichen Krankenkassen bezahlen Bach-Blüten-Mittel üblicherweise nicht. Für Selbstzahler berechnet der Arzt die Kosten nach der Gebührenordnung für Ärzte.

Den Körper in Balance bringen

Die Bach-Blüten werden in der Komplementärmedizin (früher Alternativmedizin genannt) bei Befindlichkeitsstörungen verschiedenster Art eingesetzt. Allerdings muss man auch hier betonen, dass die Bach-Blüten-Therapie als Ergänzung, nicht als Ersatz schulmedizinischer Therapien zu verstehen ist. Sie kann gut mit Behandlungen aller Art kombiniert werden, weil sie – soweit man weiß – keinerlei Nebenwirkungen hat. Welche Blüten im Einzelfall verwendet werden, entscheidet der Arzt oder Homöopath individuell nach der Auswertung eines speziellen Fragenkatalogs.

Über die Wirksamkeit der Bach-Blüten-Therapie streiten sich natürlich Befürworter und Kritiker. Erfolge scheint es sowohl bei Menschen als auch bei Tieren zu geben. Die Kritiker erklären sich das allein mit dem Plazeboeffekt, wonach die Linderung der Schmerzen daher rührt, dass der Patient an die Wirksamkeit des Präparats glaubt, während real gar kein Wirkstoff enthalten ist.

Die Bach-Blüten-Methode ist wissenschaftlich nicht belegt. Wenn Sie allerdings offen für Neues sind und der Heilkraft der Natur grundsätzlich vertrauen, kann auch eine Bach-Blüten-Therapie – als Bestandteil einer ganzheitlichen Therapie – durchaus Erfolge im Kampf gegen Rheuma bringen.

Nähere Informationen erhalten Sie bei der Österreichisch-Deutschen Ärztegesellschaft Dr. med. E. Bach bzw. dem Institut für Bach-Blüten-Therapie Mechthild Scheffer, Börsegasse 10, 1010 Wien, bach-bluetentherapie@aon.at.

Wer ist auf diese Behandlung spezialisiert?

Einige Ärzte und Heilpraktiker haben eine Zusatzausbildung in Bach-Blüten-Beratung. Wenn Sie sich für diese Art der Therapie entscheiden bzw. sie zunächst einmal ausprobieren wollen, dann suchen Sie sich einen Arzt mit dieser Zusatzqualifikation.

Nach einer eingehenden Erstbeurteilung wird das benötigte Medikament ausgewählt. Die Folgetermine für den Arztbesuch finden dann im Vier-bis-Sechs-Wochen-Abstand statt.

Bieten Sie Ihrer Krankheit die Stirn: Selbstständigkeit, Unternehmungen, Reisen, eine erfüllte Partnerschaft hören mit der Diagnose Rheuma nicht auf. Es gibt viele Möglichkeiten, sich das Leben mit und trotz Rheuma zu erleichtern.

Schritt sechs – mit Rheuma leben lernen

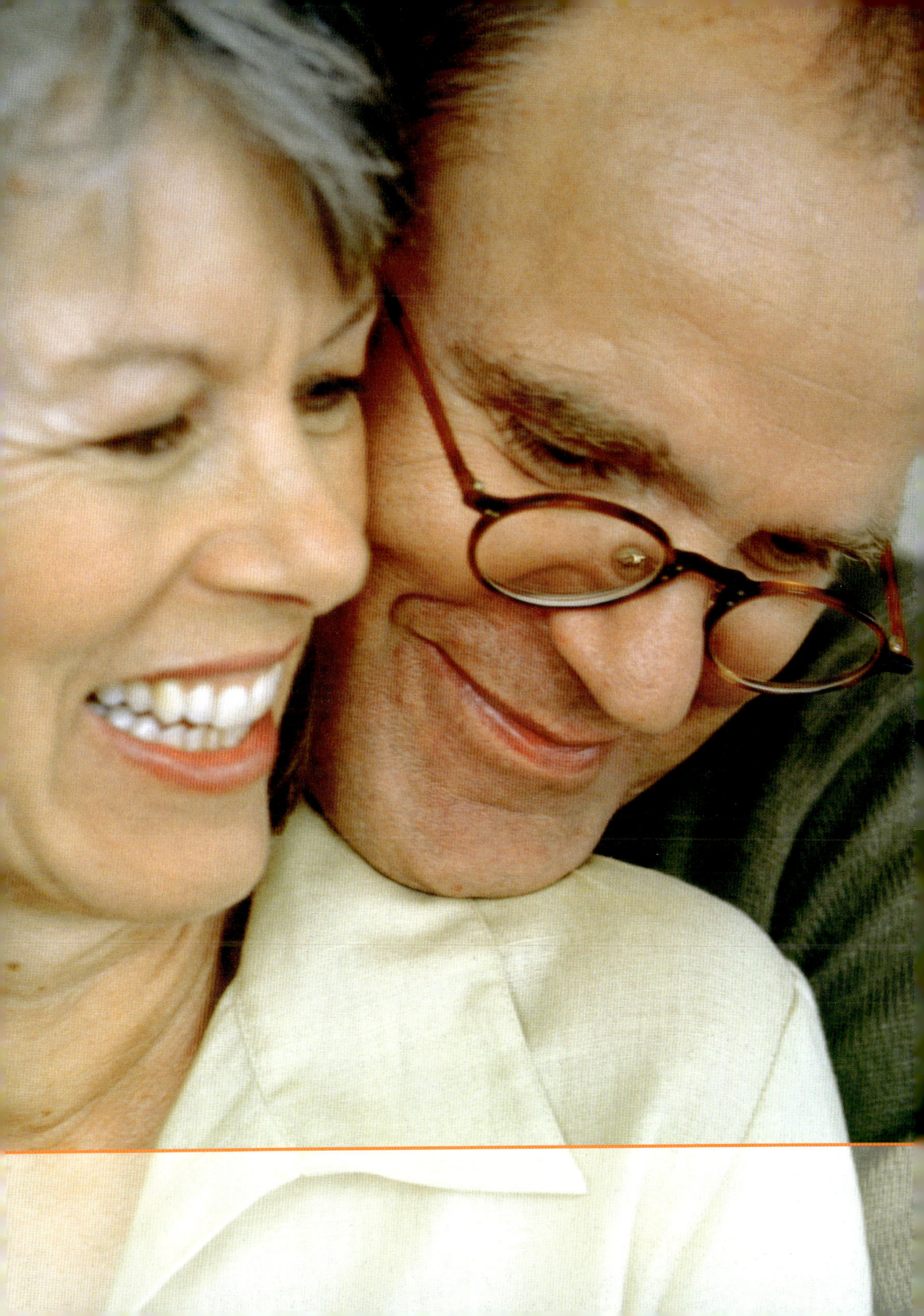

Die Lebensqualität steigern

Die Diagnose »Rheuma« ist für viele Patienten erst einmal ein Schock, nicht zuletzt deshalb, weil der Verlauf der Krankheit so unberechenbar ist. Rheuma ist zwar behandelbar, aber in der Regel nicht heilbar. Diese Erkenntnis lässt so manchen an Rheuma Erkrankten in Resignation verfallen. Das ist aber der falsche Weg, mit dieser Krankheit umzugehen. Rheuma zu haben, bedeutet in den meisten Fällen, ein Leben lang mit Rheuma leben zu müssen – ob Sie wollen oder nicht. Vor diesem Hintergrund wird klar, dass die Strategie, »den Kopf in den Sand zu stecken«, Sie nicht weiterbringen wird. Stattdessen können Sie versuchen, Ihre Krankheit möglichst gut zu verstehen und Ihren Alltag bestmöglich danach auszurichten.
Einige Patienten fühlen sich mit ihrer Krankheit allein gelassen. Ein Austausch mit anderen, die im selben Boot sitzen, kann dann hilfreich sein. Eine der wichtigsten Voraussetzungen für eine positive Lebenseinstellung ist zu verhindern, dass man aufgrund seiner Krankheit in die soziale Isolation gerät. Daher möchten wir dieses Kapitel mit einigen kurzen Profilen von Rheumaselbsthilfegruppen beginnen, um Ihnen einen Eindruck zu verschaffen, welch breites Spektrum an Informations- und Kontaktmöglichkeiten auf Sie wartet.

Häufig helfen schon ein paar kleine Verhaltensänderungen oder Tricks, um trotz aller Schwierigkeiten doch ans Ziel zu kommen und alles fast so machen zu können wie früher.

Gemeinsam sind wir stark – Rheumaorganisationen

Die Grundidee ist bei allen Selbsthilfegruppen und -organisationen gleich: Betroffene schließen sich zusammen, um sich gegenseitig mit Rat und Tat zur Seite zu stehen. Wer selbst krank ist, weiß meist am besten um die Bedürfnisse, die man als Patient hat. Grundlegendes Wissen über die eigene Krankheit nimmt dem Angstgespenst »Rheuma« oft schon ein wenig den Schrecken. Ein entscheidender Pluspunkt dieser Gruppen ist vor allem das Gemeinschaftsgefühl. Sich an eine Selbsthilfeorganisation zu wenden, beinhaltet für die meisten die beruhigende Erkenntnis, dass sie mit ihrer Krankheit nicht allein sind. In Zeiten des Internets bieten auch mehr und mehr Gruppen Onlineforen an, in denen Betroffene auch von zu Hause aus direkt miteinander kommunizieren und ihre Erfahrungen austauschen können. Häufig veranstalten Selbsthilfeorganisationen aber auch Treffen vor Ort.

Das Gefühl, nicht allein mit der Krankheit zu sein, ist wichtig und hilft, Mut zum richtigen Umgang mit den Problemen zu fassen.

Kleine Selbsthilfegruppen, deren Mitglieder man regelmäßig treffen kann, verhindern, dass man sich aufgrund des Rheumas allzu sehr in sein Schneckenhaus zurückzieht und womöglich vereinsamt. Sehen Sie eine solche Gruppe also nicht nur unter dem Rheumaaspekt, sondern auch als willkommene Abwechslung und eine Möglichkeit, soziale Kontakte zu knüpfen und zu pflegen.

Rheuma hat viele Gesichter. Um den Bedürfnissen der Patienten gerecht werden zu können, haben sich deshalb verschiedene Vereinigungen zu bestimmten Krankheitsbildern gegründet. Anders als die allgemeinen Rheumaselbsthilfeorganisationen können sie als absolute Spezialisten auf ihrem Gebiet sehr konkrete Informationen und Hilfsangebote für ihre Mitglieder bereitstellen, die gezielt auf die jeweilige Krankheitsform abgestimmt sind. Gerade bei selteneren Rheumaformen ist es daher günstig, nach einer Spezialorganisation Ausschau zu halten. Deren Mitglieder sind immer besonders gut informiert, z. B. über neue Therapien oder Medikamente.

Im Folgenden möchten wir Ihnen einige der wichtigsten Organisationen vorstellen. Es handelt sich meist um bundesweite Dachverbände, die sich in weitere Untergruppen in den verschiedenen Bundesländern unterteilen. Die Adressen und Telefonnummern zu allen hier aufgeführten Organisationen finden Sie im Anhang ab Seite 228.

Deutsche Rheuma-Liga

Die Deutsche Rheuma-Liga ist eine Hilfs- und Selbsthilfegemeinschaft, die bundesweit tätig ist und mehr als 200 000 Mitglieder hat. Viele ehrenamtliche Helfer arbeiten in über das ganze Bundesgebiet verteilten Arbeitsgemeinschaften vor Ort. Zielsetzung der Organisation ist es, Hilfe zur Selbsthilfe von Betroffenen für Betroffene zu bieten. Das Angebot reicht von Basisinformationen bis hin zur individuellen Beratung. Organisiert werden zudem Vorträge und Selbsthilfekurse. Die Rheuma-Liga tritt für die Rechte Rheumakranker ein, kämpft für eine bessere medizinische Versorgung, fördert Forschungsprogramme und betreibt Öffentlichkeitsarbeit, um das Bewusstsein für die Volkskrankheit Nummer eins in der Bevölkerung zu stärken.

Die meisten Organisationen haben auch einen Ansprechpartner in Ihrer Nähe.

Deutsche Schmerzhilfe e. V.

Die Deutsche Schmerzhilfe e. V. ist eine bundesweite Selbsthilfegruppe, die sich mit allen Gebieten chronischer Schmerzen befasst. Sie bietet allgemeine Informationen zum Thema »Schmerz« sowie zu speziellen Ausprägungen chronischer Schmerzen – von Arthrose- und Rheumaschmerzen über Kopf- bis hin zu Tumorschmerzen. Zu diesen Themen sind zahlreiche Informationsbroschüren erhältlich. Für Mitglieder hält die Organisation weitere Beratungs- und Serviceangebote bereit.

Deutsche Arthrose Hilfe e. V.

Die oberste Zielsetzung der Deutschen Arthrose Hilfe e. V. ist die Bekämpfung von Arthrose. Dies beinhaltet eine gründliche Aufklärung über Krankheitsformen und ihre möglichen Auslöser ebenso wie Behandlungsmöglichkeiten und Tipps zur Selbsthilfe. Zudem werden die Arthroseforschung gefördert und Öffentlichkeitsarbeit betrieben. Ziel ist es, über das Thema »Gelenke und ihre Funktionen« aufzuklären und so nicht nur bei Erkrankungen zu helfen, sondern auch zur Vorbeugung beizutragen.

Das Internet hilft, sich ein Bild über das Profil und die Arbeitsweise der verschiedenen Organisationen zu machen.

Deutsche Fibromyalgie Vereinigung (DFV) e.V.

Die Deutsche Fibromyalgie Vereinigung e.V. versteht sich ebenfalls als Selbsthilfeorganisation, in der Fibromyalgiepatienten andere Betroffene mit Informationen und Tipps versorgen. Es werden Schulungen von Kranken und Angehörigen organisiert sowie eine umfassende Öffentlichkeitsarbeit betrieben. Daneben gibt es eine mehrmals im Jahr erscheinende Mitgliederzeitschrift, »Die Optimisten«, die über neueste Forschungen sowie über Aktuelles in der Organisation auf dem Laufenden hält.

Skleroderma Liga e.V.

Die Skleroderma Liga e.V. ist eine erste Anlaufstation für Sklerodermiepatienten, die sich eingehender mit ihrer Krankheit und deren Hintergründen befassen möchten. Es gibt ein Onlineforum, in dem sich die Mitglieder austauschen können. Außerdem werden kleinere Treffen zum Erfahrungsaustausch vor Ort organisiert. Wie die meisten anderen Organisationen betreibt auch die Skleroderma Liga intensive Öffentlichkeitsarbeit, fördert Forschungsprogramme zum Thema »Sklerodermie« und setzt sich für eine verbesserte medizinische Versorgung ein.

Deutsche Vereinigung Morbus Bechterew e.V.

Die Deutsche Vereinigung Morbus Bechterew e.V. ist eine Selbsthilfeorganisation von und für Menschen, die von einer entzündlichen Wirbelsäulenerkrankung betroffen sind. Neben allgemeinen Informationen zum Krankheitsbild und zu den verschiedenen Behandlungsmöglichkeiten bietet sie lokale Therapiegruppen an, hält über die aktuelle wissenschaftliche Morbus-Bechterew-Forschung auf dem Laufenden und offeriert ihren Mitgliedern Beratungen und die Vertretung ihrer Interessen.

Lupus Erythematodes Selbsthilfegemeinschaft

Die Lupus Erythematodes Selbsthilfegemeinschaft ist eine bundesweite, gemeinnützige und von ehrenamtlichen Mitarbeitern getragene Gruppe. Sie liefert Informationen zum Krankheitsbild und versucht, über Öffentlichkeitsarbeit ein breiteres Bewusstsein für diese Erkrankung in der Bevölkerung zu schaffen. Ihr Ziel ist es, Kranken zum einen eine Gemeinschaft und zum anderen konkrete sachliche Hilfen zu bieten. In einem Onlineforum können Betroffene direkt in Kontakt miteinander treten.

Hilfsmittel erleichtern Ihnen den Alltag. Trotzdem dürfen Sie die Bewegung nicht vergessen: so viel wie nötig und so oft wie es geht.

Hilfsmittel für Rheumakranke

Man kann Hilfsmittel grob in zwei Kategorien unterteilen. Zum einen gibt es Bandagen, Schienen, Stützen etc., also orthopädische Hilfsmittel, die die betroffenen Gelenke entlasten, stützen oder in der richtigen Position halten und so eine größere Leistungsfähigkeit ermöglichen. Zum anderen gibt es zahlreiche Alltagshelfer, die Ihnen in Ihrem täglichen Leben, im Haushalt, im Büro oder auch unterwegs zur Seite stehen.
Bei fortgeschrittener Krankheit fallen bestimmte Bewegungen immer schwerer. Sind beispielsweise die Schultern betroffen, kann das Haarekämmen zu einer Tortur werden, weil man den Kamm nicht mehr zum Kopf führen kann. Oder das Greifen von Gegenständen bei Hand- und Fingergelenkserkrankungen ist nur noch eingeschränkt möglich. Vielleicht fällt auch das Laufen immer schwerer. In solchen Situ-

ationen ist man dann auf fremde Hilfe angewiesen, was natürlich alles andere als angenehm für den Betroffenen ist. Mit einigen, zum Teil sehr kreativen Hilfsmitteln können Sie viele Schwierigkeiten selbst bewältigen. Häufig reichen schon relativ einfache Maßnahmen, und Sie sind wieder viel besser in der Lage, Ihren Alltag selbstständig zu bestreiten.

Um es vorweg zu nehmen: Hilfsmittel dienen nicht dazu, alltägliche Tätigkeiten und Bewegungsabläufe so bequem wie möglich zu machen. D. h., sie sollen den Rheumakranken nicht zum Bewegungsmuffel werden lassen. Ganz im Gegenteil: Es wurde bereits mehrfach darauf hingewiesen, wie enorm wichtig Bewegung und der Erhalt der Muskelkraft für die erkrankten Gelenke sind. Hilfsmittel kommen nur dort zum Einsatz, wo Schmerzen vermieden bzw. Gelenke geschont werden sollen oder wo die Körperfunktion bereits eingeschränkt ist.

Um Ihnen eine Vorstellung über die Vielfältigkeit der Rheumahilfsmittel zu geben, möchten wir Ihnen die wichtigsten im Folgenden kurz vorstellen.

Primäres Ziel aller Hilfsmittel ist der Erhalt oder die Wiederherstellung der Selbstständigkeit.

Wenn man schlecht zu Fuß ist

Unter Gehhilfen versteht man alle Hilfsgeräte, die einem in irgendeiner Form das Gehen erleichtern bzw. überhaupt erst wieder ermöglichen. Das reicht vom einfachen Stock bis hin zu rollbaren Gestellen. Bandagen oder Schienen gehören ebenfalls dazu. Bei starken Beschwerden in einem Knie- oder Fußgelenk beispielsweise empfiehlt sich ein Gehstock zur Entlastung. Denn beim Versuch, ein Gelenk ohne Hilfsmittel zu entlasten, werden die Fuß- oder Kniegelenke des anderen Beins meist automatisch überlastet. Das kann unter Umständen auch zu Fehlstellungen der Wirbelsäule führen. Bei Problemen mit beiden Beinen sowie bei Hüftbeschwerden eignen sich rollbare Gestelle, auf

Lassen Sie sich von Ihrem Arzt beraten, welche Hilfsmittel sinnvoll sind. Wichtig ist, keine konkreten Bedürfnisse zu definieren. Zu hoch gesteckte Ziele frustrieren nur.

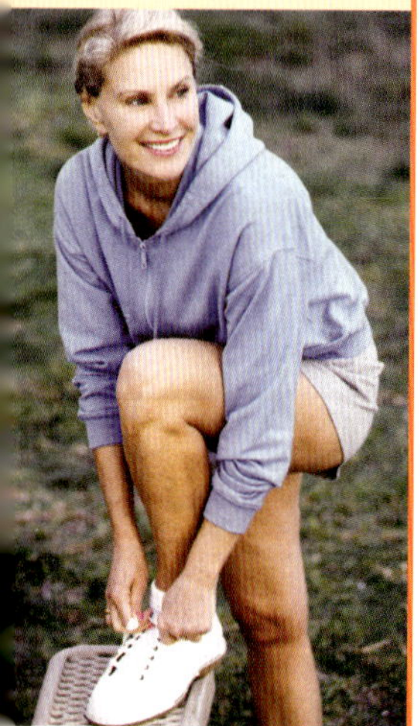

Mit den richtigen Hilfsmitteln gewinnt der Rheumakranke ein großes Stück an Lebensqualität und auch an Selbstbewusstsein zurück.

denen Sie sich abstützen können. Sind die Probleme nicht ganz so gravierend, werden entsprechende Gelenkbandagen oder Schienen die Gelenke stützen, dabei die Schmerzen lindern und die Beweglichkeit wieder deutlich erhöhen.

Je nach Art der Erkrankung lassen sich mit orthopädischen Schuhen Fehlstellungen leicht korrigieren und so die Beschwerden deutlich lindern.

Wenn man sich nicht mehr bücken kann

Bei ausgeprägten Problemen mit der Wirbelsäule, aber auch mit Hüft- und Kniegelenken können einfache Tätigkeiten, wie z. B. das Schuhebinden, das Strümpfeanziehen oder Sichwaschen nahezu unüberwindbare Hürden darstellen. Hier gibt es zahlreiche Helfer, mit denen Sie Ihren Alltag leichter und selbstständiger bestreiten können.

Mit einem Schuhlöffel mit verlängertem Griff können Sie Ihre Schuhe anziehen, ohne sich bücken zu müssen. Elastische Schnürsenkel brauchen Sie nur einmal zu binden. Danach können Sie in die Schuhe einfach hineinschlüpfen. Für Strümpfe gibt es spezielle Strumpfanzieher, eine Kunststoffform, über die die Strümpfe gestülpt und dann mittels langer Bänder über den Fuß gezogen wird.

Um etwas vom Boden aufzuheben, können Sie langstielige Greifer benutzen, die als Armverlängerungen fungieren. Und mit Schwämmen, Waschbürsten oder Waschlappen an langen Stielen erreichen Sie beim Waschen wieder alle Körperregionen.

Gerade bei Hüft- und Rückenbeschwerden ist richtiges Sitzen sehr wichtig. Ergonomische Sitzmöbel helfen dabei, eine aufrechte, schonende Haltung einzunehmen. Viele Tätigkeiten, die man normalerweise im Stehen macht, können Sie auch mit einer so genannten Stehhilfe in halbsitzender Position durchführen. Für jene, die sich nur schwer hinsetzen und wieder aufstehen können, gibt es Aufstehhilfen, die Ihnen über einen Gasdruckfeder-Mechanismus ein langsames, schonendes Hinsetzen ermöglichen und Ihnen genauso leicht und sicher wieder in den Stand verhelfen. Im sanitären Bereich erleichtern einem erhöhte Toilettensitze und Badewannenlifter das Leben.

Helfer für Arme und Schultern

Wenn Ellbogen oder Schultern in starkem Maß von Rheuma befallen sind, ist es den Betroffenen manchmal kaum noch möglich, die Hände bis zum Kopf zu führen, um sich z. B. die Haare zu kämmen. Auch das Ankleiden fällt dann extrem schwer.

Mit verlängerten Griffen bei Haarbürsten und Kämmen kann man in der Regel recht einfach Abhilfe schaffen. Diese Hilfsmittel gibt es im Sanitärfachhandel zu kaufen; sie können aber mit ein bisschen Bastelarbeit auch selbst hergestellt werden, indem man ein langes Rohr auf einen normalen Kammgriff aufsteckt oder einen Stiel mit Klebeband daran befestigt. Langstielige Zangen helfen beim Anziehen von Jacken, Hemden etc. Bei schwer zu betätigenden Tür- und Fenstergriffen eignen sich ebenfalls Verlängerungen. Durch die Hebelwirkung müssen Sie wesentlich weniger Kraft aufwenden.

Bandagen oder Schienen stützen die betroffenen Gelenke und verhelfen so zu mehr Mobilität.

Hilfsmittel machen unabhängig und lassen es zu, dass Sie Ihren Alltag so weit wie möglich selbst bewältigen können.

Wieder zupacken können

Die Hände gehören zu unseren wichtigsten Werkzeugen. Können wir sie nicht mehr richtig bewegen, stoßen wir in unserem täglichen Tun relativ schnell an unsere Grenzen. Schon einfachste Handgriffe sind höchstens unter Schmerzen möglich. Und gerade weil die Hände so enorm wichtig sind, hat man sich bei den Hilfsmitteln eine ganze Menge einfallen lassen. In der Regel kann man größere Dinge besser, d. h. mit weniger Kraftaufwand, fassen und halten. Daher haben sich verdickte Griffe bei praktisch allen Gebrauchsgegenständen als große Hilfe erwiesen. Zum Teil gibt es diese schon fertig zu kaufen, etwa Besteck mit großen Griffen, verdickte Stifte oder spezielle Türgriffe. Man kann aber mit Hilfe von Schaumstoff- oder Gummiröhren und -schläuchen die zu schmalen Griffe auch selbst nachrüsten. Tassen mit zwei Henkeln ermöglichen eine optimale Gewichtsverteilung. Griffrillen verhindern ein Abrutschen, sodass man nicht so fest zugreifen muss. Rutschsichere Unterlagen haben den Vorteil, dass man Teller, Schneidebrettchen etc. nicht extra festhalten muss. Das ist besonders nützlich, wenn man nur eine Hand zur Verfügung hat. In diesem Fall kann man beim Broteschmieren beispielsweise auf Brettchen und Teller mit erhöhtem Rand oder mit Haltevorrichtungen zurückgreifen.

Auch bei Hand- und Fingerproblemen können Bandagen und Schienen helfen, Gelenke in die richtige Position zu bringen, zu halten und zu stützen. Hand- und Fingerschienen gibt es sogar in Schmuckform, z. B. aus Silber. Aus einem medizinisch notwendigen Hilfsutensil kann man also auch ein sehr kleidendes Modeaccessoire machen.

Auch diese Dinge lassen sich übrigens sehr leicht und kostengünstig nachbauen. Ein paar Nägel im Brotbrettchen reichen schon aus, um eine Scheibe Brot in Schach zu halten.

Eine Vielzahl verschiedener Öffner hilft Ihnen, mit Konserven, Getränkedosen und Schraubverschlüssen aller Art fertig zu werden. Mit einem Schlüsselgriff, bei dem Sie den jeweiligen Schlüssel wie aus einem Taschenmesser herausklappen, fällt das Drehen im Schlüsselloch leichter. Bei Schwierigkeiten mit feinmotorischen Fingerbewegungen, wie z. B. dem Auf- und Zuknöpfen von Kleidungsstücken, unterstützen Sie spezielle Knöpfhilfen: Das sind kleine, an einem Griff befestigte Drahtschlaufen, mit denen Sie die Knöpfe durch die Knopflöcher ziehen können. Ringe oder Ketten, an Reißverschlüssen angebracht, helfen beim Öffnen und Schließen von Jacken und Hosen.

Scheren, Messer und vieles mehr gibt es mit speziellen Griffen, die die Hand- und Fingergelenke schonen. Darüber hinaus lohnt es sich auch hier, die Hebelwirkung verlängerter Tür- und Fenstergriffe zu nutzen. Selbiges gilt auch für Drehschalter, z. B. beim Betätigen von

Gut zu wissen

Einige Hilfsmittel werden von den Krankenkassen bezahlt. Das gilt insbesondere für Bandagen, Schienen, Gehhilfen, Badewannenlifter etc., also Hilfsmittel, die Sie aus medizinischen Gründen unbedingt brauchen. Alltägliche Gebrauchsgegenstände gehören allerdings nicht dazu. Suchen Sie vor der Anschaffung von Hilfsmitteln in jedem Fall Ihren Arzt auf, um eine mögliche Erstattung durch die Krankenkasse abzuklären.

Ofenschaltern, Heizungsthermostaten oder Wasserhähnen, für die es spezielle, anpassungsfähige Griffe gibt.
Mittlerweile sind auch viele elektrische Haushaltsgeräte auf dem Markt, die Ihnen bei alltäglichen Tätigkeiten zur Hand gehen. Mixer, Schäler, Dosenöffner, Teigkneter und vieles mehr machen unangenehme Arbeiten so wieder sehr viel leichter.

Die Gelenke schonen

Sich möglichst gelenkschonend durch den Alltag bewegen – das bedeutet bei allem, was man tut, eine schonende Körperhaltung einzunehmen, die möglichst sämtliche Gelenke gleichmäßig be-, aber keines überlastet. Das beginnt schon mit dem richtigen Stehen, Gehen und Sitzen. Oftmals hat man sich – aus Bequemlichkeit oder auch Unwissen – über die Jahre Verhaltensmuster angewöhnt, die äußerst ungünstig auf die Gelenke wirken. Um Gelenkschäden zu vermeiden bzw. ihr Fortschreiten zu verhindern, ist es aber sehr wichtig, sich von diesen schlechten Gewohnheiten zu trennen und sich bewusst schonendere Bewegungen anzutrainieren.

Bei Arbeiten am Computer empfiehlt sich eine ergonomische Tastatur, die eine gerade und entspannte Haltung der Hände ermöglicht. Spezielle Gelkissen, in die man die Tastatur betten kann, bieten zudem eine bequeme Ablage und verhindern ein dauerhaftes Abknicken der Handgelenke.

Rückgrat beweisen

Versuchen Sie, beim Stehen eine gerade, aber entspannte Haltung einzunehmen. Das entlastet die Wirbelsäule, besonders dann, wenn Sie längere Zeit stehen müssen. Durch eine leichte Schritthaltung können Sie Ihre Gelenke zusätzlich entlasten, weil sich dadurch das Körpergewicht noch gleichmäßiger auf sie verteilt. Auch beim Gehen ist eine gerade Haltung sehr wichtig, und Sie sollten zwischendurch immer wieder ganz bewusst darauf achten.

Richtiges Sitzen folgt im Wesentlichen demselben Prinzip wie richtiges Stehen: Der Rücken muss gerade sein, ohne dabei zu verkrampfen. Ergonomische Sitzmöbel können bei einer rückenschonenden Sitzhaltung helfen. Hilfreich ist hier ein (möglichst gepolsterter) Stuhl oder Sessel mit einer ausreichend hohen Lehne, die sich der Form der Wirbelsäule anpasst. Ein Keilkissen, das die Sitzfläche und damit das Becken leicht nach vorne abfallen lässt, rückt die Wirbelsäule fast automatisch in eine gerade Haltung. Falls Sie einer sitzenden Tätigkeit, etwa im Büro, nachgehen, sollten Sie Ihre Position zwischendurch immer wieder ändern und Pausen einlegen, dabei aufstehen und ein paar Schritte gehen, um Ihre Gelenke zu lockern. Auch ein Stehpult als zusätzlicher Arbeitsplatz zum Wechsel zwischen Sitzen und Stehen ist empfehlenswert. Die Bewegung bringt übrigens auch den Geist wieder in Schwung.

Die Vorzüge eines Stehpults wusste schon Goethe zu schätzen. Von ihm ist bekannt, dass er hauptsächlich im Stehen arbeitete und so einen wesentlichen Teil seiner dichterischen Schöpfungen hervorbrachte.

Sich in die Knie zwingen

Wann immer man sich bückt, um z. B. die Schuhe zu binden oder etwas vom Boden aufzuheben, sollte man dazu – mit geradem Rücken – in die Knie gehen. Ganz besonders bei schweren Gegenständen, die gehoben werden müssen, sollten Sie niemals das Gewicht allein aus der Wirbelsäule heraus stemmen. Die Kräfte, denen Ihr Rücken dabei ausgesetzt ist, sind enorm und können langfristig über die Krankheit hinaus zu irreparablen Schäden und Haltungsfehlern der Wirbelsäule führen. Heben Sie schwere Sachen am besten kraft Ihrer Beinmuskulatur, und halten Sie die Last möglichst nah am Körper, um die Belastung nicht noch durch Hebelwirkung zu verstärken.

Oft sind Arbeitsflächen in der Küche viel zu niedrig, sodass man in leicht gebückter Stellung arbeitet, was den Rücken auf Dauer stark belastet. Da die wenigsten ihre Küche komplett erneuern wollen oder können, kann hier auch ein Stehtablett als Aufsatz Abhilfe schaffen.

Die beste Stellung finden

Bei vielen Verrichtungen tendieren wir dazu, in gebückter Haltung zu arbeiten. Bügeln, Kochen, Putzen, Staubsaugen sowie Arbeiten im Garten erledigen wir häufig gebückt oder benutzen Hilfsmittel, deren Griffe oder Stiele viel zu kurz sind und einen zwingen, sich noch mehr zu beugen. Es gibt verschiedene Möglichkeiten, um hier für eine gelenkschonendere Arbeitsweise zu sorgen.

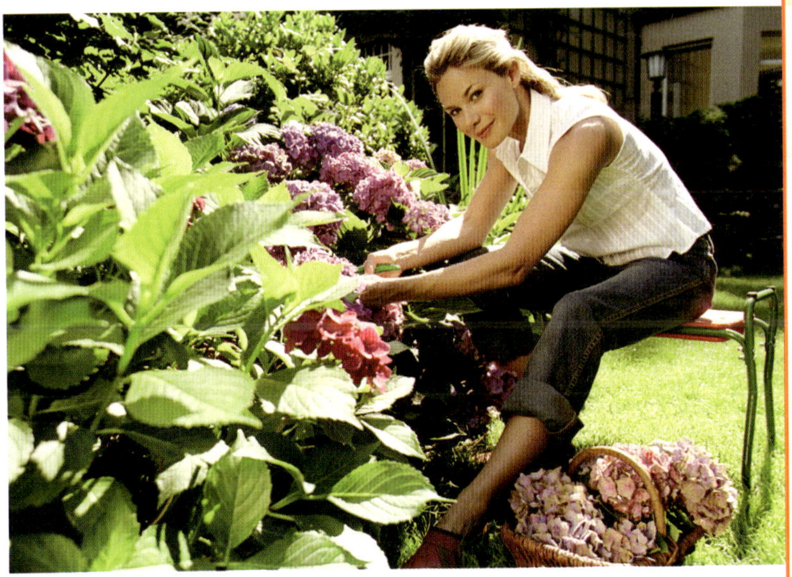

Auch Gartenarbeiten lassen sich mit den richtigen Hilfsmitteln wesentlich erleichtern.

Sie können etwa einige der Arbeiten im Sitzen erledigen. Langes Stehen auf der Stelle ist für Rücken und Gelenke ohnehin viel belastender. Bereiten Sie z. B. beim Kochen die Zutaten an einem Tisch sitzend vor. Auch Bügelarbeiten kann man gut im Sitzen verrichten. Es gibt Bügelbretter, die man niedrig genug einstellen kann, oder auch Stehhilfen, die höhenverstellbar sind und Ihnen eine bequeme halbsitzende Position ermöglichen.
Für Aufgaben, die trotzdem im Stehen ausgeführt werden müssen, wie etwa Kehren, Putzen, Staubsaugen etc., lohnt es sich, Geräte mit langen Stielen zu benutzen. Sie müssen sich dann nicht mehr so weit nach vorne beugen und können so in einer wesentlich angenehmeren und gesünderen Haltung arbeiten. Auch beim Versuch, mit dem Putzlappen oder Staubtuch in entlegene Ecken zu gelangen, empfehlen sich Hilfsmittel, mit denen Sie überall hinkommen, ohne sich verrenken zu müssen.

Achten Sie darauf, dass Sie alle Tätigkeiten langsam und ohne ruckartige Bewegungen ausüben. Starke Erschütterungen der Gelenke, aber auch der Weichteile können zu Beschwerden führen und Entzündungen verschlimmern.

Sich Zeit nehmen, nicht verkrampfen

Überstürzen Sie nichts. Es ist niemandem damit geholfen, wenn Sie sich durch alltägliche Arbeiten mit zusammengebissenen Zähnen hindurchkämpfen. Man muss nicht drei Zimmer auf einmal putzen, wenn man bereits nach einem hinreichend erschöpft ist. Legen Sie lieber zwischendurch Ruhepausen ein, oder verteilen Sie anstrengende Tätigkeiten auf mehrere Tage.
Sie sollten nach Möglichkeit keine Gegenstände krampfhaft in den Händen halten. Beim Lesen z. B. kann es für Ihre Hand- und Fingergelenke eine echte Belastung darstellen, das Buch oder die Zeitschrift längere Zeit in der gleichen Position zu halten. Besser ist es, das Lesemedium vor sich auf den Tisch oder in den Schoß zu legen; auch Buchstützen sind praktisch.

Schwere Lasten

Prinzipiell ist das Tragen schwerer Gegenstände zu vermeiden. Falls es sich nicht verhindern lässt, tragen Sie Schweres nah am Körper, um die Belastung möglichst gering zu halten. Gewichte sollten auf keinen Fall einseitig getragen werden. Man nimmt sonst automatisch eine schiefe Haltung ein, die dauerhafte Schäden nach sich ziehen kann. Verteilen Sie Einkäufe und Ähnliches auf zwei Taschen, tragen Sie die eine links und die andere rechts, sodass das Gewicht gut verteilt ist. Auch ein Rucksack anstelle einer Handtasche oder eines Korbs schützt Wirbelsäule und Gelenke.

Rheuma & Sport

Da Rheuma meist mit Schmerzen einhergeht, ist Sport bei rheumatischen Erkrankungen ein sehr heikles Thema. Oft werden instinktiv betroffene Gelenke oder Körperregionen nicht bewegt, um sie zu schonen oder zumindest den Schmerzen zu entgehen. Das kann aber bei dauernder Ruhigstellung kontraproduktiv sein. Denn werden Gelenke nicht regelmäßig bewegt, drohen langfristig Sehnenverkürzungen, die Muskeln verkümmern, und die Gelenke werden noch steifer. Dabei wäre gut trainierte Muskelmasse dringend nötig, um die Gelenke zu stützen und so zu entlasten.

Wundern Sie sich nicht: Sport ist generell möglich. Es kommt nur auf die Art und das rechte Maß an.

Ein gezieltes Training ist also sehr sinnvoll. Dabei kommt es aber darauf an, Art und Intensität der Bewegungen genau zu dosieren, denn eine übermäßige Beanspruchung kann ebenfalls schaden. Durch Bewegung wird der für das Funktionieren der Gelenke so wichtige Gelenkknorpel überhaupt erst mit Nährstoffen versorgt. Über die Gelenkflüssigkeit werden aber nicht nur Nährstoffe in den Knorpel hinein-, sondern auch Stoffwechselabbauprodukte abtransportiert. Ein gewisses Kraft- und Ausdauertraining ist also für den Erhalt der Beweglichkeit und ein allgemeines Wohlbefinden entscheidend. Das muss aber nicht heißen, dass Sie Leistungssport betreiben sollen. Leichte, aber regelmäßige Bewegungsübungen können gerade für jene, die sonst keine Sportart ausüben, eine Alternative sein. Es gibt zahlreiche Übungen, die man zwischendurch zu Hause, zum Teil aber auch im Büro oder unterwegs machen kann.

Für wen eignet sich was?

Es gibt eine Reihe von Sportarten, die sich für Rheumatiker besonders eignen, wobei es natürlich immer darauf ankommt, an welcher Art von Rheuma man leidet und welcher Teil des Körpers davon betroffen ist.

Bewegung im Wasser

Achten Sie stets darauf, sich nicht zu übernehmen. Sobald bestimmte Übungen Ihnen Schmerzen bereiten, sollten Sie sofort aufhören. Denn zu viel des Guten schadet genauso wie zu wenig.

Für fast alle rheumatischen Erkrankungen hat sich Schwimmen als ideale Sportart erwiesen. Durch den Auftrieb des Wassers werden die Gelenke bei Bewegung stark entlastet. Ihre Muskeln werden aufgebaut, die Ausdauer wird trainiert. Alternativ ist Wassergymnastik zu empfehlen, die sich dieselben positiven Eigenschaften des nassen Elements zunutze macht. Sie trainiert weniger die Ausdauer, ermöglicht dafür aber gezielte, für die betroffenen Körperregionen geeignete Übungen.

Radfahren

Auch Radfahren eignet sich bei einer Reihe rheumatischer Beschwerden, da hier gleichmäßige Bewegungen ausgeführt werden müssen. Das stärkt die Beinmuskulatur und die Ausdauer allgemein. Allerdings sollten Sie nach Möglichkeit ebene Strecken befahren, da sonst die Gefahr besteht, dass die Belastung zu groß werden kann – besonders wenn die Knie von Rheuma betroffen sind. Verursacht das Radfahren Schmerzen, sollten Sie es unbedingt unterlassen. Achten Sie darauf, keine gekrümmte Haltung einzunehmen, da dies Rückenbeschwerden und Haltungsschäden begünstigen kann. Also: Gemäßigtes, gleichmäßiges und vor allem regelmäßiges Fahren bei aufrechter Haltung, das ist am förderlichsten.

Auch in Sachen Fitnessstudio gilt: Sprechen Sie erst mit Ihrem Arzt, bevor Sie auf eigene Faust experimentieren. Des Weiteren ist ein geschulter Trainer zumindest für den Anfang quasi zwingend nötig.

Reiten

Reiten weist mehrere positive Eigenschaften auf und ist für nahezu alle Rheumaformen geeignet. Es trainiert zum einen eine aufrechte Haltung, ohne dass sich die Muskeln verkrampfen. Zum anderen hält es praktisch alle Muskeln in Bewegung, ohne sie zu sehr zu belasten. Nicht zu unterschätzen ist außerdem der Erholungs- und Entspannungseffekt für die Seele, den ein Ausritt in die Natur und der Kontakt zum Pferd haben können.

Fitnessstudio

Prinzipiell spricht nichts dagegen, dass Sie Ihre Muskeln und Gelenke in einem Fitnessstudio trainieren. Dort finden sich zahlreiche Geräte, die auf bestimmte Körperpartien ausgerichtet sind, sodass Sie betroffene Regionen ganz gezielt angehen können. Allerdings sollten Sie sich eingehend beraten lassen, um mögliche Gefahrenquellen, die durch falsche Anwendung der Geräte bestehen, auszuschließen.

Krankengymnastik

Eine weitere Möglichkeit, betroffene Körperpartien zu trainieren, besteht im Rahmen der Krankengymnastik. Befragen Sie Ihren Arzt sowie Ihre Krankenkasse, ob eine solche Therapie in Ihrem Fall ratsam ist und unter welchen Bedingungen die Kosten von der jeweiligen Kasse getragen werden. Diese Form der Bewegungstherapie mit Hilfe eines Therapeuten ist besonders sinnvoll, wenn Sie aufgrund fortgeschrittener Beschwerden oder unmittelbar nach einem chirurgischen Eingriff körperlich nur eingeschränkt belastbar sind und keinen normalen Sport treiben können.

Wichtig bei allen Übungen: Keine darf wehtun! D. h., die Übungen dürfen Ihnen keine zusätzlichen Schmerzen bereiten. Ihre Gelenke sollen schließlich nur trainiert und nicht überlastet und damit zusätzlich geschädigt werden.

Die besten Übungen für zu Hause

Mit speziellen Gymnastikübungen können Sie auch ohne Trainer etwas für Ihre Gesundheit tun. Ziel ist es, ähnlich wie beim Sport, die Muskeln aufzubauen, um den Stütz- und Bewegungsapparat zu entlasten, sowie die Gelenke so beweglich wie möglich zu halten. Wir möchten Ihnen ein paar Übungen vorstellen, die Sie relativ einfach zu Hause, zum Teil sogar unterwegs machen können. Wenn Sie nicht sicher sind, welche der Übungen für Ihre spezielle Rheumaerkrankung geeignet sind, halten Sie sicherheitshalber vorher noch einmal Rücksprache mit Ihrem Arzt.

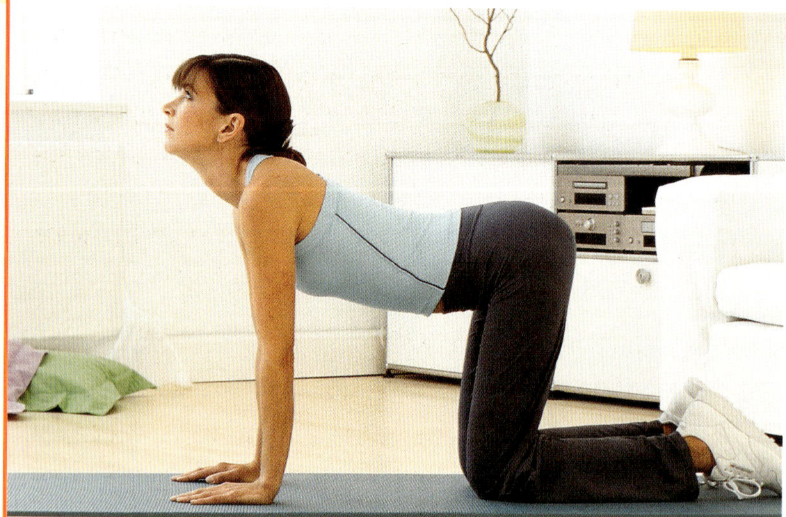

Der Wechsel zwischen Hohl- und Rundrücken ist ein gutes Training für Bauch- und Rückenmuskeln.

Übungen für den Rücken

Ganz wichtig bei Rückenproblemen ist eine gerade, die Wirbelsäule entlastende Haltung. Sitzen Sie z. B. mit geradem, aber nicht verkrampftem Rücken. Gute Sitzmöbel können Ihnen dabei helfen. Heben Sie schwere Gegenstände vom Boden, indem Sie in die Knie gehen, statt sich zu bücken. Das entlastet die Wirbelsäule ungemein. Folgende Übungen trainieren Ihre Bauch- und Rückenmuskulatur:

- Knien Sie sich auf den Boden, und stützen Sie sich mit den Händen ab. Machen Sie abwechselnd einen Hohl- und einen Rundrücken. Der Wechsel zwischen Anspannung und Entspannung stärkt die Muskulatur nicht nur, sondern lockert sie auch auf, sodass sich Verspannungen lösen.
- Setzen Sie sich auf einen Stuhl oder Hocker, und bewegen Sie Ihr Becken im Wechsel vor und zurück. Auf diese Weise können Sie auch Ihre ideale Sitzposition finden.

Alle Übungen sind für Rheumakranke geeignet. Sprechen Sie mit Ihrem Arzt über bestimmte Schwerpunkte und die Häufigkeit des Trainings.

Übungen für Hüft- und Kniegelenke

- Stellen Sie sich vor einen Stuhl oder kleineren Hocker, und setzen Sie einen Fuß auf die Sitzfläche und wieder zurück auf den Boden. Machen Sie diese Übung abwechselnd mit dem rechten und dem linken Fuß. Sie können diese Übung auch in abgeschwächter Form an einer Treppenstufe ausprobieren.
- Legen Sie sich auf den Rücken. Heben Sie abwechselnd das rechte und das linke ausgestreckte Bein so weit wie möglich an.

Übungen für die Schultergelenke

- Greifen Sie im Wechsel mit der rechten Hand über den Kopf hinweg an Ihr linkes Ohr bzw. mit der linken Hand an Ihr rechtes Ohr.
- Rollen Sie mit den Schultern vor und zurück, und versuchen Sie dabei, nach und nach größere Kreise zu formen.

Übung für die Ellbogen

▸ Legen Sie die Arme an den Körper an, und halten Sie sie gebeugt. Drehen Sie im Wechsel Ihre Handflächen nach oben und nach unten.

Übung für die Fußgelenke

▸ Heben Sie einen Fuß an. Stützen Sie Ihr Bein mit den Händen ab, oder schlagen Sie die Beine überkreuz. Lassen Sie die Fußspitze abwechselnd links- und rechtsherum kreisen. Machen Sie dann dieselbe Übung mit dem anderen Fuß. Wenn Sie erhöht sitzen und die Füße frei baumeln können, können Sie diese Trainingseinheit auch mit beiden Füßen parallel durchführen.

Merke: Nur regelmäßige Bewegung führt langfristig zum gewünschten Erfolg: Verbesserung der Beweglichkeit, Entlastung der Gelenke und Minderung der Beschwerden.

Übungen für die Finger- und Handgelenke

▸ Ballen Sie die Hände zu Fäusten, spreizen Sie dann die Finger ab, und wiederholen Sie die Übung mehrmals.

▸ Führen Sie die Daumenspitzen mehrmals abwechselnd zu den Spitzen der jeweils übrigen Finger.

Es muss nicht gleich Leistungssport sein

Keine der vorgeschlagenen Sportarten oder Gymnastikübungen sollten in übermäßiger Weise betrieben werden. Damit riskieren Sie eine Überlastung der betroffenen Gelenke oder Weichteile, sodass Sie sich mehr schaden als nutzen.

Wichtig ist aber dennoch eine gewisse Kontinuität. Egal, ob Sie sich besonders sportlich betätigen oder nur ein paar Fingerübungen zwischendurch machen: Es hilft wenig, wenn Sie nur hin und wieder trainieren und dann womöglich extrem intensiv und lange üben. Nur regelmäßige Bewegung führt langfristig zum gewünschten Erfolg: einer Verbesserung der Beweglichkeit, einer Entlastung der Gelenke und einer Minderung der Beschwerden.

Optimale Ernährung

Die Meinungen gehen weit auseinander, wenn es darum geht, ob und in welchem Maß die Ernährung bei der Behandlung von Rheuma eine Rolle spielt. Dies rührt natürlich nicht zuletzt daher, dass für viele rheumatische Erscheinungsformen die Ursachen der Erkrankung nach wie vor im Dunkeln liegen. Auch dieses Buch wird dieses Rätsel nicht lösen können. Es wird Ihnen aber eine Übersicht über die verschiedenen Expertenmeinungen geben und Tipps liefern, wie Sie mit Hilfe der Ernährung rheumatische Beschwerden wenn auch nicht heilen, so doch zumindest lindern können.

Eine ausgewogene Ernährung fördert die Gesundheit und damit das körperliche wie das seelische Wohlbefinden. Und das ist die optimale Voraussetzung einer jeden erfolgreichen Rheumatherapie. Darüber sind sich alle Experten einig. Sehr unterschiedlich wird hingegen der Grad bewertet, in dem Ernährung Rheuma beeinflusst, also auslösen oder heilen kann.

Rheuma wird nicht durch falsche Ernährung verursacht. Ausnahme: Gicht. Allerdings ist eine gesunde Ernährung für den Allgemeinzustand des Körpers von besonderer Bedeutung.

Keine Einigung in Sicht

Es gibt Ärzte und Wissenschaftler, die der Ernährung im Rahmen einer Rheumatherapie lediglich eine unterstützende Wirkung zugestehen. Da die eigentlichen Ursachen vieler rheumatischer Krankheitsbilder immer noch unbekannt sind, argumentieren sie damit, dass es keine nachweisliche Verbindung zwischen der Entstehung rheumatischer Erkrankungen und falscher Ernährung gebe. Somit seien auch keine definitiven Rückschlüsse auf die heilende Wirkung bestimmter Nahrungsmittel zu ziehen.

Auf der anderen Seite gibt es aber auch Experten, die überzeugt sind, dass falsche Ernährung durchaus eine der Ursachen rheumatischer Krankheiten darstellen kann. Dies gilt vor allem für entzündungs-

Bevor Sie sich in Diät stürzen, sollten Sie sich einer intensiven Selbstbeobachtung unterziehen. Vielleicht fallen Ihnen Lebensmittel auf, bei deren Genuss die Beschwerden besonders stark sind oder überhaupt erst auftreten? Dann könnte eine der Ursachen für Ihr Leiden in einer Nahrungsmittelunverträglichkeit liegen. Verbannen Sie diese Verdächtigen von Ihrem Menüplan. Nicht wenige sind auf diese Weise schon beschwerdefreier geworden!

bedingte Formen von Rheumatismus. Denn bestimmte Nahrungsmittel bzw. deren Inhaltsstoffe haben sich als entzündungsfördernd oder entzündungshemmend erwiesen. Andere gehen davon aus, dass entzündlich-rheumatische Erkrankungen nicht zuletzt von übermäßigem Verzehr von Nahrungsmitteln herrühren, die den Körper besonders anfällig für Entzündungen machen. Und mancher meint gar, dass alle Formen von Rheuma ernährungsbedingt sind. Nach letzterer Theorie entspringen sämtliche rheumatischen Krankheiten – entzündliche wie verschleißbedingte – einer falschen Ernährung, die den Körper sowohl für entzündliche Erkrankungen wie auch für Abnutzungserscheinungen besonders dispositioniert.
Wie Sie sehen, die Ansichten driften hier sehr weit auseinander. Wissenschaftliche Beweise für die genaue Rolle der Ernährung gibt es bisher nicht. Wir werden uns hier auch nicht auf dünnes Eis begeben und einer der extremen Positionen den Vorrang geben. Rheuma ist – mit Ausnahme der Gicht – nicht ernährungsbedingt, aber Erfahrungsberichte Betroffener haben gezeigt, dass die Ernährung unabhängig von der Beweislage bei richtigem Einsatz positive Effekte auf die generelle gesundheitliche Verfassung haben und eine wichtige Rolle bei Krankheitsverlauf und -vorbeugung einnehmen kann.

Sonderfall Gicht

An dieser Stelle soll auf die Sonderstellung der Gichterkrankung hingewiesen werden, bei der ein unmittelbarer Zusammenhang zwischen bestimmten Nahrungsmitteln und dem Ausbruch der Krankheit eindeutig bewiesen ist. Gicht ist eine Rheumaerkrankung, deren Beschwerden auf einer Harnsäurestoffwechselstörung beruhen. Gichtanfälle werden durch eine zu hohe Zufuhr des Stoffs Purin (der in besonders starker Konzentration z. B. in Fleisch und Wurst enthalten ist) ausgelöst, wodurch der Harnsäuregehalt im Blut extrem ansteigt (siehe Seite 98f.), aufgrund der Störung jedoch nicht ausreichend wieder abgebaut wird. Es ist also für Gichtkranke ratsam, den Verzehr von purinhaltigen Nahrungsmitteln wie Fleisch- und Wurstwaren sowie generell von tierischem Fett und Eiweiß stark oder sogar möglichst ganz einzuschränken. Mit einer entsprechenden purinarmen Kost können Gichtanfälle rasch und wirksam zum Abklingen gebracht werden. Denn eine dauerhaft purinarme Diät beugt in der Regel weiteren Anfällen vor.

Auch sollte auf Alkohol verzichtet werden. Alkohol und seine Abbauprodukte konkurrieren in den Nieren mit der Harnsäure um die Ausscheidung. Der Alkohol gewinnt dabei immer.

Im Folgenden erhalten Sie Tipps für eine gesunde, »rheumafreundliche« Ernährung, mit der Sie selbst aktiv an Ihrem Heilungsprozess mitwirken können.

Gesünder is(s)t besser

- **Es gibt gute und weniger gute Lebensmittel, solche, die der Gesundheit schaden, und solche, die ihr förderlich sind. Diese banale Erkenntnis gilt ganz besonders für Rheumatiker. Gerade bei entzündungsbedingten rheumatischen Erkrankungen gerät der Stoffwechsel aus dem Gleichgewicht. Durch die Entzündung(en) im Körper kommt es z. B. zu einem besonders hohen Bedarf an Vitaminen und Mineralien. Werden diese nicht verstärkt zugeführt, kommt es zu Mangelerscheinungen, das überreagierende Immunsystem wird zusätzlich in Mitleidenschaft gezogen.**
- **Einige Lebensmittel enthalten Stoffe, die entzündungsverstärkende Wirkung haben. Viele Rheumatiker machen die Erfahrung, dass bei Weglassen dieser Nahrungsmittel die Beschwerden zurückgehen.**
- **Auch für Arthrosekranke ist eine gesundheitsbewusste Ernährung sinnvoll, besonders dann, wenn Übergewicht im Spiel ist. Denn sie begünstigt auch die Gewichtsabnahme, die wiederum die betroffenen Gelenke entlastet.**

Gutes Essen, schlechtes Essen

Im Allgemeinen essen wir viel zu viel Fleisch und Wurstwaren sowie andere tierische Eiweiße (z. B. Eier oder Käse), Nahrungsmittel, die raffinierten Zucker oder Auszugsmehle enthalten (z. B. Süßigkeiten wie Schokolade, süße Backwaren, Weißbrot etc.), und tierische Fette (z. B. Butter und Schmalz).

Die tierischen Produkte aus dieser Gruppe sind stark arachidonsäurehaltig. Arachidonsäure begünstigt im Körper die Entstehung so genannter Entzündungsmediatoren, also von Vermittlern, die an der Entstehung von Entzündungen maßgeblich beteiligt sind. Raffinierter Zucker und Auszugsmehle sind industriell verarbeitete Lebensmittel, denen die meisten gesunden Inhaltsstoffe entzogen wurden. Ohne diese wichtigen Vitamine und Nährstoffe wird der ohnehin schon kranke Körper noch anfälliger.

Tierische Fette sind zu meiden, pflanzliche vorzuziehen: So lautet die einfache Formel.

Für manchen mag es eine große Überwindung darstellen, diese Nahrungsmittel aus dem Menüplan zu streichen. Sie müssen nicht gänzlich darauf verzichten. Wichtig ist aber, dass Sie sich deren schädliche Wirkung immer wieder vor Augen führen und sie entsprechend sparsam dosieren.

Wenn Sie nicht völlig darauf verzichten möchten, versuchen Sie, diese als besondere Leckerbissen in Ihren Ernährungsplan einzubauen. Gönnen Sie sich diese selten, dann können Sie sie auch dementsprechend genießen.

Am besten vollwertig

Als sehr viel empfehlenswerter hat sich eine vollwertige Kost erwiesen. Vollwertig bedeutet, möglichst naturbelassene, also nicht oder kaum künstlich verarbeitete und konservierte Nahrungsmittel zu essen. Wie schon erwähnt, entzieht jede Verarbeitung der Nahrung wichtige Nähr- und Ballaststoffe und macht sie für den Körper weniger wertvoll. Da sich zudem Fischöle als ebenfalls nützlich in der Behandlung rheumatischer Entzündungen gezeigt haben, empfehlen einige Experten laktovegetabile Kost – eine Kost, die auf Milchprodukten und Gemüse basiert, auf Fleisch weitgehend verzichtet, aber dafür durch Fisch und Meeresfrüchte ergänzt wird.

Wählen Sie die Qualität Ihrer Lebensmittel sorgfältig aus. Sie müssen Ihren Körper damit verwöhnen.

Das ganze Korn

Es ist ratsam, vermehrt auf Vollkornprodukte zurückzugreifen, da sie – anders als Auszugsmehlprodukte wie Weißbrot oder Kuchen – noch alle Bestandteile des Korns (z. B. die Schale) und damit alle gesunden Inhaltsstoffe besitzen. Sie enthalten zudem keine Arachidonsäure und sind reich an Ballaststoffen, die die Verdauung anregen und zugleich (auch längerfristig) sättigend wirken.
Daher eignen sich Lebensmittel wie Brot und Knäcke, Müsli, Nudeln etc., so sie aus Vollkorn hergestellt sind, nicht nur generell für eine gesunde Ernährung, sondern bilden auch eine gute Grundlage für eine gewichtsreduzierende Diät.

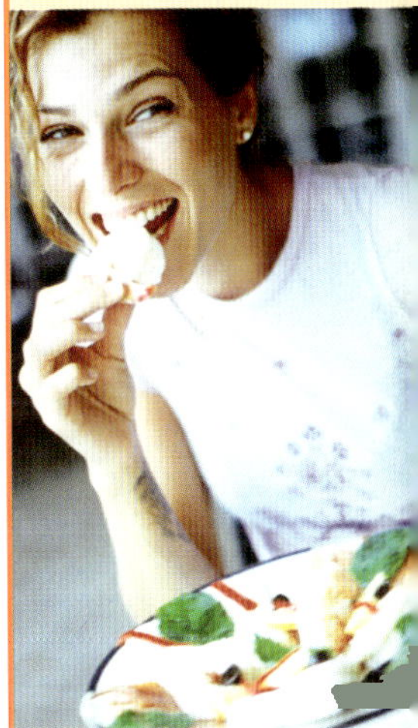

Vollkornkost ist ein wichtiger Bestandteil gesunder Ernährung.

Frisch und fruchtig

Bei einer vollwertigen Ernährung stehen neben Vollkornprodukten vor allem Obst und Gemüse im Mittelpunkt. Beide sind ebenfalls arachidonsäurearm und, soweit sie noch weitgehend naturbelassen sind, reich an Ballaststoffen und Vitaminen.
Vor allem dem Vitamin C kommt hier eine hohe Bedeutung zu: Das antioxidative Vitamin fungiert als Radikalefänger, d. h., es fängt schädliche freie Radikale im Körper ab. Diese freien Radikale sind aggressive und sehr reaktionsfreudige Moleküle, die die Zellen schädigen. Die Vitamine machen sie jedoch unschädlich, noch bevor sie etwa einen Entzündungsort erreichen können.

Greifen Sie zu Obst und Gemüse, das in die Jahreszeit passt. Die Qualität ist bei saisonalen Nahrungsmitteln meist besser.

Pflanzliche Nahrung enthält zudem sekundäre Pflanzenstoffe (z. B. Beta-Karotin), die entzündungshemmende Wirkungen aufweisen. Daher sind sie besonders gut geeignet, den Heilungs- oder Linderungsprozess entzündlicher Erkrankungen zu unterstützen. Achten Sie beim Genuss von Obst und Gemüse also auf eine möglichst schonende Zubereitung, etwa durch nur kurzes Andünsten von Gemüse. Alle frischen Produkte sollten erst kurz vor dem Verzehr zerkleinert werden, da sie sonst durch Oxidation (Reaktion mit Sauerstoff) wertvolle Stoffe verlieren.

Vitamin-C-reiche Lebensmittel

So viel steckt in 100 Gramm

▸ Hagebutten, je nach Sorte und Herkunft	400–1500 mg
▸ Schwarze Johannisbeere	189 mg
▸ Paprikaschote roh, je nach Sorte	139–140 mg
▸ Papaya	82 mg
▸ Kiwi	71 mg
▸ Erdbeeren	65 mg
▸ Brokkoli gegart	61 mg
▸ Rosenkohl gegart	50 mg
▸ Orangen, je nach Sorte	35–55 mg
▸ Frische Ananas	20 mg
▸ Apfel, je nach Sorte	6–11 mg
▸ Trauben	4 mg

*(Quellen: Miehlke, Klaus: Die Rheuma-Diät. Das Kochbuch für Rheumakranke. München 1990, Seite 38
Müller, Sven-David/Pfeuffer, Christiane: Genussvoll essen bei Rheuma. München 2000, Seite 26)*

Fett – aber richtig

Tierische Fette enthalten entzündungsfördernde Arachidonsäure. Daher sollten Butter und Schmalz nach Möglichkeit durch pflanzliche Fette ersetzt werden. In Pflanzenölen sind u. a. die Vitamine A und E enthalten, die antioxidativ wirken und für eine verminderte Bildung von Entzündungsmediatoren sorgen.

Rheumakranke haben einen besonders hohen Bedarf an Vitamin E. Es wurde festgestellt, dass z. B. bei entzündeten Gelenken die betroffenen Gelenkregionen stark Vitamin-E-unterversorgt sind und der Bedarf an diesem Vitamin bei Rheumatikern mehr als 30-mal so hoch ist wie beim gesunden Menschen. Pflanzliche Öle (z. B. Oliven-, Raps- oder Leinöl) enthalten reichlich Vitamin E. Sie haben aufgrund ihrer einfach oder mehrfach ungesättigten Fettsäuren also eine entzündungshemmende Wirkung. Sie agieren als Gegenspieler der Arachidonsäure und verhindern so wiederum die Bildung von Entzündungsmediatoren.

Besonders günstig wirken die Omega-3-Fettsäuren, wie sie außer in Pflanzenölen vor allem in Fisch zu finden sind. Fisch ist daher eine gute Alternative zu Fleisch und Wurst. Man kann dieses Fischöl aber auch als Kapseln zu sich nehmen. Auch Vitamin E gibt es in Kapseln. Allerdings hat sich gezeigt, dass natürlich gewonnenes Vitamin E weit wirksamer ist als künstlich hergestelltes, sodass man darauf achten sollte, nur zu natürlichen, nicht synthetischen Vitaminpräparaten zu greifen.

Bei Pflanzenölen ist zu bedenken, dass die gesundheitsfördernden Substanzen nur in weitgehend unbehandelten Ölen enthalten sind. Raffinierte Öle sind wärmebehandelt, chemisch verändert und gefiltert und enthalten daher weniger wirksame Bestandteile.

Kaltgepresste Öle hingegen werden ohne Wärmezufuhr gewonnen und gefiltert, sodass die wertvollen Vitamine erhalten bleiben.

Kaltgepresste Öle sollten möglichst nur bei der Zubereitung von nicht gekochten oder gebratenen Speisen verwendet werden, da sie beim Erhitzen ihre Vitamine einbüßen würden.

Vitamin-E-reiche Lebensmittel

So viel steckt in 100 Gramm

▸ Weizenkeimöl	174,5 mg
▸ Diät-/Reformmargarine	65 mg
▸ Sonnenblumenöl	62,5 mg
▸ Distelöl	44,5 mg
▸ Sonnenblumenkerne	37,8 mg
▸ Maiskeimöl	33,8 mg
▸ Traubenkernöl	31,9 mg
▸ Haselnüsse	26,3 mg
▸ Mandeln	26,1 mg

(Quelle: Müller, Sven-David/Pfeuffer, Christia
Genussvoll essen bei Rheuma. München 2000, Seite .

Trinken Sie regelmäßig Milch. Auch Quark sorgt für eine optimale Versorgung mit Kalzium und beugt somit Osteoporose vor.

Das Gute in der Milch

Eine ideale Form der Ernährung, insbesondere bei rheumatischen Erkrankungen, stellt eine Kost auf Basis von Milchprodukten und rohen oder naturbelassenen pflanzlichen Lebensmitteln dar (laktovegetabile Kost). Darauf sollten Sie Ihr Ernährungskonzept hauptsächlich abstellen.

Fleisch und Wurst sollten bei einer vollwertigen Ernährung ohnehin nur in geringen Mengen und dann höchstens zwei- bis dreimal pro Woche verzehrt werden. Ihr negativer Effekt auf die Gesundheit allgemein und die entzündungsförderliche Wirkung ihrer Inhaltsstoffe wurden bereits erläutert. Über Milch, Magerquark etc. werden dem Körper neben Kalzium auch wichtige tierische Eiweiße in ausreichender Menge zugeführt. Schreiben Sie daher Milchprodukte ganz oben auf Ihren Speiseplan!

Nicht so hastig!

Viele Bemühungen um gesunde Ernährung werden zu einem nicht unerheblichen Teil durch die falsche Art des Essens wieder zunichte gemacht. Oft werden Gerichte nur hektisch heruntergeschlungen. Wird die Nahrung jedoch nicht ausreichend gekaut, wird unser Verdauungssystem überlastet. Der Darm muss an den großen Nahrungsbrocken über Gebühr arbeiten. Viele wertvolle Inhaltsstoffe können vom Körper dann nicht richtig aufgenommen und verwertet werden und gehen unverdaut verloren.
Wichtig besonders für Arthrosekranke: Wenn Sie versuchen wollen (oder müssen), Ihr Körpergewicht zu reduzieren, um betroffene Gelenke zu entlasten bzw. noch nicht betroffene Regionen erst gar nicht in Mitleidenschaft zu ziehen, erleichtert Ihnen langsameres Essen den Kampf um die Pfunde. Denn: Durch ausgiebiges Kauen setzt das Gefühl der Sättigung wesentlich früher ein.

Langsames, gründliches Kauen regt die Verdauung an, die Nahrungsstoffe können optimal verwertet werden und ihre heilende oder lindernde Wirkung entfalten.

Trinken – gewusst wie

Wichtig ist auch eine ausreichende Zufuhr von Flüssigkeit. Sie sollte vor allem über Tee, Obst- und Gemüsesaft und Mineralwässer gesichert werden. Allerdings ist es ratsam, eher zwischen und nicht zu den Mahlzeiten zu trinken. Das würde sonst die Verdauungssäfte verdünnen, was wiederum zu einer schlechteren Verdauung führt.

Der Einstieg – Fasten

Alte (und schlechte) Ernährungsweisen und Geschmacksvorlieben sind hartnäckige, über die Jahre hinweg entwickelte Gewohnheiten, die nicht mehr leicht zu verändern sind. Vielen wird daher der Übergang in eine gesündere Ernährungsform wie Vollwertkost oder gar laktovegetabile Kost schwer fallen. Möglicherweise ist der eine oder andere unter Ihnen schon einmal an dieser Hürde gescheitert. Eine wirksame Hilfe können Fastenkuren sein. Sie stellen einen klaren Bruch mit den alten Gewohnheiten dar und machen den Körper in recht kurzer Zeit empfänglich für eine neue Ernährungsform. Zudem entschlacken sie den Organismus von schädlichen Stoffen.

Auch einzelne Fastentage eignen sich, um bei akuten Beschwerden für Linderung zu sorgen. Der Grund: Man hat festgestellt, dass beim Fasten die Konzentration von Arachidonsäure im Blut innerhalb weniger Tage stark absinkt. Die Folge: Es werden weniger Entzündungsmediatoren gebildet, die Entzündung geht zurück, und die akuten Schmerzen klingen ab.

Ausgedehnte Fastenkuren, wie etwa das klassische Heilfasten, bei dem über zehn Tage praktisch keine feste Nahrung aufgenommen wird und lediglich Wasser und Tee bzw. bei abgeschwächten Varianten des Fastens auch Frucht- und Gemüsesäfte konsumiert werden, sollten Sie vorher unbedingt mit Ihrem Arzt absprechen. Er kann Sie am besten beraten, welche individuelle Kur für Sie geeignet oder ob diese für Sie überhaupt ratsam ist. Auch ein Aufenthalt in einer Klinik kann sinnvoll sein, wenn Sie zum ersten Mal fasten oder generell Ihre Ernährung umstellen möchten. Sie haben dort ständig fachkundige Ansprechpartner – und vor allen Dingen: Sie sind nicht allein und können sich mit gleichermaßen Betroffenen austauschen.

Für diejenigen, denen bei all diesen Diätvorschlägen und Verhaltensregeln der Genuss zu kurz kommt, sei erwähnt, dass sich bei Frischkost die meisten Geschmacksaromen erst bei längerem Kauen entfalten. Probieren Sie es einmal – Sie werden überrascht sein, wie sich bei gesunder Ernährung und langsamem, maßvollem Essen der wirkliche Genuss entfaltet.

Weg mit dem Speck – Diäten

Zu viel Gewicht belastet betroffene Gelenke und Weichteile noch zusätzlich. Gerade bei Arthroseerkrankungen ist sehr häufig auch Übergewicht als Ursache mit im Spiel. Neben einer gesunden Ernährung kann es daher wichtig und hilfreich sein, sich mit einer Diät dieser überschüssigen Pfunde zu entledigen. Es gibt eine schier gren-

zenlose Anzahl verschiedener Diätprogramme, von denen aber die wenigsten halten, was sie versprechen. Auch dieses Buch kann und will Ihnen kein Patentrezept anbieten. Einige Tipps möchten wir Ihnen jedoch mit auf den Weg geben, damit eine Diät auch tatsächlich zum gewünschten Erfolg führt. Bedenken Sie aber, dass eine langfristige Ernährungsumstellung immer noch am besten ist.
Grundsätzlich ist wichtig, dass eine Diät zum eigenen Lebensstil passt. Nichts ist frustrierender als eine neue Ernährungsweise, die auf halbem Weg abgebrochen wird, weil sie sich im Alltag nicht umsetzen lässt. Für Menschen mit viel Zeit und Freude am Kochen ist ein Programm mit ausgeklügelten Rezepten sicher empfehlenswert. Dagegen ist sie für jemanden, der keine Zeit oder Lust hat, allzu viel Aufwand zu betreiben, natürlich gänzlich ungeeignet.
Eine Diät muss immer auf langfristigen Erfolg abzielen, und das gelingt am besten mit einer schonenden, über einen längeren Zeitraum angelegten Gewichtsabnahme. Fastentage oder -kuren können dabei helfen, erste motivierende Erfolge zu verzeichnen und auch danach eine langfristige Umstellung der Ernährung zu erleichtern.
Ungeachtet der unüberschaubaren Zahl von Diäten gibt es ein paar Grundmodelle, an denen Sie sich bei der Wahl der für Sie geeigneten Diät orientieren können.

Sie sollten sich von unrealistisch hohen Erwartungen verabschieden. Eine Wunderdiät, bei der man in kürzester Zeit sehr viel an Körpermasse verliert, gibt es nicht – schon gar keine, die dabei der Gesundheit nicht schadet.

Kalorienzählen

Das klassische Kalorienzählen dürfte wohl die weiteste Verbreitung haben. Und in der Tat setzen Diäten, die auf diesem Schema beruhen, an der richtigen Stelle an: Man muss dem Körper weniger Kalorien zur Verfügung stellen, als er verbraucht. Nur so werden die Fettreserven langfristig abgebaut. Der Energieverbrauch hängt natürlich von der Körpergröße und von der Tätigkeit ab. Zudem verbrennen Menschen Kalorien in unterschiedlich starker Weise.

Essen Sie viel, aber nur viel Gesundes! Dann können Sie gar nichts falsch machen, und Sie werden auf gar keinen Fall hungern müssen.

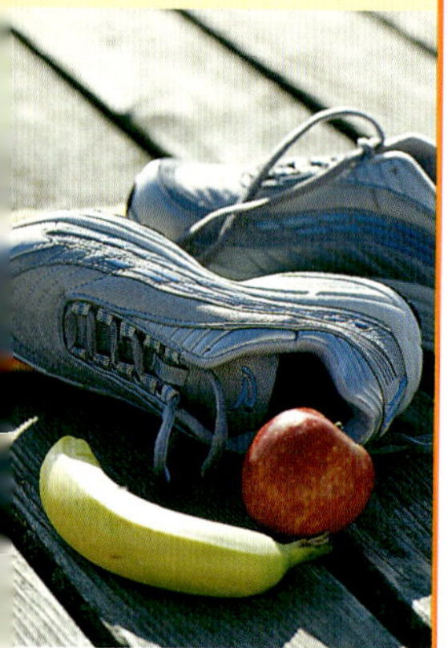

Sport und vernünftige Ernährung – ein unschlagbares Team, wenn Sie überschüssige Kilos verlieren wollen!

Allerdings verspricht allein knauseriges Kalorienzählen noch keinen dauerhaften Erfolg. Wichtig ist neben dem Wieviel auch das Was. Das gewinnt besonders an Bedeutung, wenn man bedenkt, dass reduzierte Mengen von beispielsweise sehr kalorienreichen Nahrungsmitteln ein starkes Hungergefühl, wenn nicht sogar Heißhungerattacken hervorrufen können, die das Durchhalten natürlich besonders erschweren.

Wählen Sie nach Möglichkeit also eine Diät, die Ihnen kalorienarme Alternativspeisen (z. B. viel Obst und Gemüse, auch als Snacks zwischendurch) vorschlägt, an denen Sie sich satt essen können, ohne allzu viele Kalorien aufzunehmen.

Auch strikte Verbote bestimmter Speisen haben sich nicht bewährt, da früher oder später der Drang danach so groß wird, dass man ihm nicht mehr widerstehen kann, und dann womöglich ohne Kontrolle über den Kühlschrank herfällt. Sie müssen sich auf Dauer wohl fühlen und dürfen nicht dauernd Mangel verspüren. Es gilt also: Verzichten Sie, aber achten Sie auch auf den Genuss.

Die sportliche Variante

Eine weitere Gruppe von Diäten setzt neben gesunder Ernährung auf ein zusätzliches Sport- und Bewegungsprogramm. Eine solche Kombination aus gesunder Kost und sportlicher Betätigung ist besonders zu empfehlen, weil hier nicht nur Körpermasse abgebaut, sondern im Gegenzug Muskeln aufgebaut, also Kraft und Ausdauer gestärkt werden.

Wenn der Körper mehr arbeitet, steigt auch der Energieverbrauch, und die Pfunde purzeln. Für viele Rheumatiker ist Sport natürlich ein heikles Thema. Es gibt aber durchaus etliche Sportarten sowie Bewegungstherapien, die je nach Art der Erkrankung geeignet sind (siehe dazu Seite 193ff.).

In der Gruppe

Für jene, die sich nicht allein an eine Diät wagen wollen, gibt es die Möglichkeit, in einer Gruppe abzunehmen. Am bekanntesten sind hier die Weight Watchers. Deren Diätprogramm ist auf einem Punktesystem aufgebaut, bei dem den einzelnen Lebensmitteln eine gewisse Punktzahl zugewiesen ist. Eine bestimmte, vorgegebene Summe sollte man nicht überschreiten. Wie man diese Punktzahl erreicht, bleibt jedem individuell überlassen. Dazu kommen regelmäßige Treffen, bei denen neben dem Erfahrungsaustausch mit den anderen Teilnehmern auch nützliche, fachmännische Informationen zum Thema »Ernährung« vermittelt werden.

Sollten Sie einen Startschuss für Ihre Ernährungsumstellung brauchen, versuchen Sie es mit Heilfasten. Beachten Sie die Regeln genau, besprechen Sie sich mit einem Arzt. Vielleicht beginnen Sie gemeinsam mit anderen in der Gruppe.

Universalformeln

Universalformeln zum Abnehmen hat leider noch niemand erfunden, auch wenn uns das manche Werbung glauben machen will. Bei so genannten Formula-Diäten werden einzelne, manchmal auch alle Mahlzeiten durch spezielle Fertigprodukte ersetzt (z. B. Suppen oder Drinks), die die Gewichtsabnahme begünstigen sollen. Der Nachteil bei diesen Produkten liegt darin, dass man sie vom kulinarischen Standpunkt aus sehr bald satt hat. Allein deshalb schon eignen sie sich nicht für eine langfristige Lösung. Als Einstieg können sie aber mit schnellen, kleinen Erfolgen als Motivationshelfer dienen.

Wie auch immer Sie sich entscheiden, achten Sie bei der Wahl Ihrer Diät darauf, dass ihr eine ausgewogene Ernährung zugrunde liegt, damit es auf Dauer nicht zu Mangelerscheinungen kommt. Einseitige Radikalkuren, bei denen Sie über Tage und Wochen nur ein bestimmtes Nahrungsmittel essen, zeigen höchstens kurzfristigen Erfolg und sind äußerst schwer durchzuhalten, weil man oft Verlangen nach Verbotenem verspürt. Kehrt man anschließend zur gewohnten Ernährungsweise zurück, macht man den kurzfristig erzielten

Erfolg häufig wieder zunichte. Der berühmte Jo-Jo-Effekt droht, bei dem man das mühsam verlorene Gewicht relativ schnell wieder zunimmt, mitunter sogar noch darüber hinaus.
Nur wer dauerhaft und konsequent Ernährungssünden aus seinem Menüplan streicht, hat auch die Chance, sein Gewicht langfristig zu senken und zu halten.

Rheumafreundliche Rezepte

So viel zur Theorie. Damit Sie die vielen Ratschläge auch praktisch umsetzen können, möchten wir Ihnen im Folgenden eine Reihe von rheumafreundlichen Rezepten als Beispiele vorstellen. An ihnen können Sie feststellen, dass Diät und kulinarischer Genuss sich keineswegs ausschließen müssen.
Grundsätzlich sei erwähnt, dass mehrere kleinere Mahlzeiten besser sind als die drei großen, klassischen: Frühstück, Mittag- und Abendessen. Denn: Ihr Magen kann so große Mengen gar nicht auf einmal sinnvoll verarbeiten. Kleine Snacks zwischen maßvoll gestalteten Hauptmahlzeiten sind zudem ideale Energiequellen und beugen den gefürchteten Heißhungerattacken vor.

Unsere Rezepte sollen Ihnen lediglich einen kleinen Ausschnitt aus den mannigfaltigen Möglichkeiten aufzeigen, wie gesunde Ernährung Ihren Menüplan nicht nur beschneiden, sondern auch bereichern kann. Seien Sie ruhig kreativ.

Frühstück

Das Frühstück ist die wichtigste Mahlzeit des Tages. Es liefert Schwung für den Tag und sollte daher reich an so genannten komplexen Kohlenhydraten sein, die über längere Zeit sättigen. Fettiges und Schwerverdauliches, wie Wurst, Butter etc., machen schlapp. Versuchen Sie z. B. einmal folgende Zusammenstellungen:
Klassisch Vollkornbrot oder -brötchen mit Pflanzenmargarine oder Magerquark und Konfitüre oder Honig. Alternativ: Kräuterquark mit Radieschen. Dazu etwas Obst, z. B. Apfel, Orange, Kiwi o. Ä.

Frisch und fruchtig Hierzu benötigen Sie 1/4 Ananas, 120 g Johannisbeeren, 2 kleine Kiwis, 1 kleinen Apfel, 1 EL Zitronensaft, 1 EL Zucker oder Süßstoff, Zimt, 3 Reisscheiben, 200 ml Milch.
Ananas schälen und klein schneiden. Johannisbeeren verlesen und waschen. Kiwis schälen und in Scheiben schneiden. Den Apfel waschen, halbieren, entkernen und das Fruchtfleisch grob raffeln. Vermischen Sie das Obst, und geben Sie den Zitronensaft dazu. Mit Zucker oder Süßstoff süßen und mit Zimt bestreuen. Dazu Reisscheiben und Milch servieren.

Die hier vorgestellten Rezepte dienen nur als Anregung. Hier erkennen Sie, auf welche Mischung an gesunden Lebensmitteln es ankommt.

Mittagessen

Für eine gesunde, vorwiegend vegetarische Kost hat sich vor allem die mediterrane Küche als geeignet erwiesen, da sie grundsätzlich auf viel Obst und Gemüse sowie Meeresfrüchten und Fisch basiert. Auch dem traditionell verwendeten Olivenöl werden positive Wirkungen aufgrund seines Vitamin-E-Gehalts zugesprochen. Die asiatische Küche hält ebenfalls zahlreiche köstliche Gerichte mit frischem Gemüse bereit.
Tomaten mit Reisfüllung Hierzu benötigen Sie 50 g ungeschälten Reis, 1/8 l Gemüsebrühe, 10 g Butter, Muskat, fein gehackte Petersilie, 1 Zwiebel, Salz, 4 mittelgroße Tomaten, Öl zum Braten.
Den Reis waschen, mit kochendem Wasser überbrühen, abgießen und in der Gemüsebrühe fertigquellen lassen. Reis anschließend mit Butter, Muskat, fein gehackter Petersilie und der gehackten Zwiebel verrühren. Mit Salz abschmecken. Die Tomaten waschen, Deckel abschneiden und vorsichtig aushöhlen. Etwas salzen und mit der Reismasse füllen. Das Ganze in eine mit Öl eingefettete Auflaufform geben, eventuell noch etwas geriebenen Käse darüberstreuen, den Tomatendeckel daraufsetzen und bei hoher Temperatur ca. 10 Minuten im Ofen garen.

Italienisches Gemüsegratin Hierzu benötigen Sie 1 kleinen Zucchino, 4 kleine Champignons, 2 kleine Tomaten, 1 Knoblauchzehe, 1 TL Olivenöl, Basilikum, Thymian, Oregano, fluoridiertes Jodsalz, weißen Pfeffer, 1/2 Packung Mozzarella.
Zucchino, Champignons und Tomaten waschen, putzen und in Scheiben schneiden. Knoblauch abziehen und fein würfeln. Gemüse und Knoblauch in Olivenöl anschwitzen. Die gehackten Kräuter dazugeben und alles mit Salz und Pfeffer abschmecken. Anschließend das Gemüse in eine Auflaufform geben, mit Mozzarellascheiben belegen und bei ca. 200 °C im Ofen überbacken.
Fruchtige Rohkost Hierzu benötigen Sie 100 g Weißkohl, 1 mittelgroße Möhre, 1/2 kleinen Apfel, 1 EL Zitronensaft, 1 EL Apfelsaft, 1 TL Sonnenblumenkerne, 4 EL Buttermilch, fluoridiertes Jodsalz, Pfeffer, flüssigen Süßstoff, 1/2 Bund Schnittlauch.
Weißkohl raspeln. Möhre und Apfel waschen, schälen und grob reiben. Diese sofort mit Zitronen- und Apfelsaft beträufeln. Sonnenblumenkerne in einer Pfanne ohne Fett anrösten und abkühlen lassen. Aus Buttermilch, Salz, Pfeffer und Süßstoff eine Salatsauce herstellen. Diese über Gemüse und Obst gießen und kurz durchziehen lassen. Schnittlauch in Röllchen schneiden, unter den Salat mischen und diesen mit den Sonnenblumenkernen bestreuen.

Da wir nachts erfahrungsgemäß schlechter und weniger verdauen, sollte das Abendessen nicht zu schwer sein. Was aber nicht heißen muss, dass Sie sich nichts gönnen dürfen.

Abendessen

Käsesuppe mit Brokkoli Hierzu benötigen Sie 100 g Brokkoli, fluoridiertes Jodsalz, 30 g Schmelzkäse (30 % F. i. Tr.), 4 EL Milch (1,5 % Fett), weißen Pfeffer, Muskatnuss.
Brokkoli putzen, waschen und Röschen halbieren. In kochendem Salzwasser blanchieren, herausnehmen und 150 ml des Kochwassers auffangen. Den Käse darin und in der Milch schmelzen, mit Gewürzen abschmecken. Den Brokkoli hinzugeben und in der Suppe erwärmen.

Grünkernküchlein Hierzu benötigen Sie 65 g Grünkernschrot, 1/8 l Wasser, Salz, gehackte Petersilie, gehackte Zwiebel, 10 g Butter, Schnittlauch, 1/2 Ei, Semmelbrösel, 1/2 mit Wasser verschlagenes Ei zum Panieren, Ausbacköl.

Grünkernschrot mit Wasser und etwas Salz auf kleiner Flamme langsam zu einem dicken Brei kochen. Petersilie und Zwiebel in Butter andünsten und zusammen mit dem Schnittlauch und dem 1/2 Ei unter den erkalteten Brei mischen. Küchlein formen, in Ei und Bröseln wenden und in der Pfanne ausbacken.

Mehrere kleinere Portionen zu sich zu nehmen, ist sinnvoller, als sich auf zwei größere Mahlzeiten zu stürzen.

Bunter Chicoréesalat Hierzu benötigen Sie 1 Kolben Chicorée, 1/4 rote, 1/4 gelbe Paprikaschote, 100 g Gurke, 1/2 kleine Zwiebel, 1 TL Weinessig, 1 TL Maiskeimöl, fluoridiertes Jodsalz, weißen Pfeffer. Chicorée waschen und putzen. Den Wurzelansatz keilförmig herausschneiden und den Chicorée in Blätter zerpflücken. Paprika waschen, putzen und in Streifen schneiden. Gurke waschen und in Scheiben schneiden. Zwiebel abziehen und in Ringe schneiden. Alles auf einem Teller anrichten. Aus Essig, Öl, Salz und Pfeffer ein Dressing zubereiten und über den Salat geben.

Snacks für den kleinen Hunger

Als Snacks eignen sich beispielsweise Quark oder Joghurt, gemischt mit Obst, Rohgemüse mit Kräuterquarkdip oder Früchte allein. Sie können aber auch raffiniertere Gerichte für zwischendurch oder für besondere Anlässe kreieren:

Obstsalat Hierzu benötigen Sie 1 Apfel, 1 Banane, 1 Orange, 4–5 Datteln oder 1 EL Weinbeeren, 1 EL Honig, etwas Zitronensaft, fein gehackte Wal- oder Haselnüsse.

Apfel schälen und in kleine Scheiben schneiden. Geschälte Banane, Orange und Datteln klein schneiden bzw. Weinbeeren heiß waschen und unter die übrigen Früchte mischen. Mit Honig und Zitronensaft

Lassen Sie sich von diesen Rezeptbeispielen inspirieren, und kombinieren Sie die verschiedenen gesunden Zutaten nach Ihren ganz persönlichen Vorlieben. Sie werden nach einiger Zeit Profi in Sachen »Gesund ernähren« sein.

nach Geschmack vermengen und gut durchziehen lassen. Nüsse unter den Salat mischen oder diesen damit bestreuen. Die Obstsorten können Sie je nach Saison variieren.

Hüttenkäse mit heißen Himbeeren Hierzu benötigen Sie 1/2 Becher Hüttenkäse (ca. 100 g; 20 % Fett), Zimt, Vanillearoma, 100 g Himbeeren, 1 TL Zitronensaft, 2 EL Rotwein, 1 TL Zucker oder Süßstoff, 1/2 TL Speisestärke.

Hüttenkäse mit Zimt und Vanillearoma mischen. Himbeeren in einem Topf zusammen mit dem Zitronensaft und 1 EL Wein erhitzen. Den Zucker und die Stärke mit dem Rest des Weins verrühren. Die angerührte Stärke zu den kochenden Himbeeren geben, kurz aufkochen lassen und noch heiß über den Hüttenkäse gießen.

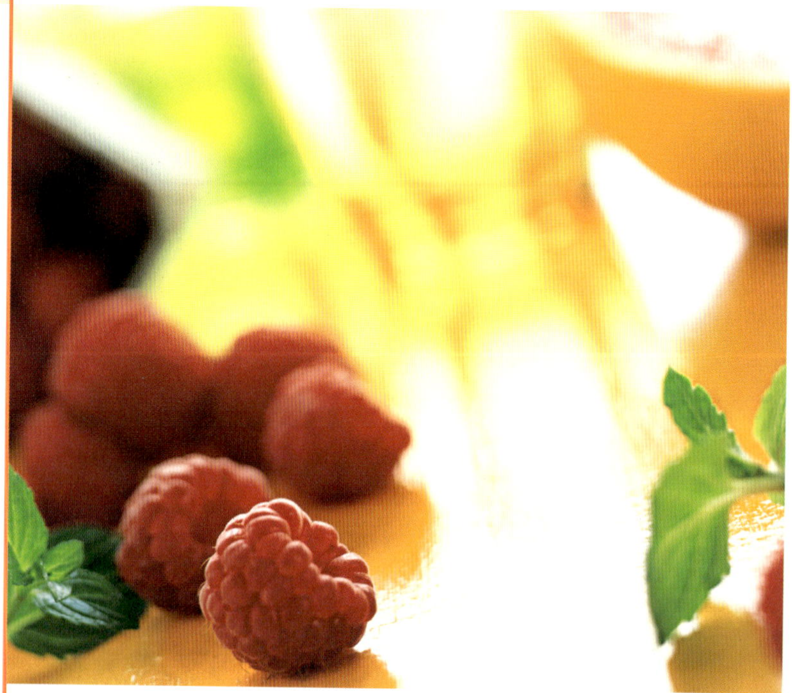

Gerade auch das letzte Rezept zeigt, wie köstlich vernünftige Ernährung sein kann!

Wohltat Bad

Bäder tun gut. Sie steigern das Wohlbefinden und sprechen dabei alle Sinne an. Gönnen Sie sich ein Bad, so oft Sie die Gelegenheit dazu haben. Wichtig ist, dass Sie spüren, dass es Ihnen gut tut. Beachten Sie jedoch, dass jedes Bad mit Zusatz auch einen gewissen Reiz darstellt, der anfänglich zu einer Verschlechterung des Befindens führen kann. Sie sollten bei jeder Wannenbeigabe darauf achten, dass Sie möglichst mehrere günstige Wirkstoffe miteinander kombinieren können, um verschiedene Effekte zu erzielen und die Körperfunktionen auf unterschiedliche Weise zu verbessern, um eine noch größere Wirkung zu erreichen.

Die folgenden Punkte sollten Sie zum Thema Baden immer unbedingt beachten:

- Wirkstoffe sollten über die Haut und die Atemwege ins Körpersystem gelangen.
- Die Temperatur sollte der Krankheit angepasst sein. So sind z. B. Warmbäder bei Arthrosen und Spondylosen angenehm. Polyarthritiker berichten dagegen, dass bei ihnen eher kalte Wasseranwendungen lindernd wirken.
- Die Tageszeit des Bads ist wichtig. Es ist zu unterscheiden zwischen einer anregenden und einer beruhigenden Wirkung. Sie kann gezielt eingesetzt werden. Was anregend und was beruhigend wirkt, erfahren Sie in unseren Baderezepten (siehe Seite 219ff.).
- Berücksichtigt werden muss unbedingt auch, dass bei akuten, entzündlichen rheumatischen Prozessen Vollbäder absolut nicht angezeigt sind.
- Bleiben Sie nur so lange in der Wanne, wie Sie es als angenehm empfinden. Ob ein Wannenbad in Ihrem Fall förderlich ist, sollten Sie in Zweifelsfällen mit Ihrem Therapeuten besprechen.

Sollten Sie an akuten rheumatischen Beschwerden leiden, sind warme und heiße Bäder nicht die richtige Therapie. Beachten Sie auch, dass Herzleiden, akute Infektionen oder Entzündungen gegen solche Bäder sprechen. Holen Sie sich auf jeden Fall vor der Anwendung von Bädern Rat von Ihrem Hausarzt.

Badezusätze

Ob und wann Bäder gut für Sie sind, darüber müssen Sie mit Ihrem Arzt sprechen. Eine Balneotherapie (»balneum« ist der lateinische Begriff für Bad) muss speziell auf Ihre Situation abgestimmt werden. An dieser Stelle geht es um die reinen Badewonnen und um Rezepturen, die Ihnen einen bestmöglichen Genuss garantieren. Lassen Sie sich einfach in die warmen Wogen gleiten.

Bei ätherischen Ölen handelt es sich um hoch konzentrierte Essenzen, mit denen man vorsichtig umgehen muss. Der Kontakt mit den Schleimhäuten ist unbedingt zu vermeiden: Er verursacht unangenehme Reizungen.

Was wirkt wie?

Allgemein gilt für Badezusätze: Viel hilft nicht unbedingt viel. Es kommt auf die richtige Dosierung an. Wenn Sie ganz sicher gehen wollen, was die Qualität der Zutaten angeht, so stellen Sie am besten selbst zusammen, was gut für Ihr Wohlbefinden ist und gegen die Beschwerden hilft.

Nur hochwertige Badezusätze!

- **Gehen Sie in ein Fachgeschäft, um den passenden Zusatz zu kaufen. In Apotheken, Reformhäusern und Drogerien finden Sie den richtigen. Lassen Sie sich beraten. Denn wichtig ist, dass das Produkt hochwertige Bestandteile enthält; der Hersteller sollte für Qualität stehen.**
- **Beachten Sie die Vorschriften zur Vorgehensweise. Baden Sie z. B. in Kräuterzutaten, so sollten Sie sich anschließend nicht abtrocknen und in ein Badetuch gehüllt unter der warmen Bettdecke 15 bis 20 Minuten lang ruhen.**
- **Auch die empfohlene Häufigkeit ist zu beachten. Manche Bäder dürfen nur in bestimmten Abständen genommen werden. Beachten Sie die Packungsbeilagen. Und: Jedes Bad sollte entsprechend der empfohlenen Anwendungsbereiche gezielt verwendet werden.**

Fichtennadeln

Wirkt stärkend, ist sowohl bei Rheuma als auch Gicht wohltuend.
Rezept 1 kg Fichtennadeln in 5 l Wasser etwa 20 Minuten lang mit geschlossenem Deckel auf kleiner Flamme ziehen lassen, abseihen und dem Badewasser zugeben. Sie können stattdessen auch 10 Tropfen Fichtennadelöl mit etwa 3 TL Oliven- oder Jojobaöl mischen und in das Badewasser geben. In Sahne oder Milch aufgelöst, verteilt sich das Öl besser im Wasser. Achtung, nicht zu hoch dosieren: Das ätherische Öl der Fichtennadeln kann auch leicht Kopfschmerzen verursachen.

Haferstroh

Sebastian Kneipp predigte Zeit seines Lebens, dass Haferstroh dem Heublumenbad in seiner Wirkung überlegen sei. Bei chronischen Schmerzen und auch bei Gicht ist ein Haferstrohbad zu empfehlen.
Rezept Man kocht 1 kg Haferstroh in 5 l Wasser in einem Topf etwa 1 Stunde lang auf kleiner Flamme, gießt anschließend den Sud in das warme Badewasser und badet eine Viertel Stunde darin.

Auch bei ätherischen Ölen entscheidet natürlich die Qualität über die Wirkkraft.

Heublumen

Tut bei Schmerzen infolge von rheumatischen Krankheiten gut. Übrigens auch sehr zu empfehlen, wenn es um die akute Behandlung eines Hexenschusses geht.
Rezept 500 bis 800 g Heublumen in etwa 5 l kaltem Wasser einweichen und das Ganze nach 2 Stunden zum Kochen bringen. Durch ein Sieb gießen und den Sud ins Badewasser geben.

Thymian

Ist bei Erkältungen und rheumatischen Schmerzen allgemein sehr zu empfehlen.

Wellness zu Hause bedeutet für die meisten Menschen »Baden«. Gönnen Sie sich regelmäßig Ihr Lieblingsbad!

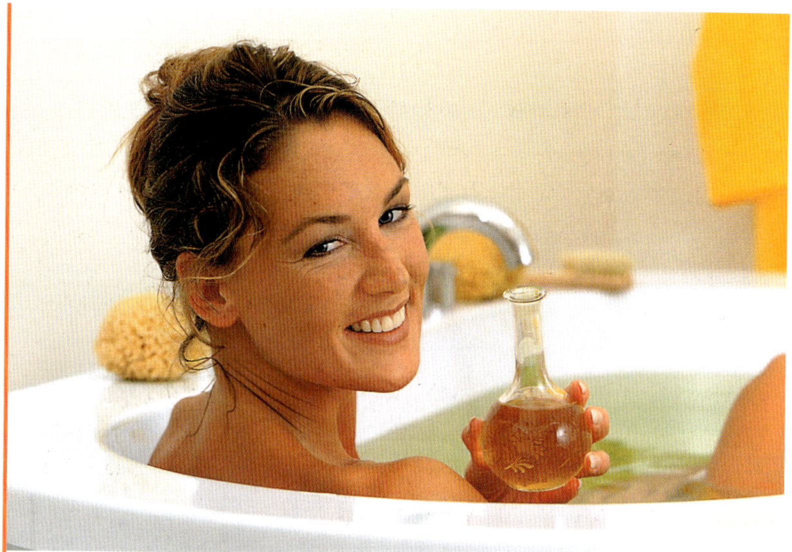

Vorsicht: Auch Lavendel kann bei Anfälligkeit und Überdosierung zu Kopfschmerzen führen.

Rezept 100 g Thymian mit 1 1/2 l heißem Wasser überbrühen und in einem geschlossenen Gefäß ziehen lassen; am besten 1 Stunde und länger. Man kann aber auch 10 Tropfen Thymianöl (kombiniert mit Oliven- und Jojobaöl) ins Badewasser geben.

Wacholder

Ein Wacholderbad wirkt anregend und ist somit für die morgendliche oder nachmittägliche Anwendung geeignet.
Rezept Etwa 500 g Beeren in 1 l Wasser abkochen oder 10 Tropfen hochwertiges ätherisches Öl ins Badewasser träufeln.

Lavendel

Ein klassisches Beruhigungsbad, das sich hervorragend als Gute-Nacht-Mittel einsetzen und Sie bei rheumatischen Schmerzen entspannt einschlafen lässt.

Die Vorteile eines Vollbads auf einen Blick

- **Warmes Wasser entspannt und lockert die Muskulatur.**
- **Die Wirkstoffe werden über Haut und Nase aufgenommen.**
- **Heißes Wasser wirkt wie eine Reiztherapie. Der Stoffwechsel wird angeregt. Das Pulstempo wird erhöht, der Blutdruck fällt, die Atemfrequenz sinkt. Giftstoffe werden durch das Schwitzen ausgeschieden.**

Vergessen Sie beim Baden nicht, ganz bewusst tief und ruhig einzuatmen. So können Sie die Dämpfe der ätherischen Öle genüsslich und entspannt über die Atemwege aufnehmen.

Rezept 1 Hand voll Blüten mit 1 l kochendem Wasser überbrühen oder 10 Tropfen ätherisches Öl verwenden. Gleich ins Badewasser gießen, das ätherische Öl mit etwas Milch oder Sahne vermischen. Zur Verdünnung eignet sich Oliven- oder Jojobaöl.

Melisse

Auch ein Gute-Nacht-Bad, das man regelmäßig genießen kann, ohne Nebenwirkungen befürchten zu müssen.

Rezept 200 g Blätter mit 3 l Wasser überbrühen oder 10 Tropfen ätherisches Öl mit etwas Milch oder Sahne gemischt ins warme Badewasser träufeln.

Rosmarin

Belebend, stärkend, gut geeignet als Morgenbad und bei niedrigem Blutdruck.

Rezept Kochen Sie ein paar Zweige mit 1 l Wasser auf kleiner Flamme mit geschlossenem Deckel, oder nehmen Sie zehn Tropfen ätherisches Öl, gemischt mit Milch oder Sahne.

Achtung: Dieses Bad sollten Sie höchstens einmal pro Woche nehmen! 20 Minuten sind lang genug. Hinterher fühlen Sie sich frisch und energiegeladen.

Güsse

Die Anwendung von kaltem Wasser sollte immer sehr gezielt erfolgen, damit der gewünschte Effekt eintritt, die Muskulatur sich entspannt und die Schmerzen reduziert werden. Durch den Reiz des kalten Wassers entsteht eine lokale Unterkühlung, die sofort schmerzlindernd wirken kann. Die Gefäße ziehen sich zusammen; als Reflex auf die Minderdurchblutung erhöht der Körper die Durchblutung. Güsse können Sie nach einiger Übung leicht zu Hause durchführen.

Sebastian Kneipp selbst favorisierte unter allen Wasseranwendungen die Güsse. Die Wassertemperatur ist wichtig und muss genau gemessen werden.

Die Gusstechnik

Man kann eine Gießkanne oder einen Schlauch dazu nehmen. Der Druck sollte so eingestellt sein, dass der Strahl beim Senkrechthalten etwa fünf Zentimeter nach oben sprudelt. Er muss im geringen

Bei Güssen zu beachten

Wenn man mit kaltem Wasser Schmerzen lindern will, ist es ganz wichtig, dass der Körper vorher gut aufgewärmt ist. Man darf auf keinen Fall frieren. Besonders die Füße müssen warm sein. Wenn Sie also nach Ihrer morgendlichen heißen Dusche kalt brausen wollen, nehmen Sie den Duschkopf in die Hand, und fangen Sie beim rechten Fuß an, wandern Sie dann mit dem Wasserstrahl hoch bis zur Hüfte. Weiter geht es mit der rechten Hand bis zur Schulter. Dann erfolgt der Wechsel zur linken Seite: von der Hand zur Schulter über Brust, Rücken und Gesicht wieder zurück bis zum linken Fuß. Anschließend muss man sich sofort abfrottieren und warm anziehen.
Das Ganze dauert etwas mehr als 5 Minuten: Das bedeutet: 5 Minuten heiß und anschließend 15 Sekunden kalt duschen.

Abstand zum Körper gehalten und immer zum Herzen hin bewegt werden. Erst sollte der Ungeübte es mit Wechselgüssen versuchen; später, wenn man sich an die Technik gewöhnt hat, sollte man nur noch kalte Güsse anwenden. Hinterher muss man sich sofort abtrocknen, anziehen und den Körper warm halten. Bein-, Arm und Brustgüsse sind besonders zu empfehlen.

Sauna

Der Effekt des Schwitzbads: Die Abwehrkräfte werden gestärkt, und die Wärme tut bei rheumatischen Schmerzen gut, falls keine akuten rheumatischen Schübe vorliegen. Ist Letzteres der Fall, hilft Kälte besser. Ihre Leistungsfähigkeit wird gesteigert.
Saunа wirkt durch die abwechselnden Reize von Heißluft und kaltem Wasser sowie kalter Luft, kombiniert mit mechanischen Reizen wie Bürsten und Massagen etc. Wie Sie sich beim Saunen richtig verhalten, erfahren Sie in jeder Sauna über die zehn goldenen Regeln, die dort immer in den Vorräumen aushängen.

Bluthochdruck oder Herzleiden können ein Grund sein, lieber auf Sauna zu verzichten. Die Sauna sollte auf keinen Fall während eines akuten Rheumaschubs besucht werden. Sollten Sie die hohen Temperaturen der finnischen Sauna nicht vertragen, so wählen Sie ein mildes Dampfbad. Das hat, regelmäßig angewendet, ähnlich positive Wirkungen.

Wechselduschen

Wasseranwendungen wirken regulierend auf das hormonelle und nervale Steuerungssystem, auf Kreislauf, Stoffwechsel und Atmung. Lauwarmes Wasser sollte man niemals anwenden, denn es kommt auf den Reiz durch extreme Temperaturen an.
Begonnen wird eine Wechseldusche mit heißem Wasser. Nach wenigen Minuten geht man dann zu kälterem, aber nicht eiskaltem Wasser über. Dabei sollten Sie zuerst das rechte, dann das linke Bein kalt

Einige Körperstellen, wie Hand- oder Fußgelenke, unterkühlen schnell. Hier sollte man Wickel etwas lockerer anlegen oder mit etwas Watte polstern.

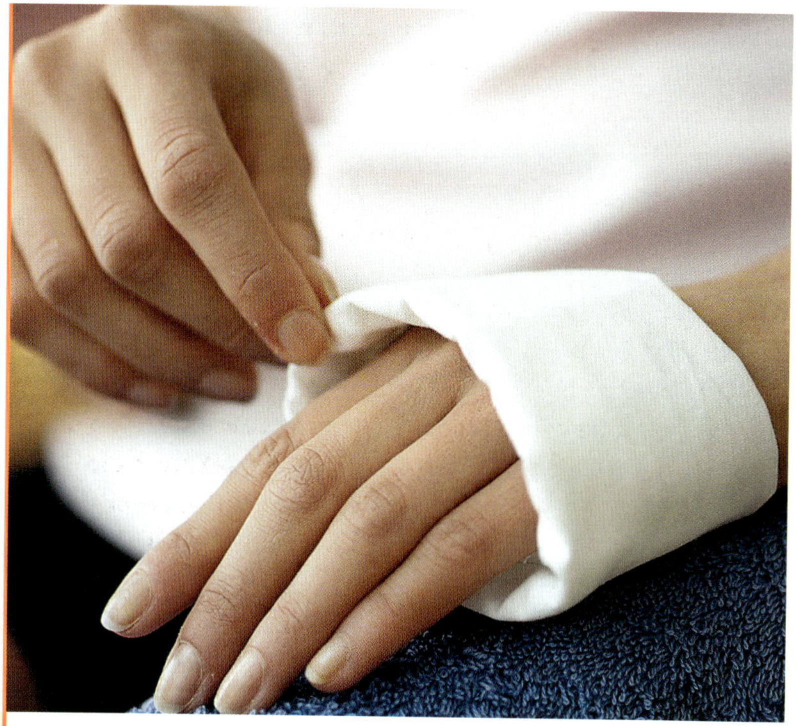

Kneippsche Wickel können mit und ohne Zusätze von Lehm und Essig, kalt oder warm bzw. am ganzen Körper oder nur an einem einzelnen Körperteil durchgeführt werden.

abduschen. Als Nächstes lassen Sie das Wasser über den rechten und dann über den linken Arm fließen. Erst am Schluss sollte der übrige Körper, also Brust, Rücken und Kopf, kalt abgebraust werden.

Wickel

Wickel können bei Gelenkbeschwerden Linderung verschaffen. Man legt hierzu ein kaltes, nasses Tuch um die betroffene Stelle. Das Ganze wird mit weiteren trockenen Tüchern umwickelt. Es ist wichtig, dass sich der Patient während dieser Anwendung warm hält. Am besten hüllt man sich zu diesem Zweck in eine Decke. Den Wickel lässt man ca. eine Stunde lang einwirken. Im Anschluss sollte der Patient noch eine Weile ruhen.

Gute Entspannungstechniken unterstützen die Heilungsprozesse hervorragend. Sie sollten sich auf jeden Fall mit den verschiedenen Techniken beschäftigen und die richtige für Sie auswählen.

Entspannungstraining

Entspannung hat in der Rheumatherapie einen nicht zu unterschätzenden Effekt. Stress, Anspannung, Unruhe, Ängste etc. belasten auch den Körper und erhöhen das Schmerzempfinden. Wer innerlich nicht ausgeglichen ist, dessen Nervensystem gerät aus dem Tritt. Die Folge: Der Körper kann auf negative psychische und physische Reize nicht angemessen reagieren, wird für störende Einflüsse, Krankheiten und Schmerzen anfälliger. Seelische Anspannung fördert zudem Muskelverspannungen; auch das verursacht Schmerzen.
Ein ausgeglichenes vegetatives Nervensystem, das gut auf innere und äußere Reize reagieren kann, ist ein wichtiger Faktor für eine erfolgreiche Behandlung rheumatischer Erkrankungen.

Welche Techniken es gibt

Es bieten sich verschiedene Möglichkeiten an, Körper und Seele zur Entspannung zu verhelfen. Was dem Einzelnen gut tut, hängt wesentlich von der Persönlichkeit, dem individuellen Krankheitsbild und den persönlichen Lebensumständen ab. Wer beruflich einer körperlich anstrengenden Tätigkeit nachgeht, könnte sich z. B. über Literatur-, Musik- oder Kunstgenuss einen Ausgleich schaffen. Ist jemand aufgrund seiner Tätigkeit den ganzen Tag an den Schreibtisch gefesselt, ist eventuell körperliche Betätigung in Form von Sport als Ausgleich besser. Darüber hinaus gibt es aber auch klassische Entspannungstechniken, die Sie erlernen können.

Progressive Muskelentspannung

Die progressive Muskelentspannung beruht auf der Erkenntnis des Psychologen Edmund Jacobson, dass seelische Anspannungen wie Stress, Angst, Unruhe etc. auch eine erhöhte Anspannung der Muskeln zur Folge haben. Bei dieser Entspannungstechnik werden nacheinander einzelne Muskelregionen extrem angespannt und die Spannung dann plötzlich losgelassen. Dadurch stellt sich ein intensives Entspannungsgefühl ein. Man wird ruhiger, der Blutdruck sinkt ab, die Atmung verlangsamt sich; durch die körperliche Entspannung reduziert sich auch die seelische Anspannung.

Besonders Fortgeschrittene können sich mit autogenem Training in fast allen Lebenslagen kurzfristig maximal entspannen: ein idealer Stresskiller.

Autogenes Training

Beim autogenen Training handelt es sich um eine autosuggestive Entspannungstechnik, bei der man sich ausschließlich auf den eigenen Körper bzw. einzelne Körperteile konzentriert und sich dort Wärme oder Schwere vorstellt, bis man sie tatsächlich spürt. Auch eine langsame, regelmäßige Atmungs- und Herzschlagfrequenz kann man auf diese Weise erreichen. Diese Autosuggestion hat ein tiefes Entspannungsgefühl zur Folge und kann so vielerlei Beschwerden lindern – vom seelischen Stress bis zur Muskelverspannung.

Meditation

Bei dieser Technik versucht der Meditierende, durch Konzentration auf einen bestimmten Punkt, ein Mantra (ein ein- oder zweisilbiges Wort, z. B. das bekannte »Om«), einen Ton oder den eigenen Atem die Wahrnehmung der Außenwelt möglichst auszuschalten und sich ganz in sich selbst zu versenken. Ziel ist es, den ständigen Fluss der

Gedanken anzuhalten. Meditation führt zu einer tiefen Entspannung. Dabei soll der Körper Endorphine freisetzen, die Glücksgefühle auslösen und das Schmerzempfinden verringern. Meditieren ist am besten in einer Gruppe unter fachmännischer Anleitung zu erlernen.

Exotische Verrenkungen, Lotussitz und Kopfstand sind die Dinge, die man mit Yoga verbindet. Yoga hält aber viel mehr bereit, und jeder kann es ausüben.

Yoga

Yoga ist eine Mischung aus Beweglichkeitstraining und Entspannungsübungen. Erstes Ziel dabei ist die Harmonisierung von Körper, Geist und Seele. Es gibt verschiedene Arten des Yoga, die auf unterschiedliche Bereiche einwirken: z. B. auf die Psyche, den Intellekt, aber auch Gefühle etc. Am bekanntesten ist in unseren Breiten das so genannte Hatha-Yoga, das sich vor allem dem Körper widmet. Man nimmt dabei über eine gewisse Zeit spezielle Körperstellungen ein, die auf sehr schonende Weise Muskulatur und Beweglichkeit des Körpers steigern. Die Übungen sollen darüber hinaus die inneren Heilkräfte aktivieren. Hinzu kommen Atemübungen und am Ende jeder Sitzung eine Tiefenentspannung.

Tai Chi

Tai Chi wird auch als Schattenboxen bezeichnet und ist eigentlich eine chinesische Kampfkunst. Alle Bewegungen werden extrem langsam, bewusst und fließend ausgeführt. Das trainiert auf sehr schonende Weise alle Muskeln und Gelenke, ohne sie dabei zu überlasten oder gar zu schädigen. Tai Chi wird angewendet, um durch Krankheit, Verletzung oder Abnutzung entstandene Schäden so gut es geht zu lindern. Auch soll es Kraft, Gelenkigkeit und innere Ruhe fördern. Tai Chi kann man aufgrund seiner sanften Bewegungsabläufe unabhängig von Alter oder körperlicher Fitness betreiben.

Ein Wort zum Schluss

Die Diagnose »Rheuma« ist zunächst schwer zu verkraften, bedeutet noch lange nicht das Aus. Auch wenn die Krankheiten des rheumatischen Formenkreises bis heute nicht heilbar sind, so lässt sich doch mit Hilfe der modernen Medizin, begleitenden therapeutischen Maßnahmen und der richtigen Einstellung nahezu ein ganz normales Leben führen.

Wichtig ist allein, die Krankheit anzunehmen. Das ist die Voraussetzung dafür, engagiert alle Probleme anzugehen.

Anhang

Wichtige Adressen

Verbände allgemein

Deutsche Rheuma-Liga

Bundesverband e. V.
Hilfs- und Selbsthilfegemeinschaft rheumakranker Menschen
Maximilianstr. 14, 53111 Bonn
Tel.: 02 28/7 66 06-0, Fax: 02 28/7 66 06-20
E-Mail: bv@rheuma-liga.de
Internet: www.rheuma-liga.de

Schweizerische Rheuma-Liga

Renggerstr. 71, 8038 Zürich/Schweiz
Tel.: 00 41/1/4 82 56 00, Fax: 00 41/1/48 25 64 39
Internet: www.rheumaliga.ch

Österreichische Rheuma-Liga

Postfach 1, 1023 Wien/Österreich
Tel.: 00 43/1/2 03 62 02
Internet: www.rheumaliga.at

Deutsche Schmerzhilfe e. V.

Bundesverband
Sietwende 20, 21720 Grünendeich
Tel.: 0 41 42/81 04 34, Fax: 0 41 42/81 04 35
E-Mail: schmerzhilfe@t-online.de
Internet: www.schmerzhilfe.de

Deutsche Schmerzliga e. V.

Hainstr. 2, 61476 Kronberg/Taunus
Tel.: 07 00|73 75 37 53 75, Fax: 07 00/7 37 53 75 38
E-Mail: info@schmerzliga.de
Internet: www.dsl-ev.de

Spezielle Vereine/Verbände

Deutsche Vereinigung Morbus Bechterew

Metzgergasse 16, 97421 Schweinfurt
Tel.: 0 97 21/2 20 33, Fax: 0 97 21/2 29 55
Internet: www.bechterew.de

Lupus Erythematodes Selbsthilfegemeinschaft e. V.

Döppersberg 20, 42103 Wuppertal
Tel.: 02 02/4 96 87 97, Fax: 02 02/4 96 87 98
E-Mail: lupus@rheumanet.org
Internet: www.lupus.rheumanet.org

Deutsche Arthrose Selbsthilfe e. V.

Postfach 1105551, 60040 Frankfurt/Main
Tel.: 0 68 31/94 66-77, Fax: 0 68 31/94 66-78

Sklerodermie Selbsthilfe e. V.

Friedhofstr. 16, 74076 Heilbronn
Tel.: 0 71 31/16 16-56, Fax: 0 71 31/16 16-57
E-Mail: shgsklero@aol.com

Scleroderma Liga e. V.

Kelerstr. 23, 76227 Karlsruhe
Tel.: 07 21/40 48 44, Fax: 07 21/9 41 55 15
E-Mail: scl@scleroliga.de
Internet: www.scleroliga.de

Deutsche Fibromyalgie Vereinigung (DFV) e. V.

Postfach 1140, 74741 Seckbach
Tel.: 0 62 92/92 85 78, Fax: 0 62 92/92 87 61
E-Mail: fibromyalgie-fms@t-online.de

Interessante Internetadressen

Deutsche Rheuma-Liga:

www.rheuma-liga.de

Deutsche Vereinigung Morbus Bechterew:

www.bechterew.de

Lupus Erythematodes Selbsthilfegemeinschaft:
www.lupus.rheumanet.org

Deutsche Arthrose Selbsthilfe:
www.arthrose.de

Deutsche Schmerzhilfe:
www.schmerzselbsthilfe.de

Deutsche Schmerzliga:
www.dsl-ev.de

Scleroderma-Liga:
www.scleroliga.de

Deutsche Fibromyalgie Vereinigung:
www.fibromyalgie-fms.de

Bundesselbsthilfeverband für Osteoporose:
www.bfo-aktuell.de

Weitere informative Websites

Rheuma-Wegweiser im Internet:
www.rheuma-zentrum.com

Rheuma online – Infos und Chat:
www.rheuma-online.de

Informationen rund ums Thema Kinderrheuma:
www.kinderrheuma.dyndns.info

Rheumakliniken

Rheumaklinik der LVA in Bad Füssing

Waldstr. 12
94072 Bad Füssing
Tel.: 0 85 31/9 59-0
Internet: www.rheumaklinik-bad-fuessing.de

Rheumaklinik Bad Bramstedt

Oskar-Alexander-Str. 26
24576 Bad Bramstedt
Tel.: 0 41 92/90-0
Fax: 0 41 92/90-23 90
E-Mail: info@rheuma-zentrum.de
Internet: www.rheuma-zentrum.de

Rheumaklinik Aachen

Burtscheider Markt 24
52066 Aachen
Tel.: 02 41/60 96-01
E-Mail: post@rheumaklinik-aachen.de

Literaturhinweise

Bachmann, Robert M.: *Rheumaschmerzen natürlich behandeln.* Gräfe und Unzer Verlag. München 1993

Bruker, M. O.: *Rheuma. Ursache und Heilbehandlung.* Emu. Lahnstein 1988

Brückle, Wolfgang: *Ist das Rheuma, was ich habe? Antworten auf Patientenfragen.* Urania Bln. Stuttgart 2002

Lützner, Hellmut/Million, Helmut: *Rheuma und Gicht. Selbstbehandlung durch Ernährung.* Urban & Fischer. München und Jena 2001

Manger, Bernhard: *Volkskrankheit Rheuma. Rheumatoide Arthritis.* Medcom 2001 (28-seitiges Heft, hg. vom Bundesverband für Gesundheitsinformation und Verbraucherschutz; kostenlos!)

Miehlke, Klaus: *Die Rheuma-Diät. Das Kochbuch für Rheumakranke.* Heyne. München 1990

Müller, Sven-David/Pfeuffer, Christiane: *Genussvoll essen bei Rheuma.* Midena Verlag. München 2000

Puhl, Widmar/Rentschler, Gerda: *Rheuma. Erkennen – Vorbeugen – Behandeln.* Midena Verlag. Küttigen/Aarau 1996

Wendler, Jörg/Baerwald, Christoph: *Rheuma und Schmerz.* Uni-Med. Bremen 2003

Register

Über die Autorinnen

Dr. med. Susanne Holst
ist promovierte Ärztin und arbeitet seit vielen Jahren schwerpunktmäßig als Fernsehmoderatorin und Gesundheitsjournalistin für verschiedene Fernsehsender, Zeitschriften und Verlage. Für ihre Arbeit als Moderatorin des SAT.1-Frühstücksfernsehens wurde sie mit der Goldenen Kamera ausgezeichnet; bekannt wurde sie darüber hinaus auch mit der monatlichen Abendtalkshow »Menschen« im ZDF.
Ihr Engagement für Gesundheit, Medizin und Fitness spiegelt sich wider in Sendungen wie »Bleib Gesund« und »Gut drauf« (SAT.1), »Alpha med« (BR) sowie seit 1996 in der wöchentliche Beitragsserie »DAS! tut gut« (NDR). Seit 2001 informiert sie außerdem als Moderatorin der ARD-Tagesschau am Nachmittag um 12,15 und 17 Uhr ein großes Publikum über aktuelle tagespolitische Ereignisse und neueste Entwicklungen. Dr. Susanne Holst schreibt regelmäßig Kolumnen für die Zeitschrift »Vital«.

Im Südwest Verlag haben die beiden Autorinnen gemeinsam bereits folgende Buchtitel veröffentlicht:
- Erfolgreiche Schmerztherapie. Endlich wieder unbeschwert leben können. München 2000
- Diabetes Typ 1 und 2. Mit Diabetes leben – Sport, Kinder, Partnerschaft. München 2001

Ulrike Preußiger-Meiser
ist seit vielen Jahren als freie Lektorin und Autorin mit den Spezialgebieten Gesundheit und Wirtschaft tätig. Nach einem Studium der Geschichte und Sozialwissenschaften an der Friedrich-Wilhelms-Universität in Bonn mit dem Schwerpunkt Volkswirtschaft arbeitete sie jahrelang als Lektorin für den Econ Verlag, bevor sie sich 1990 selbstständig machte und 1997 das Lektorats- und Textbüro Mendlewitsch + Meiser in Düsseldorf gründete. Gemeinsam mit Dr. med. Günter Gerhardt verfasste sie »Das Anti-Schmerzbuch. Erfolgreiche Methoden zur Schmerzbehandlung« (Kilian, 1999) und »Gesund und fit bei jedem Wetter. Ein Wohlfühlkalender für das ganze Jahr« (Kilian, 1998).

Bildnachweis

Arteria Photography, Kassel: 107 (Dr. Matthias Eberhardt); Corbis Stockmarket, Düsseldorf: U1 (Cheque); Ifa-Bilderteam, München: 15 (Diaf), 203 (IRP); Jump, Hamburg: 126, 191 (Kristiane Vey), 161 (Annette Falck); Mauritius-Bildagentur, Mittenwald: 31, 47, 78 (Stock Image), 52 (N.N.), 71, 118 (Phototake), 144 (age fotostock), 176 (Filser); Medical Picture, Köln: 61 (N.N.), 131 (Schmerl); Okapia, Frankfurt: 168 (H. Reinhard); Superbild, München: 35 (Voisin/Phanie), 39 (Phanie), 56 (Burger/Phanie), 41 (B.S.I.P.), 110 (RESO (g.e.i.e)), 155 (Phanie); Südwest Verlag, München: 2, 103, 196, 210 (Nicolas Olonetzky), 3 (Rolf Seiffe), 97 (Michael Holz), 121 (Stefan Eisend), 138 (Matthias Tunger), 140 (Bärbel Büchner), 216 (Rolf Seiffe), 220, 224 (Jump/Kristiane Vey); Zefa, Düsseldorf: 10, 21, 178 (Grace), 12 (Stock4b/Patrick Meroth), 163 (Miles), 186 (Masterfile/Kevin Dodge)

Impressum

Unter Mitarbeit von Sabine Klüber und Karin Dehnert
Projektleitung Ernst Dahlke
Redaktion Nicola von Otto
Bildredaktion Tanja Nerger
Produktion, DTP v|Büro – Jan-Dirk Hansen, München
Druck und Bindung Alcione, Trento

Printed in Italy
Gedruckt auf chlor- und säurearmem Papier

ISBN 3-517-06754-7

817 2635 4453 6271

Hinweis
Das vorliegende Buch ist sorgfältig erarbeitet worden. Dennoch erfolgen alle Angaben ohne Gewähr. Weder Autorinnen noch Verlag können für eventuelle Nachteile oder Schäden, die aus den im Buch gemachten praktischen Hinweisen resultieren, eine Haftung übernehmen.